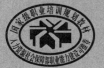

国家职业技能等级认定培训教程
国家基本职业培训包教材资源

健康照护师

（基础知识）

U0310811

编审委员会

主　任　吴礼舵　　张　斌
副主任　刘文彬　　葛　玮
委　员　葛恒双　　赵　欢　　王小兵　　张灵芝　　刘永澎　　吕红文
　　　　张晓燕　　贾成千　　高　文　　瞿伟洁

本书编审人员

总主编　王社芬
主　编　王玉玲　　周　红
副主编　孟俊华　　史凤霞　　齐　桂
编　者　（以姓氏笔画为序）
　　　　王　媛　　王玉玲　　史凤霞　　齐　桂　　齐小伟　　何　云
　　　　罗　萍　　周　红　　孟俊华　　张承玉　　张海芹　　耿　敬
　　　　秦志华　　龚爱萍　　彭　芳

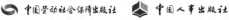

中国人力资源和社会保障出版集团

中国劳动社会保障出版社　　中国人事出版社

图书在版编目（CIP）数据

健康照护师：基础知识 / 中国就业培训技术指导中心，人力资源和社会保障部职业技能鉴定中心，中国研究型医院学会组织编写. -- 北京：中国劳动社会保障出版社：中国人事出版社，2022

国家职业技能等级认定培训教程　国家基本职业培训包教材资源

ISBN 978-7-5167-5280-7

Ⅰ.①健…　Ⅱ.①中…②人…③中…　Ⅲ.①护理学 – 职业技能 – 鉴定 – 教材　Ⅳ.①R47

中国版本图书馆 CIP 数据核字（2022）第 089348 号

中国劳动社会保障出版社
中国 人 事 出 版 社　出版发行
（北京市惠新东街 1 号　邮政编码：100029）

*

北京市白帆印务有限公司印刷装订　　新华书店经销

787 毫米 ×1092 毫米　16 开本　20.5 印张　336 千字
2022 年 7 月第 1 版　　2024 年 9 月第 3 次印刷

定价：**59.00** 元

营销中心电话：400-606-6496
出版社网址：http://www.class.com.cn

前　言

为加快建立劳动者终身职业技能培训制度，大力实施职业技能提升行动，全面推行职业技能等级制度，推进技能人才评价制度改革，促进国家基本职业培训包制度与职业技能等级认定制度的有效衔接，进一步规范培训管理，提高培训质量，中国就业培训技术指导中心组织有关专家在《健康照护师国家职业技能标准》（以下简称《标准》）制定工作基础上，编写了健康照护师国家职业技能等级认定培训教程（以下简称等级教程）。

健康照护师等级教程紧贴《标准》要求编写，内容上突出职业能力优先的编写原则，结构上按照职业功能模块分级别编写。该等级教程共包括《健康照护师（基础知识）》《健康照护师（初级）》《健康照护师（中级）》《健康照护师（高级）》《健康照护师（技师　高级技师）》5 本。《健康照护师（基础知识）》是各级别健康照护师均需掌握的基础知识，其他各级别教程内容分别包括各级别健康照护师应掌握的理论知识和操作技能。

本书是健康照护师等级教程中的一本，是职业技能等级认定推荐教程，也是职业技能等级认定题库开发的重要依据，已纳入国家基本职业培训包教材资源，适用于职业技能等级认定培训和中短期职业技能培训。

本书在编写过程中得到中国研究型医院学会护理教育专业委员会专家团队和编者单位（解放军总医院、长江大学、天津医学高等专科学校、安阳师范学院、北京市海淀医院）的大力支持与协助，在此一并表示衷心感谢。

中国就业培训技术指导中心

目 录 ▌CONTENTS

职业模块 1　职业道德 ·· 1

　培训课程 1　职业认知 ··· 3

　　学习单元　职业认知 ··· 3

　培训课程 2　职业道德基本知识 ····································· 9

　　学习单元 1　职业道德规范 ······································· 9

　　学习单元 2　职业行为规范 ······································· 10

　培训课程 3　职业守则 ··· 22

　　学习单元　职业守则 ··· 22

职业模块 2　人体结构知识 ·· 25

　培训课程 1　人体结构概述 ··· 27

　　学习单元　人体结构概述 ··· 27

　培训课程 2　运动系统知识 ··· 30

　　学习单元　运动系统知识 ··· 30

　培训课程 3　消化系统、呼吸系统知识 ······························· 36

　　学习单元　消化系统、呼吸系统知识 ······························· 36

　培训课程 4　脉管系统、感觉器官和神经系统知识 ····················· 40

　　学习单元　脉管系统、感觉器官和神经系统知识 ····················· 40

　培训课程 5　泌尿、生殖及内分泌系统知识 ··························· 44

　　学习单元　泌尿、生殖及内分泌系统知识 ··························· 44

职业模块 3　生理卫生知识 ·· 47

　培训课程 1　循环生理知识 ··· 49

　　学习单元　循环生理知识 ··· 49

　培训课程 2　呼吸生理知识 ··· 54

　　学习单元　呼吸生理知识 ··· 54

培训课程 3　消化与吸收生理知识 …………………………………… 57
　学习单元　消化与吸收生理知识 ………………………………… 57
培训课程 4　新陈代谢生理知识 ……………………………………… 61
　学习单元　新陈代谢生理知识 …………………………………… 61
培训课程 5　生殖生理知识 …………………………………………… 65
　学习单元　生殖生理知识 ………………………………………… 65
培训课程 6　生长发育 ………………………………………………… 69
　学习单元　生长发育 ……………………………………………… 69
培训课程 7　青春期生理卫生 ………………………………………… 77
　学习单元　青春期生理卫生 ……………………………………… 77
培训课程 8　孕产期生理卫生 ………………………………………… 81
　学习单元　孕产期生理卫生 ……………………………………… 81
培训课程 9　老年人生理卫生 ………………………………………… 87
　学习单元　老年人生理卫生 ……………………………………… 87

职业模块 4　常用药物服用知识 ……………………………………… 93
培训课程 1　药物种类 ………………………………………………… 95
　学习单元　药物种类 ……………………………………………… 95
培训课程 2　药物保存方法 …………………………………………… 98
　学习单元　药物保存方法 ………………………………………… 98
培训课程 3　药物吸收途径 …………………………………………… 100
　学习单元　药物吸收途径 ………………………………………… 100
培训课程 4　家庭常用药物使用及注意事项 ………………………… 106
　学习单元 1　镇静催眠药、镇痛药及解热镇痛抗炎药 ………… 106
　学习单元 2　助消化药、泻药及止泻药 ………………………… 110
　学习单元 3　心血管病药、调节血脂药及降糖药 ……………… 114
　学习单元 4　抗菌、抗病毒药 …………………………………… 124

职业模块 5　常用医学检验项目及其临床意义 …………………… 129
培训课程 1　血常规 …………………………………………………… 131
　学习单元　血常规 ………………………………………………… 131

培训课程 2　尿常规 ……………………………………………………………… 135
　　学习单元　尿常规 …………………………………………………………… 135
培训课程 3　粪常规 ……………………………………………………………… 138
　　学习单元　粪常规 …………………………………………………………… 138
培训课程 4　痰液常规 …………………………………………………………… 140
　　学习单元　痰液常规 ………………………………………………………… 140
培训课程 5　临床常用生物化学及肝炎病毒标志物 …………………………… 142
　　学习单元　临床常用生物化学及肝炎病毒标志物检测 …………………… 142

职业模块 6　中医养生保健知识 ……………………………………………… 147
培训课程 1　中医养生保健基本知识 …………………………………………… 149
　　学习单元 1　中医养生保健的基本原则 …………………………………… 149
　　学习单元 2　生活起居照护 ………………………………………………… 152
　　学习单元 3　中医饮食照护 ………………………………………………… 154
　　学习单元 4　中医情志照护 ………………………………………………… 159
　　学习单元 5　运动养生 ……………………………………………………… 162
　　学习单元 6　中医预防保健 ………………………………………………… 163
培训课程 2　中医适宜技术协助照护 …………………………………………… 167
　　学习单元 1　拔罐法协助照护 ……………………………………………… 167
　　学习单元 2　刮痧法协助照护 ……………………………………………… 171
　　学习单元 3　艾灸法协助照护 ……………………………………………… 173
　　学习单元 4　推拿法协助照护 ……………………………………………… 178

职业模块 7　运动与康复知识 ………………………………………………… 187
培训课程 1　运动与康复基本知识 ……………………………………………… 189
　　学习单元　运动与康复基本知识 …………………………………………… 189
培训课程 2　呼吸运动与康复 …………………………………………………… 204
　　学习单元　呼吸运动与康复 ………………………………………………… 204
培训课程 3　深静脉血栓形成的预防与康复照护 ……………………………… 223
　　学习单元　深静脉血栓形成的预防与康复照护 …………………………… 223

职业模块 8　护理基础知识·······································229

　培训课程 1　环境与健康 ···231

　　学习单元 1　环境与健康的关系 ·······················231

　　学习单元 2　室内物理环境 ·····························236

　　学习单元 3　社会环境 ·································240

　培训课程 2　安全与防护 ···243

　　学习单元 1　安全防护常识 ·····························243

　　学习单元 2　职业安全防护 ·····························246

　培训课程 3　人体营养需求 ·······································250

　　学习单元 1　营养基础知识 ·····························250

　　学习单元 2　饮食种类 ·································266

　培训课程 4　人的基本需求与自我照护 ···························274

　　学习单元 1　需求层次理论 ·····························274

　　学习单元 2　自理护理模式 ·····························277

　培训课程 5　心理照护与人文关怀 ·································281

　　学习单元 1　心理照护 ·································281

　　学习单元 2　人文关怀 ·································289

职业模块 9　相关法律、法规知识·······························295

　培训课程　相关法律、法规知识 ·································297

　　学习单元　相关法律、法规知识 ·······················297

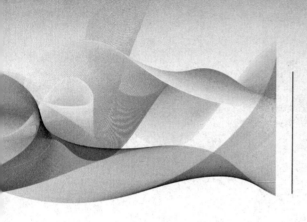

职业模块 ① 职业道德

培训课程 1　职业认知

　　学习单元　职业认知

培训课程 2　职业道德基本知识

　　学习单元 1　职业道德规范

　　学习单元 2　职业行为规范

培训课程 3　职业守则

　　学习单元　职业守则

培训课程 1

职业认知

学习单元　职业认知

一、健康照护师职业概述

健康照护师是指运用基本医学护理知识与技能，在家庭、医院、社区等场所，为照护对象提供健康照护及生活照料的人员。健康照护师（职业编码为 4-14-01-02）于 2020 年 2 月被批准成为国家新职业。该职业可作为终身职业，有利于实现稳定的职业发展，实现自我价值、赢得社会尊重。

1.健康照护师工作场所

健康照护师经过职业培训考核并取得相应等级证书后，可在康养机构、家庭、医院、社区、月子中心、临终关怀机构以及各大保健服务公司等场所从事健康照护工作。

2.健康照护师工作岗位

包括家庭及服务机构健康照护师、健康照护师培训教师、社区预防保健查体服务人员、健康照护服务管理人员、健康照护技术总监、康养机构运营管理者等。

二、健康照护师工作职责

1.观察发现照护对象的常见健康问题及疾病（危机）症状，提出相应预防、康复及照护措施，或提出送医建议。

2.观察发现照护对象的常见心理问题，提供简单心理疏导及支持性照护。

3.照护老年人生活起居、清洁卫生、睡眠、日常活动，提供合理饮食及适宜活动照护，提供预防意外伤害等安全照护，为临终老人提供安宁疗护。

4. 照护孕产妇生活起居，根据个体身心特点提供合理营养、适当运动的健康生活照护，促进母乳喂养及产后康复。

5. 照护婴幼儿生活起居与活动，提供喂养、排泄、洗浴、抚触、睡眠、生长发育促进及心理健康照护。

6. 照护患病者生活起居、清洁卫生、日常活动，提供合理饮食及适宜活动照护，按医嘱督促、协助照护对象按时服药、治疗。

7. 为照护对象家庭提供生活环境清洁、合理营养膳食服务并普及健康常识。

三、健康照护师职业规划

1. 健康照护师职业规划概述

（1）概念。健康照护师职业规划是个人根据自己在健康照护师职业生涯中的发展和自身需求，获取相关的知识与技能，确定职业生涯发展目标，设计达到目标的活动，以及通过自身努力最终实现职业生涯目标的过程。

（2）意义

1）树立目标，明确方向。职业规划有利于健康照护师确定自身的职业发展方向及目标，通过职业规划的设计与实施，确定个人发展路径。

2）认识自我，挖掘潜力。职业规划有利于健康照护师评估个人目标与现实的差距，挖掘自身资源，扬长避短，不断提升职业素养。

3）提升能力，促进发展。职业规划有利于健康照护师将自身规划付诸行动，通过学习与实践不断提升职业能力，促进职业发展。

2. 健康照护师职业规划路径

健康照护师应依据个人确定的职业发展目标，不断提升自身能力，逐步向更高的职业阶梯迈进（见表1-1）。

（1）职业晋升分级。我国健康照护师职业分为五个等级。

1）五级/初级工，培训不少于470标准学时。

2）四级/中级工，培训不少于170标准学时。

3）三级/高级工，培训不少于120标准学时。

4）二级/技师，培训不少于100标准学时。

5）一级/高级技师，培训不少于100标准学时。

（2）职业晋升鉴定方式。分为理论知识考试、技能考核及综合评审。

1）理论知识考试。以笔试、机考等方式为主，主要考核从业人员从事本职业应该掌握的基本要求和相关知识要求。

2）技能考核。主要采用现场操作、模拟操作和现场口述等方式进行，主要考核从业人员从事本职业应具备的技能水平。

3）综合评审。主要针对技师和高级技师，采用情景模拟、案例分析、答辩等方式进行评议和审查。

理论知识考试、技能考核、综合评审均实行百分制，成绩皆达60分（含）以上者为合格。

表1-1　职业晋升路径表

岗位等级	申报条件	考核范围	考核内容	考核权重		培训学时
				理论知识	技能要求	
五级/初级工	（1）累计从事本职业或相关职业工作1年（含）以上 （2）经本职业或相关职业五级/初级工培训达规定标准学时，并取得结业证书	职业道德	职业道德	职业道德5%	——	470学时
		基础知识	基础知识	基础知识40%	——	
		生活照护	清洁照护	生活照护20%	生活照护40%	
			饮食照护			
			排泄照护			
			睡眠照护			
		基础照护	基本技术应用	基础照护10%	基础照护25%	
			感染防护			
			安全防护			
		健康问题照护	常见症状照护	健康问题照护10%	健康问题照护15%	
			急症处置			
		活动与康复	辅助活动	活动与康复10%	活动与康复15%	
			功能锻炼			
		心理照护	沟通交流	心理照护5%	心理照护5%	
			心理支持			

岗位等级	申报条件	考核范围	考核内容	考核权重		培训学时
				理论知识	技能要求	
四级／中级工	（1）累计从事本职业或相关职业工作3年（含）以上，经本职业四级／中级工培训达规定标准学时，并取得结业证书 （2）累计从事本职业或相关职业工作4年（含）以上 （3）取得技工学校本专业或相关专业毕业证书（含尚未取得毕业证书的在校应届毕业生）；或取得经评估论证、以中级技能为培养目标的中等及以上职业学校本专业或相关专业毕业证书（含尚未取得毕业证书的在校应届毕业生）	职业道德	职业道德	职业道德5%	——	170学时
		基础知识	基础知识	基础知识15%	——	
		生活照护	清洁照护	生活照护25%	生活照护25%	
			饮食照护			
			排泄照护			
			睡眠照护			
		基础照护	基本技术应用	基础照护20%	基础照护25%	
			感染防护			
			安全照护			
		健康问题照护	症状观察	健康问题照护15%	健康问题照护20%	
			急症处置			
		活动与康复	辅助活动	活动与康复15%	活动与康复20%	
			功能锻炼			
		心理照护	心理观察	心理照护5%	心理照护10%	
三级／高级工	（1）取得本职业或相关职业四级／中级工职业资格证书（技能等级证书）后，累计从事本职业或相关职业工作4年（含）以上，经本职业三级／高级工培训达规定标准学时，并取得结业证书 （2）取得本职业或相关职业四级／中级工职业资格证书（技能等级证书）后，累计从事本职业或相关职业工作5年（含）以上 （3）取得本职业或相关职业四级／中级工职业资格证书（技能等级证书），并具有高级技工学校、技师学院毕业证书（含尚未取得毕业证书的在校应届毕业生）；或取得本职业	职业道德	职业道德	职业道德5%	——	120学时
		基础知识	基础知识	基础知识10%	——	
		基础照护	基本技术应用	基础照护20%	基础照护25%	
			临终照护			
			安全照护			
		健康问题照护	生活方式评估	健康问题照护30%	健康问题照护25%	
			生活方式指导			

续表

岗位等级	申报条件	考核范围	考核内容	考核权重		培训学时
				理论知识	技能要求	
三级/高级工	或相关职业四级/中级工职业资格证书（技能等级证书），并具有经评估论证、以高级技能为培养目标的高级职业学校本专业或相关专业毕业证书（含尚未取得毕业证书的在校应届毕业生） （4）具有大专及以上本专业或相关专业毕业证书，并取得本职业或相关职业四级/中级工职业资格证书（技能等级证书）后，累计从事本职业或相关职业工作2年（含）以上	活动与康复	辅助活动	活动与康复20%	活动与康复30%	
			功能锻炼			
			失智老年人照护			
		心理照护	心理观察	心理照护15%	心理照护20%	
			心理支持			
二级/技师	（1）取得本职业或相关职业三级/高级工职业资格证书（技能等级证书）后，累计从事本职业或相关职业工作3年（含）以上，经本职业二级/技师培训达规定标准学时，并取得结业证书 （2）取得本职业或相关职业三级/高级工职业资格证书（技能等级证书）后，累计从事本职业或相关职业工作4年（含）以上 （3）取得本职业或相关职业三级/高级工职业资格证书（技能等级证书）的高级技工学校、技师学院毕业生，累计从事本职业或相关职业工作3年（含）以上；或取得本职业或相关职业预备技师证书的技师学院毕业生，累计从事本职业或相关职业工作2年（含）以上	职业道德	职业道德	职业道德5%	——	100学时
		基础知识	基础知识	基础知识5%	——	
		健康问题照护	慢性伤口护理协助	健康问题照护30%	健康问题照护30%	
			造口护理协助			
			糖尿病足护理协助			
		健康教育	评估	健康教育30%	健康教育30%	
			实施			
		照护管理	照护质量管理	照护管理15%	照护管理20%	
			照护人员管理			
		培训指导	理论培训指导	培训指导15%	培训指导20%	
			技能培训指导			

岗位等级	申报条件	考核范围	考核内容	考核权重		培训学时
				理论知识	技能要求	
一级/高级技师	（1）取得本职业或相关职业二级/技师职业资格证书（技能等级证书）后，累计从事本职业或相关职业工作3年（含）以上，经本职业一级/高级技师培训达规定标准学时，并取得结业证书 （2）取得本职业或相关职业二级/技师职业资格证书（技能等级证书）后，累计从事本职业或相关职业工作4年（含）以上	职业道德	职业道德	职业道德5%	——	100学时
		基础知识	基础知识	基础知识5%	——	
		健康问题照护	疑难问题评估	健康问题照护35%	健康问题照护35%	
			照护计划实施			
			效果评价			
		照护管理	照护质量管理	照护管理20%	照护管理25%	
			照护人员管理			
		培训指导	理论培训指导	培训指导20%	培训指导25%	
			技能培训指导			
		技术改进	照护方法改进	技术改进15%	技术改进15%	
			照护用具改进			

培训课程 ② 职业道德基本知识

学习单元 1 职业道德规范

一、道德与职业道德的概念

1. 道德的概念

道德是指由一定社会的经济基础所决定，以善恶为评价标准，以法律为保障，并依靠社会舆论和人们内心信念来维系的，调整人与人、人与社会及社会各成员之间关系的行为规范的总和。道德是社会学意义上的一个基本概念。不同的社会制度，不同的社会阶层都有不同的道德标准。

2. 职业道德的概念

职业道德的概念有广义和狭义之分。

（1）广义的职业道德是指从业人员在职业活动中应该遵循的行为准则，涵盖了从业人员与服务对象、职业与职工、职业与职业之间的关系。

（2）狭义的职业道德是指在一定职业活动中应遵循的、体现一定职业特征的、调整一定职业关系的职业行为准则和规范。

二、健康照护师职业道德规范

1. 职业道德规范的概念

职业道德规范是指从事一定职业的人员在职业活动中应遵循的行为规范的总和，是一般社会道德在职业活动中的具体体现，是职业品德、职业纪律、专业胜任能力及职业责任等的总称。

2. 健康照护师职业道德规范的概念

健康照护师职业道德规范是健康照护师在职业活动中应遵循的行为规范，是对社会所负有的道德责任和义务。

3. 健康照护师职业道德规范的内容

（1）热爱本职工作。认真履行健康照护师的岗位职责，工作认真负责、严谨、慎独，热忱为照护对象服务，珍惜工作岗位。

（2）维护健康权益。践行社会主义人道主义精神，时刻为照护对象着想，实现帮助照护对象促进健康、预防疾病、恢复健康和减轻病痛的照护目的，维护照护对象的健康权益。

（3）树立人文理念。遵守"照护对象利益至上"的原则。尊重照护对象的人格与权力，不论其职务高低、年龄大小、病情轻重、容貌美丑、关系亲疏、经济贫富等，都应一视同仁、平等相待。

（4）讲究文明礼貌。举止端庄，语言文明，遵纪守法，态度和蔼。不因个人心情不快而迁怒他人，善于控制自己的情绪，既不忧形于色，也不欣喜无度。

（5）尊重他人隐私。同情、关心、爱护照护对象，尊重照护对象隐私，不泄露照护对象的隐私与秘密。

（6）服务安全有效。为照护对象提供安全、有效的照护服务，保护照护对象的生命安全和健康权力。

（7）提高职业水平。严谨求实，加强学习，不断更新知识与技能，提高照护水平，适应健康照护师职业发展的需要。

（8）端正工作作风。不接受照护对象馈赠，不弄虚作假。对于工作中出现的失误或差错，不隐瞒、不推卸责任，做到如实报告、及时纠正，勇于从失误中总结经验教训，树立科学的工作态度和审慎的工作作风。

学习单元 2 职业行为规范

一、职业行为的概念

职业行为是指人们对职业劳动的认识、评价、情感和态度等心理过程的行为反映，是职业目的达成的基础。职业行为包括职业创新行为、职业竞争行为、职业协作行为和职业奉献行为等方面。

二、健康照护师职业礼仪规范

1. 仪容礼仪

仪容即人的容貌，是个人仪表的重要组成部分，它不但可以体现一个人的审美品位，还可以反映一个人的文化内涵和气质。良好的仪容会给人一种职业安全感和美感。在照护工作中，健康照护师须对个人的仪容进行修饰与维护，具体要求如下：

（1）精神饱满。在居家照护过程中要注意个人的精神状态，以饱满的精神、充沛的精力和良好的情绪面对照护对象。主动关心询问照护对象的生活及健康问题，主动询问家庭成员的需求。对工作要认真负责，并保证质量。

（2）整洁卫生

1）面部卫生。工作时可化淡妆，既要给人以清新、自然的感觉，又不显得脂粉气十足。化妆要符合身份及年龄状况，不化浓妆。

2）头发卫生。养成定期清洗头发的习惯，通常每周 1～2 次，油性头发宜 2～3 天洗一次，头发无异味。女士不留披肩发，长发要盘起，以便开展工作；男士不留长发，不蓄胡须，每月修剪一次头发，做到前不覆额、侧不掩耳、后不及衣领。

3）眼睛、耳、鼻卫生。及时清除眼部分泌物，保持耳、鼻部清洁，防止异物堵塞鼻孔，鼻毛不外露，不随处擤鼻涕、挖鼻孔、掏耳朵。

4）口腔卫生。注意口腔清洁，每天早晚刷牙；不吸烟、不喝浓茶，以防牙齿变黄；不当众剔牙；上岗前忌吃葱、蒜、韭菜之类刺激性气味较大的食物，保持口腔清洁无异味。

5）手部卫生。注意手部卫生，防止皮肤皲裂；勤修剪指甲，保持指甲短而洁净，不涂色彩艳丽的指甲油。照顾照护对象就餐前，处理完大小便、呕吐物、排泄物等后均要洗手，防止疾病经手传播，引起交叉感染。

6）身体卫生。勤洗澡，勤更换衣服，保持身体清洁无异味。

2. 仪表礼仪

仪表泛指人的外表，包括人的容貌、姿态、风度等。仪表是一个人文化修养、精神面貌的外在表现，也是获得他人良好第一印象的"秘密武器"，是赢得与他人继续交往的基础。良好的仪表形象能增强人的自信心。仪表美的基本要求如下：

（1）着装规范。注意着装整洁、简单大方、朴素得体、方便操作。工作时穿软底鞋，穿统一的工作装或家居服装，照护婴幼儿时穿棉质家居服。着装注意四忌：忌露、忌透、忌紧、忌小。

（2）装饰适度。为了方便工作，装饰要与工作需求相适应，不戴耳环、手镯、手链及戒指等饰品，不涂色彩艳丽的指甲油，不喷香水。

3. 举止礼仪

举止端庄会给人留下良好的印象，直接或间接影响着照护对象的感受。训练有素的举止、优美的姿态，既能体现出健康照护师的良好素质，又能增加照护对象对健康照护师的信任感，同时也能展示健康照护师职业的特点，增强健康照护师工作的自信心，优化其端庄、优美、友善、仁爱的职业形象。

（1）站姿。站姿是优美体态的基础，优美的站姿能显示出个人的自信，并给人留下美好的印象。正确站姿的具体要求如下：

1）头要正，肩要平，胸要挺，腹要收，腰要直，臀要提，指并拢，手下垂或两手相搭于小腹前，双腿并拢，脚跟相靠，脚尖略分开呈"V"字形或"丁"字形（见图 1-1）站立，双目平视，嘴唇微闭，面带笑容。

2）站立时切忌全身不端正、不挺拔、东倒西歪、仰头缩颈、耸肩驼背、含胸凸腹、两腿交叉或分开过大，双手插于兜内或交叉抱于胸前，手脚随意乱动。

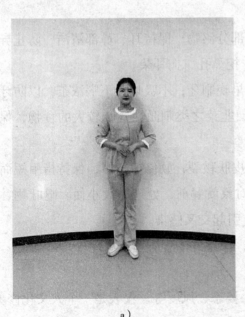 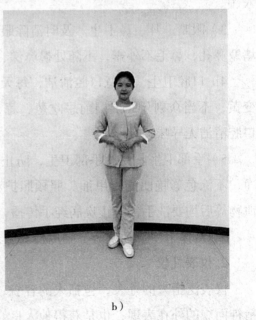

a）　　　　　　　　　　　　　　　b）

图 1-1　站姿

a）"V"字形站姿　b）"丁"字形站姿

3）在工作期间，不能懒散地倚靠在门框、床头柜、墙壁等支撑物上，否则会给照护对象留下懒惰、懈怠、傲慢、敷衍、不认真的印象。

（2）坐姿。古人说"坐如钟"，是指人坐定后从正面或侧面看，姿势都是端庄、挺直、稳重的。正确坐姿（见图 1-2）的具体要求如下：

1）落座时注意整理衣服的下摆并将其捋平后轻轻坐下，坐在椅面的前 2/3 ~ 3/4 处，头部端正、目光平视、下颌微收、颈直展肩、上身挺直、双膝并拢，两脚并拢呈前后错位或双脚朝一侧斜放，双手掌心向下。

2）女士双手相交，叠放于大腿中段。男士双脚可平行分开，略窄于肩宽，将两手自然地搭在两侧大腿或座椅两侧的扶手上。

3）坐下后切忌身体左右晃动，忌两手抱膝盖、双手夹在双腿之间或双手交叉抱于胸前等动作，忌跷二郎腿、双腿不停抖动或把腿架在座椅上。

4）久坐时不宜单腿或双腿盘坐在座位上。

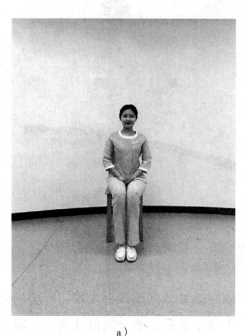
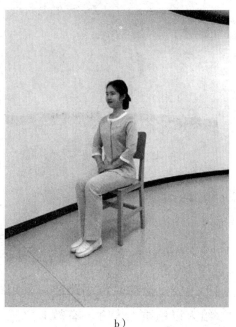

a）   b）

图 1-2　坐姿

a）正面坐姿　b）侧面坐姿

（3）走姿。走姿应以规范的站姿为基础，遵循轻、直、稳、匀的原则，匀速、协调、平稳地向前行走。

1）轻。轻是指行走时抬脚和落脚动作要轻盈，抬脚的高度要适宜，尽量做到柔步无声，但也不要蹑手蹑脚。

2）直。行走时双脚交替行进在同一方向上，两脚的内缘尽量沿着一条直线行走。

3）稳。行走过程中，身体的各部位应保持协调、平稳，避免左右摇晃。

4）匀。行走时步幅要适中，两脚之间相距一脚远，有节奏、匀速地前进。

工作时，步幅不宜过大，但频率应稍快，特别是照护对象有紧急情况时，可加快频率，既体现出速度快，又让人感到忙而不乱。切忌行走过程中左右摇晃，呈内外八字步，脚步声过大。行走时，两臂应自然前后摆动，摆幅不超过30°（见图1-3），避免横向摆动，切忌低头、颈部前伸、歪头斜肩、夹臂耸肩、含胸挺腹、扭腰摆臀。

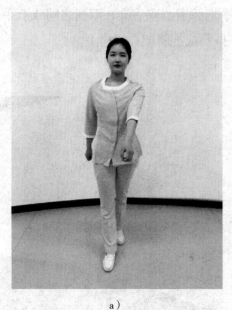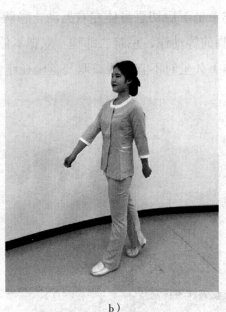

a）   b）

图1-3 走姿

a）正面走姿 b）侧面走姿

（4）蹲姿。捡物时常用蹲姿，采用蹲姿时既要体现美观、文雅、舒缓，又要省力，给人以稳重、大方、有教养之感。工作中常采用的是高低式蹲姿，即双膝一高一低，具体要求如下：

1）下蹲时，一脚在前，另一脚在后，后膝内侧紧靠前小腿内侧蹲下，前脚全脚掌着地，小腿基本垂直于地面，后脚前脚掌着地，脚跟抬起，重心向后，臀部向下（见图1-4）。

2）女士蹲下时双腿须并拢，男士蹲下时双腿可略微分开。

3）下蹲时不宜低头、弓背或翘臀。

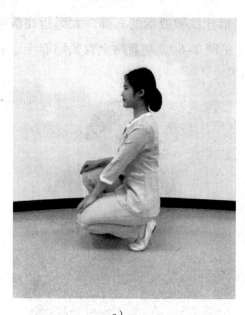
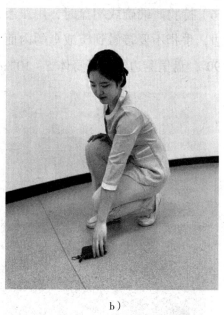

a)　　　　　　　　　　　　　　　　　b)

图 1-4　蹲姿 – 捡物

a ）蹲姿　b ）捡物

（5）待客。接待客人时，如果是坐姿要立即改为站姿，起身相迎，面带微笑，点头示意，并用手势示意客人"请进""请坐"（见图 1-5），切忌迎面不语、置之不理或视而不见。

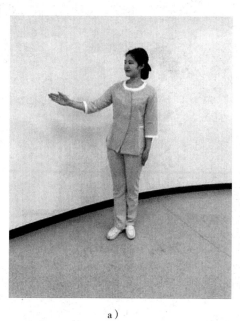
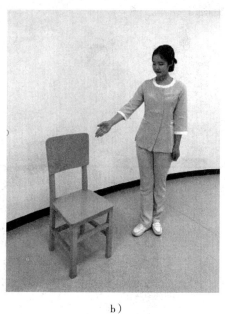

a)　　　　　　　　　　　　　　　　　b)

图 1-5　待客手势

a ）指引方向　b ）请坐

（6）持物。端碗或端盘时，用双手四指托住碗或盘的底部，大拇指在碗或盘的侧边，手指不要接触到碗或盘的内面（见图1-6）。端盘时上臂紧贴躯干，肘关节呈90°，盘里侧边缘距离身体5~10 cm。

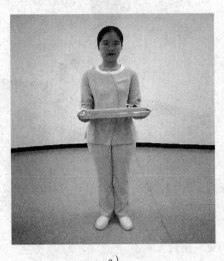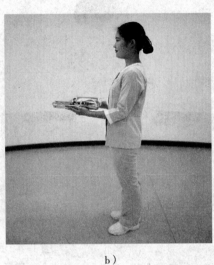

a ）　　　　　　　　　　　　b ）

图1-6　端盘
a ）端盘正面　b ）端盘侧面

（7）推治疗车。推车时上身挺直，略前倾，目视前方，双手扶车缘两侧，重心前移集中于前臂，身体距车缘5~10 cm，轻轻向前推，动作轻柔，避免发出噪声（见图1-7）。

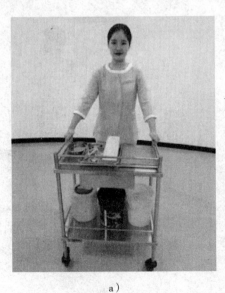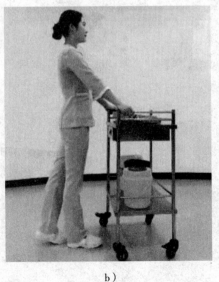

a ）　　　　　　　　　　　　b ）

图1-7　推治疗车
a ）推治疗车正面　b ）推治疗车侧面

（8）持病历夹。持病历夹时，取站立或行走姿态，左手握病历夹边缘中部，使其前沿略上翘，置于前臂内侧，靠紧腰部，右手自然下垂，行走时自然摆动。翻看病历时，左手托持，右手拇指与食指从缺口处滑到边沿，向上轻轻翻动，身体挺直（见图1-8）。

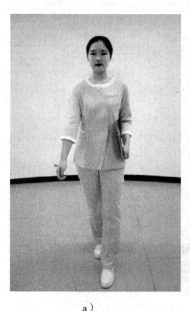
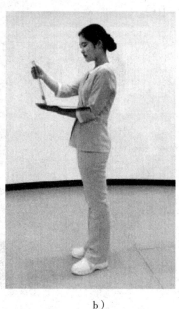

a）　　　　　　　　　　　　　b）

图 1-8　持病历夹

a）持病历夹正面　b）翻看病历夹

（9）持水银血压计。需要为照护对象测量血压时，右手持血压计，左手持听诊器。测量后血压计要向右倾斜45°，使水银全部回流到水银槽中（见图1-9）。

三、健康照护师居家礼仪规范

健康照护师在居家照护过程中，既要体现出自己的内在气质修养，也要表现出职业道德情操。要经常面带微笑，言行得体，让人感觉和蔼可亲。

1. 用餐礼仪

（1）用餐前

1）帮助照护对象准备用餐桌椅，协助照

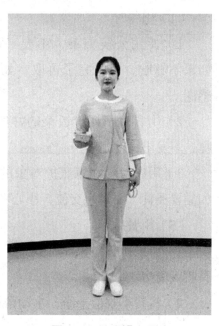

图 1-9　持水银血压计

护对象准备进餐，将照护对象安顿好后自己方可入座就餐。

2）入座要听从照护对象家人的安排，如同桌进餐，通常应坐在照护对象的左侧，以便协助照护对象进餐，或在单独区域进餐。

3）进餐要端碗或盘时，手要固定于碗或盘的边缘或托住底部，手指不要触及饭菜（见图1-10）。

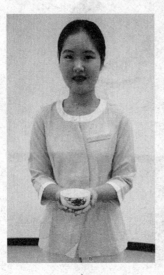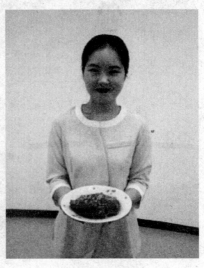

a）　　　　　　　　　　　　　　b）

图1-10　端饭碗、菜盘

a）端饭碗　b）端菜盘

（2）用餐时

1）使用公筷夹菜，不要一次性夹得太多，尽量吃干净个人盘内的食物，如果不够吃，可吃完了再取，如照护对象或其家人给健康照护师夹菜，要表示感谢。

2）用餐时不评价饭菜的好坏，不吐痰，不擤鼻涕，不面对饭菜咳嗽和打喷嚏，不发出大的咀嚼声。

3）用餐时要注意照护对象的进餐情况，协助夹菜、端汤，协助其安全进食。如需要喂食，要轻声交流，小心喂食。工作期间不饮酒。

（3）用餐后

1）协助照护对象离开餐桌，在确保照护对象安全的情况下，及时将用过的餐具收入厨房。

2）将餐桌收拾干净，主动帮助照护对象家人收拾整理厨房卫生。

2. 手持或递接物品时的礼仪

（1）递接特殊物品

1）手持或递接特殊物品时，如尖锐的刀、剪等，注意防止刀、剪的尖端划伤对方，尖端须对着自己，安全的一端对着对方（见图1-11）。

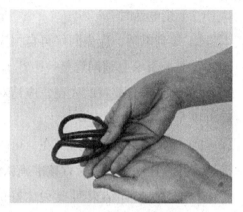

图1-11　递剪刀

2）传递光滑的玻璃杯、碗等物品时，须防止因手湿滑脱而摔破伤人。

（2）注意物品安全

1）如果递接的物品是食品，则一定要注意安全卫生，防止造成污染，切忌直接用手拿。

2）给照护对象递送物品时，须用双手将物品递到对方手中，或者放在照护对象方便拿取的地方，防止照护对象因够不着而出现跌倒或摔碎物品的情况。

3. 介绍礼仪

在社会交往中，介绍的方式有多种，常见的有自我介绍和被别人介绍。无论哪种方式，都要注意表情温和亲切，注意力集中，姿态端庄大方，手势自然得体。

（1）自我介绍时。可先主动打招呼，再做自我介绍。介绍的内容包括自己的姓名、职业等，如："您好！我是×××，我是做×××工作的。"

（2）被人介绍时。当别人介绍自己时，要面向对方，面带微笑，等介绍完毕后要主动问候"您好"以示友好（见图1-12）。当对方伸出手示意握手时，再伸出右手与其握手。

4. 电话礼仪

（1）听到电话铃响

1）尽快接听，但也不要铃声刚一响起就立即接听，以免显得过于着急。

2）遵循"铃响不过三声"的原则，即接听电话时，以铃响三次左右拿起电话最为合适。如果确实没能马

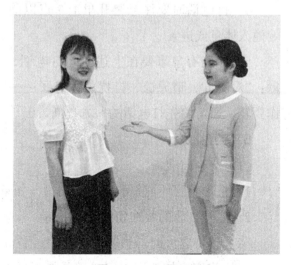

图1-12　介绍礼仪

上接听，拿起听筒后应先说表达歉意，如"抱歉，让您久等了"。

（2）接电话时

1）接到电话，应先问好再自报家门。如"您好，我是×××，请问您是……?"（见图1-13）。

2）如果对方要找的人在，应请对方稍等，然后再找人来接听电话。

3）如果对方要找的人不在，可以留言，要准确记录并复述一遍，请对方核准确认信息。

4）电话接听结束时要说"好的，谢谢您，再见"。

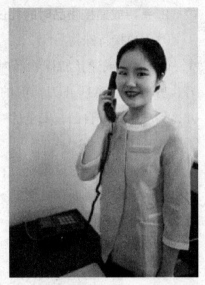

图1-13　接听电话

（3）接听电话结束后，将记录的信息保存好并及时转交给照护对象或其家属。

（4）打电话时

1）应先问好，再自报家门。如先说"您好，我是×××"，再询问要找的人是否在。

2）通话时要注意控制好时间，在电话礼仪中，有一条"三分钟原则"，即在打电话时发话人应有意识地将通话时长限定在3分钟内，尽量不要超过这一限定时间。若通话时间较长，应先征求对方意见，并在结束时略表歉意。

3）工作时间不能打电话聊天，更不能打私人电话。

4）打电话时要注意避开早上7点以前、晚上22点以后和用餐时间，以免影响他人休息或进餐。

5）如确有急事要在上述时间打电话，一定要在电话接通后向听电话的人道歉："对不起，请原谅，打扰您休息了……"，通话时间越短越好，挂电话时，动作要轻。通常由先打电话的一方挂断。

5. 待客礼仪

（1）待客前准备

1）整理布置环境，准备待客用物，如茶水、咖啡或饮料等。

2）注意自己的服饰和仪表的准备。

（2）接待客人时。当客人光临时，首先要主动热情地与客人打招呼，确定客人身份后将客人热情迎进门，用手势引导客人到相应的地方就座，将准备好的茶水或水果放在客人最易拿取的地方。例如，给客人上茶时，应在未正式交谈前。正确的步骤是：

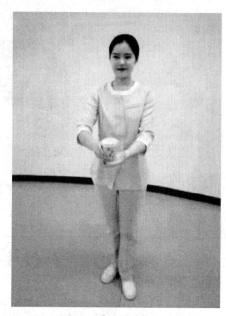

图1-14　端茶

1）双手端茶奉上（见图1-14）。

2）将茶盘放在临近客人的茶几上，然后右手拿着茶杯的中部，左手托着杯底，杯耳应朝向客人，手指切勿触碰杯口，双手将茶递给客人的同时要说"您请用茶"。

3）上茶讲究先后顺序，一般为先客后主，先长后幼，先女后男。

4）为客人上茶时，注意茶水浓度适中，不宜斟得过满，以杯深的2/3处为宜。

5）把握好续水的时机，以不妨碍宾客交谈为佳，不能等到茶叶见底后再续水。

（3）送客人时，协助照护对象做好送客工作，按照护对象的要求将客人送到适当的地方。在送别时不与客人进行过多的交谈，不喧宾夺主。礼貌告别，如说"您慢走""注意安全""再见"等。

培训课程 ③

职业守则

学习单元　职业守则

一、遵纪守法，诚实守信

健康照护师须具有职业责任心，遵守职业道德；做事认真负责、诚实守信、一丝不苟，不无故违约。了解与自己所从事工作密切相关的法律、法规及工作规章制度。

二、规范操作，文明慎独

为照护对象提供技术娴熟的服务，严格按照照护操作规程及质量标准开展工作。认真履行岗位职责，做到慎独，不推托、不偷懒，工作积极主动。工作中做到"五勤"照护，即脑勤、眼勤、口勤、手勤、腿勤，为照护对象提供安全优质的照护服务。

三、尊老爱幼，身心照护

对照护对象一视同仁，尊老爱幼，及时了解照护对象的健康状况、心理感受及需求，提供高质量的身心照护。照护中注意换位思考，做到"五心"照护，即热心、真心、尽心、精心和诚心，促进照护对象的身心健康。

四、保护隐私，理解尊重

尊重照护对象的人格、权利、尊严、信仰及隐私。做到不打听、不外传、不评价照护对象及其家庭成员的隐私，与照护对象及其家庭成员建立相互信任的合作关系，维护照护对象的利益。

五、和谐相处，热情服务

树立以照护对象为中心的服务理念，秉持照护对象满意的服务宗旨。以真诚热情、友善的态度为照护对象服务，建立相互信任、相互交流、相互理解、互相尊重的合作关系，从而促进雇佣关系的良性发展。

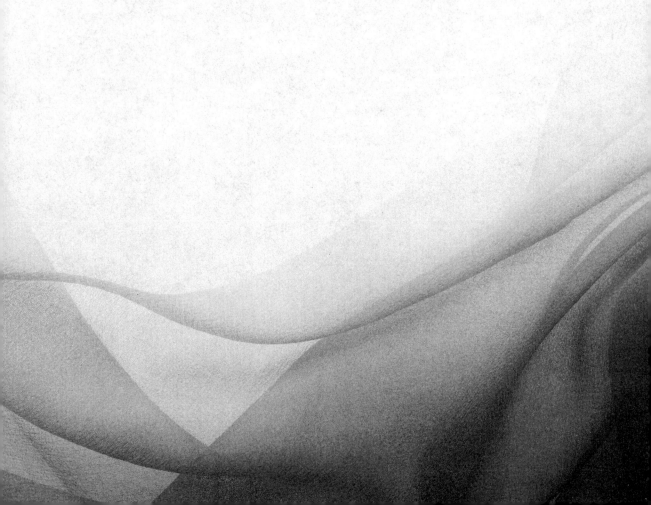

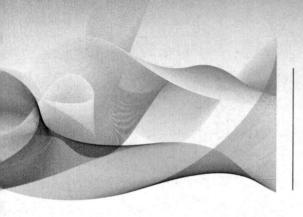

职业模块 ② 人体结构知识

培训课程1 人体结构概述

    学习单元 人体结构概述

培训课程2 运动系统知识

    学习单元 运动系统知识

培训课程3 消化系统、呼吸系统知识

    学习单元 消化系统、呼吸系统知识

培训课程4 脉管系统、感觉器官和神经系统知识

    学习单元 脉管系统、感觉器官和神经系统知识

培训课程5 泌尿、生殖及内分泌系统知识

    学习单元 泌尿、生殖及内分泌系统知识

培训课程 ① 人体结构概述

学习单元 人体结构概述

一、人体解剖学相关术语

人体解剖学是研究正常人体形态和构造的科学。

1.人体解剖学标准姿势

人体直立，两眼向前平视，双上肢自然下垂于躯体两侧，双足并拢，掌心和足尖向前（见图 2-1）。

2.人体方位术语（见图 2-2）

（1）头侧、尾侧。近头的为头侧或上侧，近足的为尾侧或下侧。

（2）腹侧、背侧。近腹部的为腹侧或前侧，近背部的为背侧或后侧。

（3）内侧、外侧。近身体纵轴的为内侧，反之为外侧。

（4）浅侧、深侧。接近身体和器官表面的为浅侧，远离的为深侧。

（5）近侧、远侧。四肢接近躯干的为近侧，远离躯干的为远侧。

（6）尺侧、桡侧。前臂的内侧为尺侧，前臂的外侧为桡侧。

（7）胫侧、腓侧。小腿的内侧为胫侧，小腿的外侧为腓侧。

（8）手掌侧、手背侧。手的前面为手掌侧，手的后面为手背侧。

（9）足底侧、足背侧。足的下面为足底侧，足的上面为足背侧。

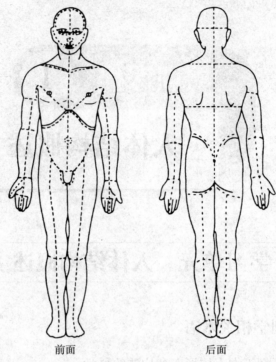

前面　　　　　后面

图 2-1　人体解剖学标准姿势

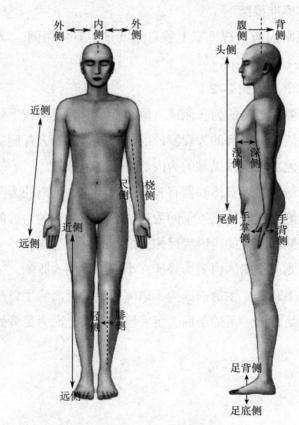

图 2-2　人体方位术语

二、人体结构九大系统

人体基本组织有机结合形成具有一定形态和生理功能的结构称为器官。许多功能相似的器官连结在一起，完成人体结构共同的生理功能称为系统。人体结构包括九大系统（见表 2-1）。

表 2-1 人体结构九大系统的组成及功能

系统名称	组成	功能
运动系统	骨、骨连结、骨骼肌	人体支架，保护内脏，提供动力
消化系统	消化道、消化腺	吸收营养物质，排出粪便残渣
呼吸系统	呼吸道、肺	摄入氧气，排出二氧化碳
脉管系统	心血管系统和淋巴系统	输送管道，为器官提供所需物质
感觉器官	一般感受器和特殊感受器	形成感觉
神经系统	中枢神经系统、周围神经系统	有机平衡人体各系统功能
泌尿系统	肾、输尿管、膀胱、尿道	排出水溶性代谢废物和多余水分
生殖系统	生殖腺、生殖管道、附属腺及外生殖器	繁衍生殖，维持第二性征
内分泌系统	内分泌腺体、组织、细胞	调节机体功能，维持内环境稳定

培训课程 2

运动系统知识

学习单元　运动系统知识

运动系统由骨、骨连结和骨骼肌构成。骨是人体重要的器官之一，成人共有206块骨。人体全身骨与骨间借骨连结形成人体支架，构成骨骼。

一、骨分类和骨骼作用

1. 骨骼的种类

骨按形态可分为长骨、短骨、扁骨和不规则骨四种，如图2-3所示。

（1）长骨。呈长管状，主要分布在四肢，如股骨、腓骨等。

（2）短骨。形似立方体，主要分布在腕关节和踝关节附近，如手的腕骨、足的跗骨。

（3）扁骨。呈板状，主要分布于颅腔颅盖、胸腔壁部和盆腔壁部，对其内部器官起保护作用，如颅的顶骨、胸廓的胸骨和肋骨等。

（4）不规则骨。形状不规则，主要分布于躯干、颅底和面部，如躯干的椎骨、面部的上颌骨等。

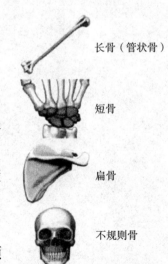

长骨（管状骨）

短骨

扁骨

不规则骨

图2-3　骨骼的分类

2. 骨骼的作用

人体骨骼具有保护、支撑、储存及造血作用。

（1）保护作用。骨骼保护脑和内脏，对抗外部冲击。

（2）支撑作用。骨骼构成人体的骨架和支柱，支撑人的体重。

（3）储存作用。骨骼储存人体 99% 的钙，成人骨骼内钙含量约占体重的 1.5%。

（4）造血作用。骨骼内的红骨髓可产生血细胞。

二、人体骨骼的组成

人体骨骼可分为中轴骨和附肢骨（见图 2-4）。

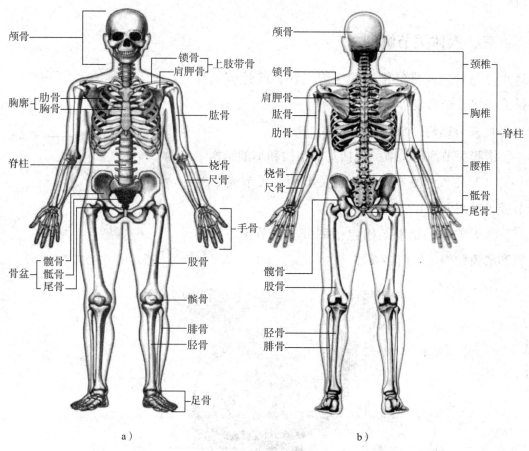

图 2-4　人体骨骼的组成

a）前面　b）后面

1. 中轴骨

中轴骨包括颅骨和躯干骨。

（1）颅骨。颅骨位于脊柱上方，形成颅腔和骨性面部，容纳并保护脑、眼、耳、鼻及口等器官。

（2）躯干骨。躯干骨形成人体脊柱，参与围成骨性胸廓和骨盆后壁。躯干骨包括肋骨、胸骨和脊柱，脊柱又分为颈椎、胸椎、腰椎、骶骨和尾骨。

2. 附肢骨

附肢骨包括上肢骨和下肢骨。

（1）上肢骨。包括锁骨、肩胛骨、肱骨、桡骨、尺骨、手骨（腕骨、掌骨、指骨）。

（2）下肢骨。包括髋骨、股骨、髌骨、胫骨、腓骨、足骨（跗骨、跖骨、趾骨）。

三、人体关节解剖

骨与骨之间借纤维结缔组织、软骨或骨组织直接或间接连结形成骨连结。

1. 关节结构

滑膜关节简称关节，包括基本结构和辅助结构。

（1）关节的基本结构包括关节面、关节囊和关节腔（见图2-5）。

（2）关节的辅助结构包括韧带、关节盘、滑膜囊和滑膜襞等（见图2-6）。

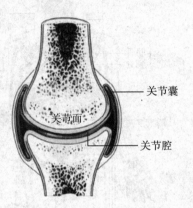

图2-5　关节的基本结构

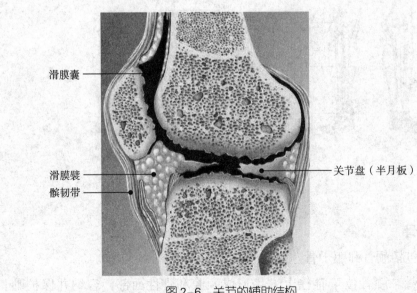

图2-6　关节的辅助结构

2. 关节运动

关节的运动包括移动、屈和伸、收和展、旋转、环转，如肩关节的运动，如图 2-7 所示。

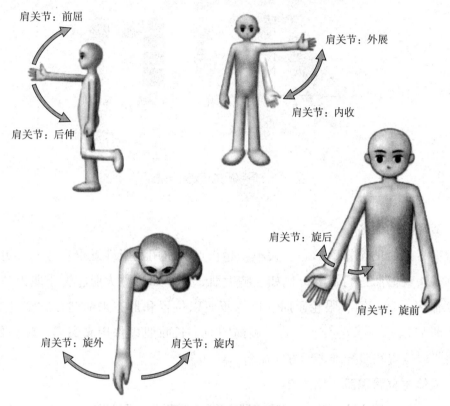

图 2-7　肩关节的运动

四、肌

人体的肌有骨骼肌、平滑肌和心肌三类。骨骼肌主要存在于躯干和四肢，其收缩迅速有力但易疲劳。平滑肌主要分布于内脏中空性器官管壁和血管壁，舒张和收缩缓慢持久。心肌为心壁的主要组成部分。下面重点介绍骨骼肌。

1. 骨骼肌的构造和形态

骨骼肌相当于运动系统的动力器官，其附着点一般跨越关节，连于骨性突起或隆起处。骨骼肌由肌腹和肌腱两部分组成（见图 2-8a）。常见的骨骼肌形状包括长肌、二头肌、羽肌、多腹肌和锯齿肌（见图 2-8b）。

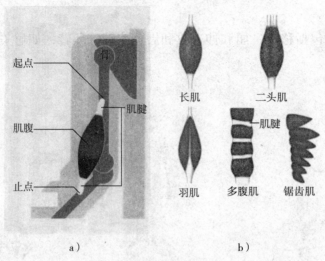

图 2-8　骨骼肌的构造和形态

a）构造　b）形态

2. 骨骼肌的命名

根据骨骼肌的位置、形态、大小、起止点、作用及肌纤维走行方向，可对人体 600 多块骨骼肌进行命名。例如，胸大肌、胸小肌、臀大肌、臀小肌以位置和大小来命名；背阔肌、眼轮匝肌、口轮匝肌以位置和形态来命名；胸锁乳突肌、肩胛舌骨肌以肌的起止点来命名；旋前圆肌、长收肌以作用来命名；腹外斜肌、腹内斜肌以位置和肌纤维走行方向命名。

3. 人体主要骨骼肌（见图 2-9）

（1）头肌。前面主要有面部表情肌，包括颅顶肌、眼轮匝肌和口轮匝肌；后面可见枕肌。

（2）颈肌。主要有胸锁乳突肌。

（3）躯干肌。前面主要有胸大肌、前锯肌、腹直肌、腹外斜肌，后面可见斜方肌、背阔肌。

（4）四肢肌。上肢主要有三角肌、肱桡肌、桡侧腕屈肌和肱三头肌，下肢主要有缝匠肌、长收肌、股四头肌、胫骨前肌、比目鱼肌、股二头肌、半腱肌、半膜肌和腓肠肌。

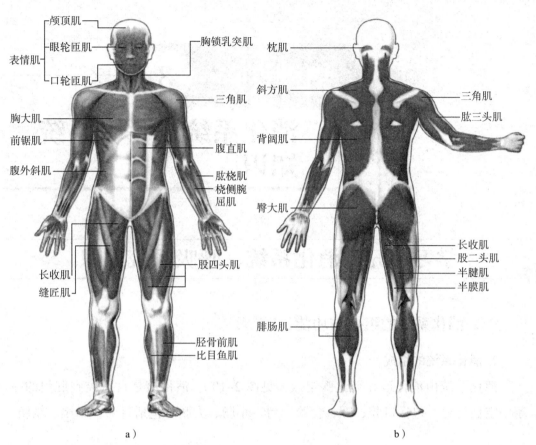

颅顶肌
眼轮匝肌
表情肌
口轮匝肌
胸锁乳突肌
三角肌
胸大肌
前锯肌
腹直肌
腹外斜肌
肱桡肌
桡侧腕屈肌
长收肌
缝匠肌
股四头肌
胫骨前肌
比目鱼肌

a)

枕肌
斜方肌
三角肌
肱三头肌
背阔肌
臀大肌
长收肌
股二头肌
半腱肌
半膜肌
腓肠肌

b)

图 2-9　人体主要骨骼肌

a)前面　b)后面

培训课程 ③

消化系统、呼吸系统知识

学习单元　消化系统、呼吸系统知识

一、消化系统的组成与功能

1. 消化系统的组成

消化系统由消化道和消化腺组成（见图2-10）。消化道是自口腔到肛门的一条中空性管道，包括口腔、咽、食管、胃、小肠、大肠（包括盲肠、阑尾、结肠、

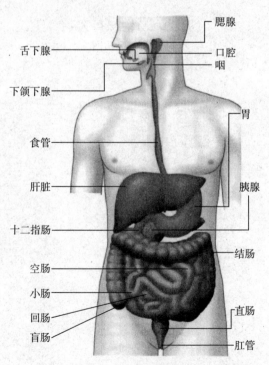

图2-10　消化系统

直肠和肛管）。消化腺包括唾液腺（舌下腺、下颌下腺和腮腺）、肝脏和胰腺（大消化腺）及散在分布于消化道内壁的小消化腺。

（1）口腔、咽

1）口腔。口腔是消化道的起始部。

2）咽。咽是消化道与呼吸道共有的一段通道。

（2）食管、胃

1）食管。食管全长 25 cm，上连咽部，下接胃。食管有 3 处生理性狭窄，自上而下分别为食管起始处、跨左主支气管处和膈肌食管裂孔处。食管损伤、炎症和肿瘤好发于上述 3 个狭窄处。

2）胃。胃的大部分位于左上腹，上连食管，下接十二指肠。

（3）小肠、大肠

1）小肠。成人小肠长 5~7 m，上连幽门，下接盲肠。小肠可分为十二指肠、空肠和回肠三个部分。

2）大肠。成人大肠长约 1.5 m，分为盲肠、阑尾、结肠、直肠和肛管。

（4）肝、胆、胰

1）肝脏。肝脏是人体最大的消化腺，大部分位于右上腹部。

2）胆囊。胆囊位于胆囊窝内，呈"梨"形，可分为胆囊底、胆囊体、胆囊颈和胆囊管四部分。胆囊用于储存和浓缩肝细胞产生的胆汁。

3）胰腺。胰腺可分为胰头、胰颈、胰体和胰尾四部分。

2. 消化系统的功能

消化系统的功能是将摄入的食物进行物理、化学性消化，吸收其营养物质，排出食物残渣。此外，口腔、咽等器官还参与语言和呼吸活动以及食物的消化吸收（见图 2-11）。

二、呼吸系统的组成与功能

1. 呼吸系统的组成

呼吸系统由呼吸道和肺组成（见图 2-12）。呼吸道是自鼻孔到左、右主支气管的一条中空性管道，包括鼻、咽、喉、气管和主支气管；其中鼻、咽、喉为上呼吸道，气管和主支气管为下呼吸道。

（1）鼻。鼻是呼吸道的起始部分，可分为外鼻、鼻腔和鼻旁窦。鼻能净化吸入的空气并调节温度和湿度。鼻既是嗅觉器官，又可辅助发音。

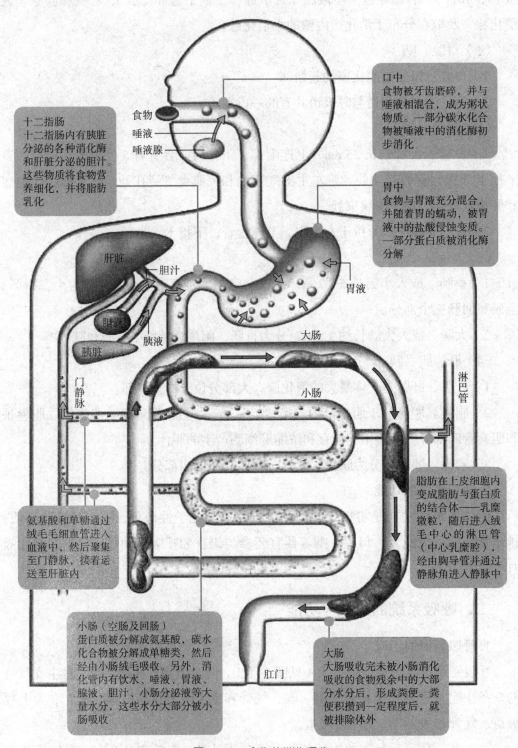

十二指肠
十二指肠内有胰脏分泌的各种消化酶和肝脏分泌的胆汁。这些物质将食物营养细化，并将脂肪乳化

口中
食物被牙齿磨碎，并与唾液相混合，成为粥状物质。一部分碳水化合物被唾液中的消化酶初步消化

食物

唾液

唾液腺

肝脏

胆汁

胆囊

胰液

胰脏

胃中
食物与胃液充分混合，并随着胃的蠕动，被胃液中的盐酸侵蚀变质。一部分蛋白质被消化酶分解

胃液

大肠

小肠

门静脉

淋巴管

氨基酸和单糖通过绒毛毛细血管进入血液中，然后聚集至门静脉，接着运送至肝脏内

脂肪在上皮细胞内变成脂肪与蛋白质的结合体——乳糜微粒，随后进入绒毛中心的淋巴管（中心乳糜腔），经由胸导管并通过静脉角进入静脉中

小肠（空肠及回肠）
蛋白质被分解成氨基酸，碳水化合物被分解成单糖类，然后经由小肠绒毛吸收。另外，消化管内有饮水、唾液、胃液、腺液、胆汁、小肠分泌液等大量水分，这些水分大部分被小肠吸收

肛门

大肠
大肠吸收完未被小肠消化吸收的食物残余中的大部分水分后，形成粪便。粪便积攒到一定程度后，就被排除体外

图 2-11 食物的消化吸收

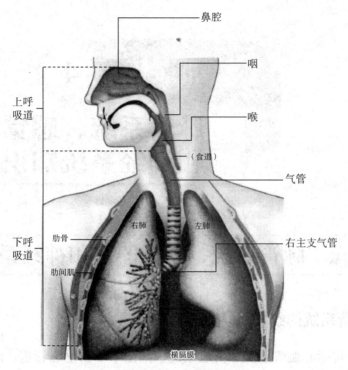

图 2-12　呼吸系统

（2）喉。喉是发音器官，位于颈前部，上通口咽，下接气管。

（3）气管与主支气管

1）气管。气管位于食管前方，根据气管的行程与位置可分为颈部和胸部两部分。

2）主支气管。气管向下分为左、右主支气管。

（4）肺。肺位于胸腔内，是呼吸系统进行气体交换的主要场所，分为左肺和右肺，其中左肺有 2 个肺叶，右肺有 3 个肺叶。健康成年男性两肺的容量约为 6 000 mL，女性略小于男性。

（5）胸膜、纵隔

1）胸膜。胸膜是覆盖于肺表面、胸壁内面、膈肌上面和纵隔表面的一层浆膜。

2）纵隔。其位于胸腔中部、左右肺之间。

2. 呼吸系统的功能

呼吸系统的功能是从外界空气中摄取氧气，并将体内产生的二氧化碳排出体外，进行气体交换，维持机体新陈代谢的正常进行。

培训课程 4

脉管系统、感觉器官和神经系统知识

学习单元　脉管系统、感觉器官和神经系统知识

一、脉管系统的组成及功能

脉管系统包括心血管系统和淋巴系统。淋巴系统由淋巴管道、淋巴组织和淋巴结、脾、扁桃体等淋巴器官组成，促使淋巴液向心性回流，其常被认为是静脉的辅助管道。该学习单元重点介绍心血管系统的组成和功能。

1.心血管系统的组成

心血管系统由心脏、动脉、毛细血管和静脉组成。

（1）心脏。心脏是连接动脉、静脉的枢纽和心血管系统的"动力泵"。心脏的大小与自身握紧的拳头大小相似，约 2/3 位于人体正中线的左侧，1/3 位于正中线的右侧。左、右冠状动脉为心脏提供所需的营养物质。心脏包含右心房、右心室、左心房和左心室（见图 2-13）。

（2）动脉。动脉是将血液由心室运送至全身各器官的管道。

（3）毛细血管。毛细血管是连接动脉和静脉末梢间的管道。毛细血管数量多，管壁薄，管内血流慢。

（4）静脉。静脉是指血液回流至心房的管道。静脉管壁较薄、弹性小、容血量大。

2.心血管系统的功能

心血管系统通过血液将营养物质、氧和激素等输送到身体各器官、组织和细胞，并将它们的代谢产物如二氧化碳、尿素、多余的水和无机盐等输送到肺、肾和皮肤等器官并排出体外，以保证新陈代谢的正常进行。此外，心血管系统的血

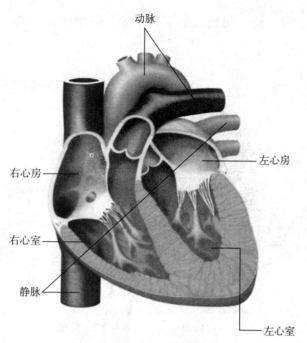

图 2-13 心脏的结构

液循环对维持体内酸碱的平衡和体温调节也有重要作用。

二、感觉器官的组成及功能

1. 感觉器官的组成

形成人体感觉的器官简称感受器，又称感觉器官。根据特化的程度，感受器可分为一般感受器和特殊感受器两类。

2. 感觉器官的功能

（1）一般感受器。一般感受器分布在皮肤、肌腱、关节、内脏和心血管等处，接受触、压、痛、温度、位置、离子浓度等刺激。

（2）特殊感受器。特殊感受器只分布在头部，包括嗅、味、视、听和平衡的感受器。

三、神经系统的组成及功能

神经系统包括中枢神经系统和周围神经系统。

1. 中枢神经系统的组成和功能

脑和脊髓组成中枢神经系统，分别位于颅腔和椎管内。

（1）脑。脑分为端脑、间脑、脑干和小脑，而脑干由中脑、脑桥和延髓组成（见图2-14）。

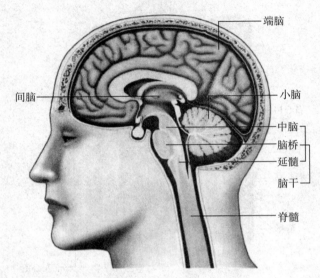

图2-14 脑

（2）脊髓。成年人的脊髓位于椎管内，下端平齐于第1腰椎水平位置（新生儿脊髓下端可平齐于第3腰椎下缘），全长42～45 cm，质量20～25 g。脊髓具有明显的节段性，由8个颈节、12个胸节、5个腰节、5个骶节和1个尾节构成（见图2-15）。

脑是生理活动高级中枢，具有调节内脏运动与感觉，协调人体内分泌激素的分泌和释放，维持身体平衡、调节肌张力，并参与情绪和记忆等功能调节作用。脊髓的功能是进行反射活动和传导神经冲动。

2. 周围神经系统的组成和功能

周围神经系统包括12对脑神经和31对脊神经。12对脑神经附着于脑的各部分，包括嗅神经、视神经、动眼神经、滑车神经、三叉神经、展神经、面神经、前庭蜗神经、舌咽神经、迷走神经、副神经和舌下神经。发自脊髓的前、后神经根穿经相对应的椎间孔并混合形成脊神经，包括8对颈神经、12对胸神经、5对腰神经、5对骶神经和1对尾神经。

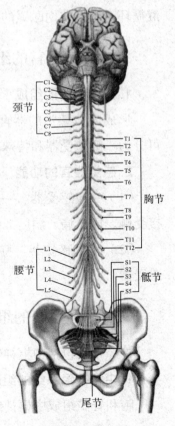

图2-15 脊髓

　　根据功能性质分类，脑神经可分为感觉性、运动性和混合性三种。感觉性脑神经包括嗅神经、视神经和前庭蜗神经，分别传导嗅觉、视觉以及听觉和平衡觉冲动；运动性脑神经包括动眼神经、滑车神经、副神经和舌下神经，主要支配眼外肌、胸锁乳突肌、斜方肌和舌肌的运动；混合性脑神经包括三叉神经、面神经、舌咽神经和迷走神经，传导头面部和部分颈、胸、腹部脏器的感觉以及支配表情肌、咽喉肌的运动。脊神经为混合性神经，可传导躯体和内脏感觉，同时支配躯干肌和四肢肌的远动。此外，有部分内脏运动神经纤维加入脊神经并参与内脏、心血管和腺体的运动和分泌。

培训课程 ⑤ 泌尿、生殖及内分泌系统知识

学习单元　泌尿、生殖及内分泌系统知识

一、泌尿系统的组成及功能

1. 泌尿系统的组成

泌尿系统由肾脏、输尿管、膀胱和尿道组成，其主要功能是排出机体新陈代谢所产生的溶于水的代谢产物和多余的水（见图 2-16）。

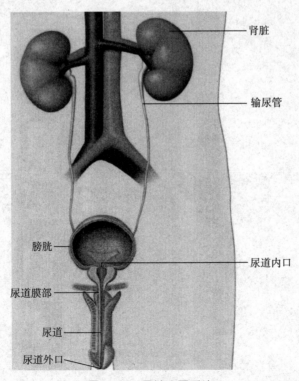

肾脏

输尿管

膀胱

尿道内口

尿道膜部

尿道

尿道外口

图 2-16　男性泌尿系统

（1）肾脏。肾脏是实质性器官，形似蚕豆，左右各一，靠近腹后壁、脊柱两侧。肾脏的位置一般情况是，女性低于男性，儿童低于成人，新生儿则更低；右肾低于左肾。

（2）输尿管。输尿管为细长的肌性管道，左右各一。输尿管全长分为三部分，即输尿管腹部、输尿管盆部和膀胱壁内部。

（3）膀胱。膀胱是一个储存尿液的囊状肌性器官。成人的膀胱（空虚）位于盆腔内，婴儿膀胱位置较高，可位于腹部。成人膀胱容量为 300 ~ 500 mL，超过 500 mL 时，如膀胱壁肌张力过大则会引起疼痛。老年人因膀胱壁肌张力降低，膀胱容量更大；新生儿膀胱的容量约为成人的 1/10；男性膀胱的容量大于女性。

（4）尿道

1）男性尿道。男性尿道细长，成年男性尿道长 16 ~ 22 cm。

2）女性尿道。女性尿道的特点为"宽、短、直"，成年女性尿道长 4 ~ 6 cm。

2. 泌尿系统的功能

泌尿系统的功能是排出机体内溶于水的代谢产物。机体新陈代谢产生的代谢产物由血液循环运送至肾脏，在肾脏内形成尿液后，由输尿管运送至膀胱。在神经系统的控制下，当尿液存储到一定容积时即产生尿意，储存在膀胱的尿液经尿道排出体外。此外，男性的尿道还有排出精液的功能。

二、生殖系统的组成

生殖系统包括男性生殖系统和女性生殖系统。生殖系统的器官可分为内生殖器和外生殖器，内生殖器又由生殖腺、输送管道和附属腺组成。男性生殖腺为睾丸，女性为卵巢；男性输送管道为输精管，女性为输卵管；附属腺为生殖细胞提供养料。

三、主要内分泌器官的结构和功能

内分泌系统包括内分泌器官、内分泌组织和器官内的内分泌细胞。甲状腺、甲状旁腺和胰腺是人体重要的内分泌器官。人体内常见的内分泌器官还有垂体、肾上腺、松果体、胸腺和性腺。

1. 甲状腺的结构和功能

甲状腺位于颈前部，呈"H"形，由左、右侧叶和甲状腺峡部组成，覆盖于喉下部和气管前方。

甲状腺分泌甲状腺素，调节机体的基础代谢并影响生长发育。甲状腺分泌过剩时，可引起突眼性甲状腺肿；分泌不足时，成人易罹患黏液性水肿，小儿则罹患呆小症。碘对甲状腺的活动有调节作用，是合成甲状腺激素的关键元素。

2.甲状旁腺的结构和功能

甲状旁腺有上下两对，呈棕黄色扁椭圆形小体，略似黄豆，分别位于甲状腺两侧叶后缘上中 1/3 处和甲状腺下动脉附近。

甲状旁腺的功能是调节钙磷代谢，维持血钙的平衡，如甲状腺手术不慎切除甲状旁腺，可引起血钙降低、手足抽搐，肢体出现对称性疼痛与痉挛；如甲状旁腺功能亢进，可引起骨质过度溶解，易导致骨折发生。

3.胰腺的结构和功能

胰岛是胰腺的内分泌部，散在分布于胰腺实质内，为大小不等、形状不定的细胞团。

胰岛分泌胰岛素和胰高血糖素，主要调节血糖，胰岛素分泌不足可引起糖尿病。

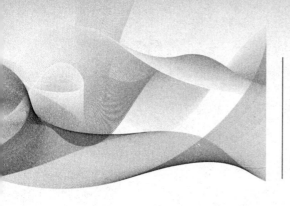

职业模块 ③
生理卫生知识

培训课程 1　循环生理知识

　　学习单元　循环生理知识

培训课程 2　呼吸生理知识

　　学习单元　呼吸生理知识

培训课程 3　消化与吸收生理知识

　　学习单元　消化与吸收生理知识

培训课程 4　新陈代谢生理知识

　　学习单元　新陈代谢生理知识

培训课程 5　生殖生理知识

　　学习单元　生殖生理知识

培训课程 6　生长发育

　　学习单元　生长发育

培训课程 7　青春期生理卫生

　　学习单元　青春期生理卫生

培训课程 8　孕产期生理卫生

　　学习单元　孕产期生理卫生

培训课程 9　老年人生理卫生

　　学习单元　老年人生理卫生

培训课程 ①

循环生理知识

学习单元　循环生理知识

一、血液循环

血液是存在于心血管系统中的流体组织，是体液的重要组成部分，也是人体各组织细胞和外环境之间进行物质交换的桥梁。

1.血液成分与血型

（1）血液成分。血液由血浆和血细胞组成。血浆的基本成分包括 91%～92%的水和 8%～9% 的溶质，溶质主要由多种电解质、小分子有机化合物和一些气体组成；此外，血浆中还含有多种蛋白质，称为血浆蛋白。血液凝固后，血凝块收缩析出的淡黄色液体为血清。

血细胞包括红细胞、白细胞和血小板。其中，红细胞最多，其主要功能是运输 O_2 和 CO_2。红细胞在全血中所占的容积百分比，称为红细胞比容（红细胞压积），血常规检验中的这项指标反映血液中红细胞的相对含量，例如贫血或血液稀释时红细胞比容会降低。

（2）血型。血型通常是指红细胞膜表面抗原的类型。与临床关系最密切的是 ABO 血型系统和 Rh 血型系统。

1）ABO 血型系统。依据红细胞膜上特异性抗原的有无及种类，将血液分成 A型、B 型、AB 型和 O 型四种类型。

ABO 血型系统中有 A、B 两种抗原。凡红细胞膜上只含有 A 抗原的为 A 型血，只含 B 抗原的为 B 型血，同时含 A 和 B 抗原的为 AB 型血，A 和 B 抗原都不存在的为 O 型血。ABO 血型系统存在两种抗体，即血清中的抗 A 和抗 B 抗体。ABO 血型抗原和抗体分布情况见表 3-1。

表 3-1　ABO 血型系统中的抗原和抗体

血型	红细胞膜上的抗原	血清中的抗体
A 型	A	抗 B
B 型	B	抗 A
AB 型	A+B	无
O 型	无 A，无 B	抗 A+ 抗 B

2）Rh 血型系统。人类至今已发现 40 多种 Rh 抗原，其中抗原性最强的是 D 抗原，医学上通常将红细胞表面含有 D 抗原者称为 Rh 阳性，没有 D 抗原者称为 Rh 阴性。

在我国汉族和其他大部分少数民族的人群中，Rh 阳性者约占 99%，Rh 阴性者只占 1% 左右，Rh 阴性血也就是人们俗称的"熊猫血"。在有些少数民族的人群中，Rh 阴性者较多，如塔塔尔族约 15.8%，苗族约 12.3%，布依族和乌孜别克族约 8.7%。在这些民族人群居住的地区，应特别重视 Rh 血型的临床相关问题。例如，Rh 阴性妇女怀孕后，如果胎儿是 Rh 阳性，分娩过程中胎儿的 Rh 抗原则有可能进入母体，使母体产生免疫性抗体，2～4 月后血清中抗 Rh 抗体的水平会达到高峰。如果下一次怀孕胎儿也是 Rh 阳性，则母亲抗 Rh 抗体会透过胎盘进入胎儿血液，与胎儿红细胞发生凝集反应而导致溶血，造成新生儿溶血性贫血，严重时可导致胎儿死亡。

2. 血液循环途径

血液由心脏出发，依次经过动脉、毛细血管、静脉，又回流到心脏。可见，血液在心血管系统中是按照一定的方向周而复始循环流动的，因此称为血液循环。根据其循环途径分为体循环和肺循环（见图 3-1）。

（1）体循环（大循环）。动脉血由左心室搏出，经主动脉及其各级分支到达全身的毛细血管，再经各级静脉汇入上下腔静脉及冠状静脉窦后返回右心房。体循环使动脉血转变为静脉血。

（2）肺循环（小循环）。静脉血由右心室搏出，经肺动脉干及其各级分支到达肺泡壁的毛细血管，再经左右肺静脉及其属支返回左心房。肺循环使静脉血转变为动脉血。

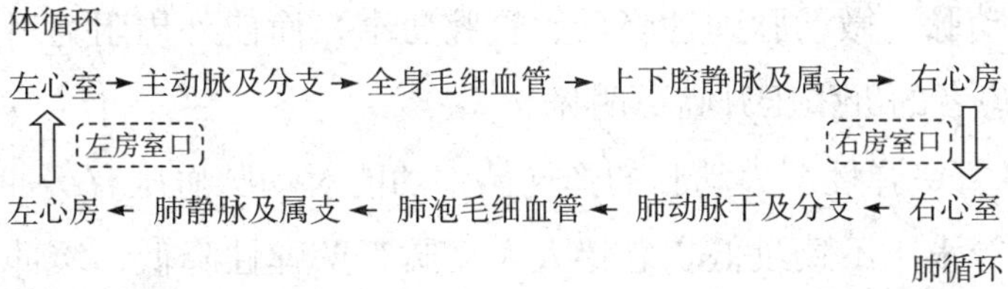

体循环

左心室 → 主动脉及分支 → 全身毛细血管 → 上下腔静脉及属支 → 右心房

⇧ 左房室口 右房室口 ⇩

左心房 ← 肺静脉及属支 ← 肺泡毛细血管 ← 肺动脉干及分支 ← 右心室

肺循环

图 3-1　血液循环途径

3. 血压

一般所说的血压是指动脉血压。动脉血压是指动脉血管内流动的血液对单位面积血管壁的侧压力（压强），一般是指主动脉内的血压。由于在大动脉内血压下降幅度很小，因此为测量方便，通常以臂部的肱动脉血压代表主动脉血压。习惯上常用毫米汞柱（mmHg）为单位。

（1）血压的正常值。在心脏的舒缩活动过程中，血压发生周期性变化。心室收缩期，血压上升达到最高值，称为收缩压（高压）。心室舒张期，血压下降至最低值，称为舒张压（低压）。收缩压与舒张压之差称为脉压差，简称脉压。我国健康成人在安静状态时的收缩压为 90～140 mmHg，舒张压为 60～90 mmHg，脉压为 30～40 mmHg。

血压存在个体差异，与性别和年龄都有关系。一般来说，肥胖者血压稍高于中等体型者；女性在更年期前的血压比同龄男性的低，更年期后血压升高；血压随年龄的增长而逐渐升高。血压过高，增加心室负荷，可导致心室扩大，甚至心力衰竭。同时，过高的血压还会引起血管壁损伤，如心脏冠状动脉损伤出现冠心病、脑血管破裂造成脑出血等。

（2）影响血压的因素。在生理情况下，血压的变化受多种因素影响。

1）搏出量。搏出量是指一侧心室收缩时射入动脉的血液量，正常值 60～80 mL。血压和搏出量成正相关，心室肌收缩力（或搏出量）主要影响收缩压。当心室肌收缩力增强、搏出量增多时，收缩压和舒张压都升高，收缩压升高得更明显。反之，搏出量减少时，则主要表现为收缩压的降低。

2）心率。心率是指心脏每分钟跳动的次数，正常值为 60～100 次 / 分钟。如果心率加快，对血压的影响表现为舒张压明显升高，脉压减小。反之，如果心率减慢，则舒张压降低更明显。

3）外周阻力。外周阻力的大小主要取决于小动脉和微动脉的口径，口径越小，阻力越大。一般情况下，外周阻力的大小主要影响舒张压。当外周阻力增大时，舒张压增高的幅度大于收缩压。当外周阻力减小时，舒张压的降低也较收缩压明显。当小动脉、微动脉弹性降低、管腔变窄，而使外周阻力增大时，就会引发高血压病，患者的舒张压升高更明显。

4）大动脉管壁弹性。大动脉的弹性储备功能对动脉血压有缓冲作用，使收缩压不致过高，舒张压不致过低。老年人大动脉管壁弹性降低，缓冲血压的功能减弱，导致收缩压升高，舒张压降低，脉压增大；如果老年人同时伴有小动脉、微动脉硬化，外周阻力增加，这就会使收缩压和舒张压都增高。

5）循环血量与血管容量。如循环血量增多，或血管容量减小，均会导致血压升高；反之，血压下降。在临床中可以应用利尿剂减少循环血量，或应用扩张血管的药物增加血管容量，从而降低血压。

4. 脉搏

心脏节律性的收缩和舒张活动，引起主动脉中的容积和压力发生改变，使动脉血管呈起伏性搏动，这就是脉搏。脉搏可在身体浅表的动脉触摸到。健康成人脉搏与心跳的次数一致。

脉搏能反映心血管系统的状态，如心跳的频率、节律，心脏的收缩力，血管充盈度，动脉管壁的弹性等。中医对脉搏早有研究，通过病人的脉搏情况，可以推测其健康状况。

二、淋巴循环

1. 淋巴液的生成

淋巴液来自组织液，经淋巴系统汇入静脉。组织液是血浆从毛细血管壁滤过生成的，同时，组织液又通过重吸收回流入毛细血管。滤过的力量减去重吸收的力量，所得的差称为有效滤过压。当有效滤过压为正值时，液体从毛细血管内滤出，即组织液生成；当有效滤过压为负值时，组织液被重吸收入毛细血管，即组织液回流。

生成的组织液约90%被重吸收回血液，其余部分则进入毛细淋巴管，形成淋巴液，经淋巴系统回流入血。

2. 淋巴循环的生理意义

淋巴管网遍布全身，淋巴液由最细的毛细淋巴管进入淋巴循环，最后汇入静脉。成人安静时从淋巴管回流入血液循环的淋巴液约 120 mL/h，平均每天为 2~4 L。这充分说明淋巴循环是使组织液向血液循环回流的一个重要辅助系统。

淋巴循环具有调节血浆和细胞间的液体平衡、回收组织液中的蛋白质、运输脂肪和防御保护等重要功能。当局部淋巴管病变或被肿物压迫，淋巴回流受阻，可出现局部水肿。如乳腺癌根治术的患者清扫了腋窝淋巴结，从而破坏了淋巴循环。因此，组织液不断生成且回流进入淋巴系统出现障碍，所以患侧上肢会出现水肿。

三、体育锻炼对心脏的影响

1. 使心肌和冠状动脉的形态功能发生变化

体育锻炼和体力劳动能使心肌纤维加长加粗、毛细血管增多加粗、心肌发达，从而使心肌收缩力加强，同时提高每搏输出量。

冠状动脉是给心肌供血的动脉血管，其走行在心脏表面。心脏的重量约占体重的 1%，而安静状态下冠状动脉中的血量占循环血量的 1/20；剧烈运动时，冠状动脉中的血量能增加到全身循环血量的 2/5。经常进行体育锻炼或从事体力劳动的人的冠状动脉的口径比一般人粗 1 ~ 2 倍，可以为心肌提供更多的营养物质和氧气，带走代谢废物和 CO_2。

2. 降低安静时的心率

经常进行体育锻炼的人在安静时的心率会降低。当心率减慢时，心脏每收缩舒张一次经历的时间就会更长，尤其是舒张期延长更明显，这样更有利于心肌休息。

3. 提高心力储备能力

心力储备能力是指心输出量随人体代谢需要而提高的能力。心输出量是指每分钟一侧心室射入动脉的血液量，心输出量 = 搏出量 × 心率，正常成人静息时心输出量约为 5 L/min。剧烈运动或重体力劳动时可提高 5 ~ 7 倍，达到 25 ~ 35 L/min，说明健康人的心脏具有相当大的储备力量。

经常进行体育锻炼的人的心肌收缩力增强，心射血能力提高，心力储备能力提高。运动员的最大心输出量可增大到静息时的 7 ~ 8 倍，能承担比一般人强度更大、时间更长的运动量。虽然在安静状态下，不从事体育锻炼或有心脏疾病的人的心输出量能满足代谢的需要，但因心力储备能力较弱，当体力活动增加时，心输出量不能相应增加，就会出现心慌气短、头晕目眩等现象。

培训课程 2

呼吸生理知识

学习单元　呼吸生理知识

呼吸是机体与外界环境间的气体交换过程。通过呼吸，维持机体内环境中氧气和二氧化碳含量的相对稳定，同时调节机体的酸碱平衡。作为生命活动的基本特征之一，呼吸一旦停止，生命就将终结。

一、呼吸运动和气体交换

1. 呼吸运动

呼吸肌收缩和舒张引起的胸廓的扩大和缩小，称为呼吸运动。呼吸运动包括吸气运动和呼气运动。

平静呼吸时，吸气运动主要由膈肌和肋间外肌收缩引起。膈肌和肋间外肌的收缩，共同引起胸腔容积和肺容积的增大，导致肺内压低于大气压，使外界气体进入肺内，从而产生吸气运动。

平静呼吸时，呼气运动是由膈肌和肋间外肌的舒张引起的。膈肌和肋间外肌舒张时，引起胸腔容积和肺容积缩小，导致肺内压高于大气压，肺内气体经呼吸道向外流动，完成呼气运动。

根据呼吸运动的深度和参与呼吸的主要呼吸肌不同，将呼吸运动分为以下类型。

（1）平静呼吸和用力呼吸。平静呼吸是指人体在安静状态下，平稳而均匀的自然呼吸，正常成人呼吸频率为 12～18 次 / 分钟。

用力呼吸是加深加快的呼吸形式，也称为深呼吸，一般见于运动状态下。用力呼吸时消耗的能量更多，容易出现疲劳。当机体缺氧、CO_2 含量增加或肺通气阻力明显增大时，还会出现呼吸困难，此时除呼吸加强外，还有鼻翼翕动、胸部压迫等主观感受。

（2）腹式呼吸和胸式呼吸。腹式呼吸是以膈肌舒缩为主引起的呼吸运动，腹壁起伏明显。胸式呼吸是以肋间外肌舒缩为主引起的呼吸运动，胸廓运动明显。

正常成人的呼吸多为混合式呼吸；婴儿由于胸廓发育尚未成熟，故以腹式呼吸为主。胸膜炎、胸腔积液、肋骨骨折等胸部活动受限者，多采用腹式呼吸；而腹部巨大肿块、严重腹水者，多采用胸式呼吸。

2. 肺通气功能的评价

（1）肺活量。尽力吸气后，从肺内能呼出的最大气体量称为肺活量。肺活量测定方法简单，重复性好，其是肺功能测定的常用指标。

（2）肺通气量与肺泡通气量。二者是评价肺通气功能的常用指标，需要在医疗机构测定。

1）肺通气量是指每分钟进或出肺的气体量，成人肺通气量为 6~9 L/min。肺通气量随性别、年龄、身材和活动量的不同而有差异。尽力做深而快的呼吸时，每分钟吸入或呼出的气体量称为最大通气量，可达 70~150 L/min。最大通气量是反映一个人能进行多大运动量的生理指标之一。

2）肺泡通气量是指每分钟吸入肺泡的新鲜空气量。肺泡通气量是评价肺通气功能的一项最好指标。

3. 气体交换

气体交换包括肺换气和组织换气，肺换气是肺泡与其周围毛细血管之间的气体交换，组织换气是组织细胞与其周围毛细血管之间的气体交换。

从气体更新的角度看，适度的深而慢的呼吸比浅而快的呼吸更有助于提高肺通气效能，也更有利于进行气体交换。

二、体育锻炼对呼吸的影响

1. 对呼吸的影响

体育锻炼对呼吸功能的积极影响主要体现在呼吸肌收缩力、耐力和协调性加强，胸廓扩张能力加大，使肺活量、最大通气量都明显增加。通过深呼吸运动的练习，也可以促使肺活量的增大。大量实验表明，经常参加体育锻炼的人的肺活量值高于一般人。通过体育锻炼还可以改善肺弹性、提高肺换气功能、延迟老年人呼吸系统的老化。

2. 有氧运动

有氧运动是指人体在氧气供应充足的情况下进行的体育锻炼。常见的有氧运动有快走、慢跑、游泳、骑自行车、打太极拳等。研究表明，在这些有氧运动中，游泳是最好的锻炼肺活量的运动。此外，打太极拳和快走锻炼能够有效改善老年人的呼吸功能。

培训课程 ③

消化与吸收生理知识

学习单元　消化与吸收生理知识

消化系统由消化道和消化腺组成，其主要功能是对食物进行消化和吸收，以满足机体新陈代谢的物质和能量需要。

一、食物的消化与吸收

1. 消化与吸收概述

（1）概念。食物在消化道内被分解为可吸收的小分子物质的过程称为消化。消化方式包括机械性消化（消化道运动）和化学性消化（消化酶分解）。

小分子物质通过消化道黏膜进入血液和淋巴循环的过程称为吸收。食物中包含七大营养素。其中，水、无机盐和维生素等小分子物质可直接被人体吸收；蛋白质、脂肪和糖类等大分子物质必须经过消化转变为结构简单的小分子物质后才能被吸收；膳食纤维不能被消化吸收。

消化和吸收是两个既密切联系又相辅相成的过程，不能被吸收和消化的食物残渣最后以粪便的形式排出体外。

（2）消化道的运动。在整个消化道当中，除了口腔、咽、食管上段和肛门外括约肌属骨骼肌之外，其余部分均由平滑肌组成。消化道通过肌肉的收缩和舒张运动，促进人体对食物的消化和吸收。

（3）消化腺的分泌功能。消化腺的主要功能是分泌消化液，包括唾液、胃液、胰液、胆汁、小肠液和大肠液。成人每日分泌消化液的总量可达 6~8 L，其主要成分是水、无机盐和各种有机物，最重要的成分是各种消化酶。

消化液的主要功能包括：分解食物中的各种成分；为各种消化酶提供适宜的酸碱环境；稀释食物，使其渗透压与血浆的渗透压接近，以利于营养物质的吸收；保护消化道黏膜免受理化因素的损伤。

2. 消化道各段的消化

（1）口腔内消化。正常人每日分泌的唾液量为 1.0～1.5 L。唾液中含有唾液淀粉酶，可将淀粉水解成麦芽糖，对食物有较弱的化学消化作用。口腔内的机械性消化是通过咀嚼和吞咽实现的。昏迷、深度麻醉者可出现吞咽障碍，容易发生误吸，故对此类人群要加强照护。

（2）胃内消化。胃的主要功能是暂时储存食物，并进行初步的消化。正常成人每日分泌的胃液为 1.5～2.5 L。纯净的胃液是无色的酸性液体，pH 值为0.9～1.5。胃液主要成分有盐酸（胃酸）、胃蛋白酶原、内因子和黏液，其作用是完成化学性消化。胃液的生理功能见表 3-2。

表 3-2　胃液的主要成分及生理功能

主要成分	生理功能
盐酸	①激活胃蛋白酶原，为胃蛋白酶提供酸性环境 ②使食物中蛋白质变性，易于分解 ③杀死随食物入胃的细菌 ④促进胰液、胆汁和小肠液的分泌 ⑤有利于小肠对铁和钙的吸收
胃蛋白酶原	激活后水解蛋白质为胨和胺，以及少量的多肽和氨基酸
内因子	①保护维生素 B_{12} 不被破坏 ②促进维生素 B_{12} 在回肠吸收
黏液	①润滑作用，减少坚硬食物对胃黏膜的机械损伤 ②形成黏液—碳酸氢盐屏障，保护胃黏膜

食物在胃内的机械性消化是通过胃的运动实现的，运动形式包括容受性舒张、紧张性收缩和蠕动。通过蠕动，食物由胃排入十二指肠，此过程称为胃排空。胃排空的速度与食物的物理性状和化学组成有关。一般来说，稀的、液体的食物比稠的、固体的食物排空快；在三大营养物质中，排空速度的快慢依次为糖类、蛋白质、脂肪。对于混合食物，胃排空一般需要 4～6 h。

（3）小肠内消化。小肠内消化是消化过程中最重要的阶段。食糜在小肠内停留的时间一般为 3～8 h。食糜在小肠内受到胰液、胆汁和小肠液的化学消化作用。消化液的生理功能见表 3-3。

表 3-3　小肠内消化液的主要成分及生理功能

消化液	主要成分	生理功能
胰液	碳酸氢盐	中和盐酸，为胰酶提供碱性环境
	胰淀粉酶	分解麦芽糖为葡萄糖
	胰脂肪酶	分解脂肪为甘油、脂肪酸
	胰蛋白酶原 糜蛋白酶原	激活后分解蛋白质为氨基酸
胆汁	胆盐	①促进脂肪的消化和吸收 ②促进脂溶性维生素 A、维生素 D、维生素 E、维生素 K 的吸收 ③利胆作用
小肠液	碳酸氢盐	保护十二指肠黏膜免受胃酸的侵蚀
	水	稀释消化产物，降低肠内渗透压，促进物质吸收
	肠激酶	可激活胰蛋白酶原，促进蛋白质消化

　　小肠壁的外层是纵行肌，内层是环行肌，执行小肠的机械性消化功能。运动形式包括紧张性收缩、分节运动和蠕动。肠蠕动推送肠内容物（包括水和气体）时产生的声音称肠鸣音。肠鸣音的强弱可反映肠蠕动的情况。肠蠕动增强时，肠鸣音亢进；肠麻痹时，肠鸣音减弱或消失。

　　（4）大肠的功能。人类大肠内没有重要的消化活动，其主要功能是储存食物残渣，吸收部分水分和无机盐，形成并排出粪便。

　　粪便主要储存于结肠下部，平时直肠内并无粪便，粪便一旦进入直肠可引起排便反射，属于典型的正反馈过程。若排便反射的反射弧受损，大便不能排出，称为大便潴留。如果初级排便中枢和大脑皮质的联系发生障碍（脊髓横断），排便反射仍可进行，但失去了大脑皮质的随意控制，称为大便失禁。

　　3. 吸收

　　物质在口腔和食管内几乎不被吸收，但口腔能吸收某些药物，如硝酸甘油（舌下含服）；胃只吸收酒精和少量水分；物质被吸收的主要部位在小肠；大肠可吸收少量水分和无机盐。小肠内主要吸收以下营养物质：

　　（1）糖的吸收。糖类只有被分解成单糖才能吸收入血液。肠腔内的单糖主要是葡萄糖，约占单糖总量的 80%，其余为半乳糖、果糖和甘露糖。

　　（2）蛋白质的吸收。蛋白质的消化产物是氨基酸，主要在小肠上段被吸收入血。

　　（3）脂肪的吸收。脂肪的消化产物为甘油、脂肪酸、甘油一酯。脂肪的吸收有血液和淋巴两种途径。因膳食中的动植物油含长链脂肪酸较多，所以脂肪的吸收以淋巴途径为主。

（4）钙的吸收。食物中的钙只有小部分被吸收，大部分随粪便排出体外。钙只有呈离子状态才能被吸收入血，肠腔内酸性环境有利于钙的吸收，维生素 D 能促进钙的吸收，儿童、孕妇和乳母因对钙的需要量增加而使其吸收量也增加。

（5）铁的吸收。铁的吸收与人体对铁的需要有关。急性失血者、孕妇、儿童对铁的需要量增加，铁的吸收也增加；食物中的铁大部分是三价铁，不易被吸收，维生素 C 和胃酸能促进铁的吸收。胃大部切除或胃酸分泌减少，由于影响铁的吸收可导致缺铁性贫血。

二、饮食卫生与健康

1. 饮食卫生

饮食卫生是指通过饮食使人体得到足够的营养，从而促进生长发育，增强体质所采取的措施。

（1）重视口腔卫生。保护牙齿是促进人体消化系统健康的第一步。首先要掌握正确的刷牙方法，还要定期检查牙齿，少吃零食、甜食等。

（2）关注进食卫生。饭前饭后不做剧烈运动，定时定量进餐，细嚼慢咽，不暴饮暴食。特别是要关注一老一小、孕产妇等特殊人群的饮食卫生，如老年人和婴幼儿要进食易消化食物，孕妇和乳母不宜饮用咖啡等。

（3）预防便秘。排便受到抑制，粪便在大肠内停留时间延长，水分吸收过多而变得干硬，不易排出，可导致便秘。

大肠内有大量的细菌，可占粪便固体总量的 20%～30%。细菌内含有多种酶能分解食物残渣。便秘时，糖和脂肪发酵以及蛋白质腐败产生的有毒物质吸收增多，严重时可危害人体健康。经常便秘还会引起痔疮、肛裂等疾病。

因此，要养成定时排便的习惯，进食富含纤维素的食物以促进胃肠蠕动等，从而预防便秘。

2. 预防食物中毒

首先要养成良好的个人卫生习惯，饭前便后要洗手；其次要做到不吃变质过期食品，不饮生水，不吃"三无"食品，不吃未经高温处理的饭菜，不吃不洁瓜果，不吃生冷食物，少吃油腻辛辣食物；还要做好环境卫生，灭蝇灭蚊灭蟑，严防"病从口入"。

培训课程 4

新陈代谢生理知识

学习单元　新陈代谢生理知识

一、新陈代谢的概念

新陈代谢是指机体不断进行自我更新的过程,是生命活动的最基本特征。

新陈代谢包括分解代谢和合成代谢。在物质分解代谢过程中,营养物质释放出蕴藏的化学能,并经转化后用于机体生命活动的需要;在物质合成代谢过程中,随着物质的合成会储存能量。体内物质代谢过程中所发生的能量的释放、转移、储存和利用称为能量代谢。

可见,在进行机体新陈代谢过程中,物质的变化与能量的转变是紧密相连的,以物质代谢为核心。幼年和青少年时期新陈代谢旺盛,而老年阶段新陈代谢缓慢。

二、物质代谢

1. 蛋白质的代谢

在正常情况下,由肠道吸收的氨基酸及机体自身蛋白质分解产生的氨基酸,主要用于重新合成蛋白质,作为细胞的成分以实现组织的自我更新;或用于合成酶、激素等生物活性物质。

仅在某些特殊情况下,如长期不进食或体力极度消耗时,机体才会依靠由组织蛋白质分解而产生的氨基酸供能,以维持基本的生理需要。

2. 糖类的代谢

糖类代谢是指以葡萄糖在体内的代谢为中心进行的复杂的化学反应。体内糖代谢的途径主要包括糖的无氧氧化(糖酵解)、糖的有氧氧化、糖原的合成与分解、糖异生等。

糖类是机体最主要的供能物质。机体所需的能量约 70% 由糖类提供。在体内，随着供氧情况的不同，糖分解供能的途径各异。糖类主要通过有氧氧化释放能量，在供氧不足时，则通过无氧酵解供能。脑组织所需能量较多且完全依赖于糖的有氧氧化，因此，当机体缺氧或低血糖时可导致意识障碍、抽搐甚至昏迷。

血糖浓度主要指血液中的葡萄糖浓度，正常人空腹血浆葡萄糖浓度为 3.9 ~ 6.1 mmol/L。血糖浓度是了解体内糖代谢状况的一项重要指标。正常情况下，血糖浓度是相对恒定的。进食后血糖升高，葡萄糖可在肝脏和肌肉中转变为糖原储存起来，以免血糖过高；当血糖降低时，肝糖原分解为葡萄糖并释放入血，非糖物质转变为葡萄糖，以补充血糖。

3. 脂肪的代谢

脂肪是体内重要的能量储存形式。通常成人体内糖的储存量仅约 150 g，而脂肪的储存量可达体重的 20% 左右，甚至更多。

脂肪也是机体重要供能物质，脂肪在体内氧化释放的能量约为等量糖有氧氧化释放能量的 2 倍。人体活动所需的 20% ~ 30% 能量由脂肪提供。饥饿时，机体主要利用储存的脂肪分解供能。

脂肪酸是脂肪的分解产物，是人和哺乳动物的重要能源物质，除脑和成熟红细胞外，体内大多数组织都能氧化脂肪酸，其中以肝、肌肉组织最活跃。在氧供给充足的条件下，脂肪酸在体内分解生成二氧化碳和水，释放出大量能量。

4. 水和无机盐的代谢

体液是指机体中的液体成分，成人体液约占体重的 60%，儿童略高，而老年人略低。体液中的水和无机盐有重要生理作用。

（1）水代谢。水是人体内含量最多的物质，物质代谢的一系列化学反应都是在体液中进行的，如水能维持组织的形态和功能、促进物质代谢、调节体温等。

（2）无机盐代谢。体内的电解质主要是各种无机盐，其中主要的阳离子有 K^+、Na^+、Ca^{2+}、Mg^{2+}，主要的阴离子为 Cl^-、HCO_3^- 和 HPO_4^{2-}。无机盐的生理功能主要包括：

1）构成组织和体液成分。

2）维持体液酸碱平衡和渗透压平衡。

3）维持神经肌肉兴奋性，如钾离子能提高神经肌肉兴奋性，钙离子能提高心肌细胞兴奋性。

4）参与物质代谢。

5）构成人体的组成成分，如钙和磷构成骨盐，分布于骨骼和牙齿。

三、能量代谢

1. 基础代谢

基础代谢是指人体处于基础状态下的能量代谢。单位时间内的基础代谢称为基础代谢率。所谓基础状态是指，受试者清晨空腹、静卧，全身肌肉放松，清醒、安静，环境温度保持在 20 ~ 25 ℃。

在基础状态下，机体所消耗的能量仅用于维持心跳、呼吸及其他一些基本的生理活动，其代谢率也较稳定。但基础状态并不是机体能量代谢水平最低的状态，熟睡时能量代谢可进一步下降约 10%。

此外，基础代谢率随年龄和性别的不同存在着生理变异，一般年龄越大，代谢率越低；而同年龄段男性基础代谢率高于女性。

在各种疾病中，甲状腺功能改变对基础代谢率影响最为显著，如甲状腺功能减退时，基础代谢率将比正常值低 20% ~ 40%；甲状腺功能亢进时，基础代谢率可比正常值高 25% ~ 80%。发热时基础代谢率会升高，体温每升高 1 ℃，基础代谢率一般要增加 13%。

2. 人体内物质和能量的消耗与补充

人在每日的学习、劳动中需要消耗大量能量，因此需要食物热量的补充才能保证机体能量平衡。甲亢和发热等情况下基础代谢率明显升高，机体能量消耗增加，故对此类照护对象要加强能量补充。

人体需要均衡摄取蛋白质、糖、脂肪、水、无机盐、维生素等，以满足新陈代谢的需要。而人体所必需的营养素是存在于各种动物和植物性食物中的，如肉、鱼、蛋、豆类及绿叶蔬菜中，所以要合理膳食，均衡营养。

3. 体温

体温通常是指机体深部的平均温度。体温保持相对恒定是机体进行新陈代谢和维持正常生命活动的必要条件。

（1）体温正常值。由于血液循环使深部各器官的温度趋于一致，因此体内血液的温度可以代表内脏器官温度的平均值。由于血液温度不易测试，所以临床上通常用直肠、口腔和腋窝的温度来代表体温。

正常情况下，直肠温度为 36.5 ~ 37.7 ℃；口腔（舌下）温度一般比直肠温度低，为 36.3 ~ 37.2 ℃；腋窝温度为 36.0 ~ 37.0 ℃。通常选择测量方便的腋窝或口腔进行测温。需要注意的是，婴幼儿和昏迷者不宜采用口腔测温；腋窝测温时上臂要夹紧，10 min 后读数。

（2）体温生理变异。生理情况下体温随昼夜、年龄、性别、肌肉活动及精神紧张等情况的不同而发生改变。

1）昼夜变化。一昼夜中体温呈周期性波动。清晨 2 ~ 6 时最低，午后 1 ~ 6 时最高，但波动幅度一般不超过 1 ℃，体温这种昼夜周期性波动称为昼夜节律。

2）年龄。随着年龄的增长，体温有逐渐降低的倾向。新生儿体温稍高于成年人，老年人体温比成年人低一些。这是因为代谢率会随年龄增长而降低的缘故。新生儿尤其是早产儿的体温调节中枢发育尚不完善，而老年人由于调节能力减弱，他们的体温易受环境温度的影响，因此，在照护婴幼儿和老年人时应特别关注他们的体温变化。

3）性别。成年女性的体温平均比男性高约 0.3 ℃。女性基础体温随月经周期呈现规律性波动。排卵前体温较低，排卵日最低，排卵后形成黄体，分泌孕激素使体温升高。测量女性基础体温，有助于了解其有无排卵和确定排卵日期。妊娠期的女性体温也较高，这与孕激素水平升高有关。

4）其他因素。肌肉活动及精神紧张等都会对体温产生影响。肌肉活动时代谢增强，产热量明显增加，导致体温升高。因此，测量体温时应让受试者安静一段时间后进行。测量婴幼儿体温时应避免其哭闹。另外，麻醉药通常会影响机体体温调节能力，同时扩张皮肤血管，散失体热，所以照护术后患者应注意保暖。

（3）人体的产热和散热。人体体温能维持相对稳定，是由于机体产热和散热达到动态平衡的结果。

1）主要产热器官。安静状态下机体的产热器官主要为内脏，约占机体总产热量的 56%。其中肝脏的代谢最旺盛，产热量最高，其次是肾。运动时的主要产热器官是骨骼肌，其产热量占总产热量的 90% 以上，比安静时高出 10 ~ 15 倍。

2）散热方式。人体散热的主要部位是皮肤。大部分体热通过皮肤的辐射、传导、对流和蒸发等方式散发到外界环境中。其次是通过呼吸、排便及排尿过程散发少量热量。用冰帽、冰袋给高热者降温，是利用传导散热的原理；用酒精给高热者擦浴，是利用酒精的蒸发起到降低体温的作用。

培训课程 **5**

生殖生理知识

学习单元 生殖生理知识

一、生殖生理特点

1.男性生殖生理特点

男性生殖系统在青春期前处于幼稚状态，进入青春期后，生殖器官迅速发育，第二性征出现，生殖功能逐渐成熟。遗精是男性青春期生殖功能开始发育成熟的重要标志之一。男性终身具有生殖能力，但随着年龄的增长，雄性激素的水平及睾丸产生精子的能力逐渐下降，因此生殖能力也逐渐下降。

2.女性生殖生理特点

（1）女性不同时期生殖生理特点。女性从出生到衰老，根据不同时期生理特点划分为6个阶段。

1）新生儿期。出生后4周内称新生儿期。常见外阴较丰满，乳房略隆起或有少量泌乳，有些新生儿阴道可见血性分泌物。这些都是新生儿常见的生理现象，短期内均能自然消退。

2）儿童期。从出生4周到12岁左右称儿童期。此期儿童体格生长发育很快，但生殖器官发育仍不成熟。约10岁起，女性特征开始出现。

3）青春期。我国将10~20岁定义为青春期，世界卫生组织（WHO）提出青春期为10~19岁。在这个时期，女性内分泌、生殖、体格、心理等逐渐发育成熟，如乳房开始发育、阴毛和腋毛长出、声调变高、月经来潮，心理变化大，出现性意识，情绪变化明显，容易激动。

4）性成熟期。性成熟期是女性生育能力最旺盛的时期，又称生育期，大约从

18 岁开始，持续约 30 年。此期卵巢生殖功能和内分泌功能最旺盛，已建立周期性排卵规律；生殖器官及乳房在卵巢分泌的性激素作用下发生周期性变化。

5）围绝经期。从卵巢功能开始衰退到绝经后 1 年内的时期称为围绝经期。此期长短不一，存在个体差异。绝经前期，多数妇女月经周期不规律，常为无排卵性月经；我国 80% 的妇女 44 ~ 54 岁绝经，绝经后卵巢进一步萎缩，内分泌功能逐渐消退，生殖器官萎缩。围绝经期妇女可出现潮热、出汗、情绪不稳定、激动易怒、抑郁烦躁、失眠和头痛等症状。

6）老年期。一般在 60 岁以后，女性机体逐渐老化，进入老年期。此期卵巢功能完全衰退，生殖器官进一步萎缩老化，雌激素水平低，不能维持女性第二性征。

（2）子宫内膜的周期性变化。随着卵巢激素的周期性变化，女性生殖器官也发生相应的变化，其中，子宫内膜的周期性变化最为显著。

1）增殖期。月经周期的第 5 ~ 14 天。此期子宫内膜厚度从 0.5 mm 增生至 3 ~ 5 mm。

2）分泌期。月经周期的第 15 ~ 28 天。此期子宫内膜继续增厚，腺体增大，出现分泌现象。至月经周期的第 24 ~ 28 天，子宫内膜可厚达 10 mm。

3）月经期。月经周期的第 1 ~ 4 天。脱落的子宫内膜与血液一起排出，表现为月经来潮。

二、胚胎、胎儿的发育和营养

1. 胚胎、胎儿的发育

从受精卵到胎儿出生，历时 38 ~ 40 周，分为胚前期、胚期和胎期三个阶段。受精后 8 周内称为胚胎，是主要器官结构完成分化的时期，主要包括卵裂、胚泡形成和植入、三胚层形成与分化等发育过程；从受精第 9 周起称为胎儿，为各器官进一步发育成熟的时期。在不同时期，胚胎、胎儿的发育具有不同的特征。

（1）妊娠 4 周末。可以辨认出胚盘和体蒂。

（2）妊娠 8 周末。胚胎初具人形，可以分辨出眼、耳、口、鼻及四肢，B 超可见早期心脏已形成，并有搏动（见图 3-2）。

（3）妊娠 12 周末。胎儿身长约 9 cm，体重约 14 g。外生殖器已发育，四肢可活动，指（趾）甲开始形成（见图 3-3）。

（4）妊娠 16 周末。胎儿身长约 16 cm，体重约 110 g。可通过外生殖器确定性别，胎儿头皮已长毛发，开始有呼吸运动。部分孕妇可感觉到有胎动（见图 3-4）。

（5）妊娠 20 周末。胎儿身长约 25 cm，体重约 320 g。有呼吸、心跳、排尿及吞咽运动，可听到胎心音。全身有毳毛（胎儿体表白色柔软而纤细的毛发），皮肤暗红（见图 3-5）。

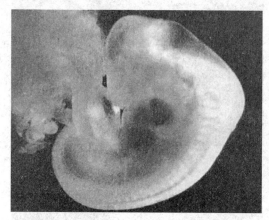

图 3-2　妊娠 8 周

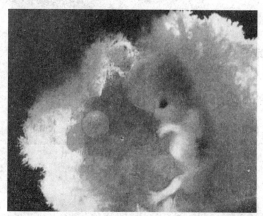

图 3-3　妊娠 12 周

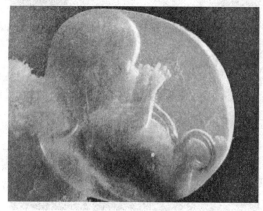

图 3-4　妊娠 16 周

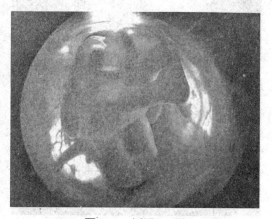

图 3-5　妊娠 20 周

（6）妊娠 24 周末。胎儿身长约 30 cm，体重约 630 g。各脏器均已发育，皮下脂肪开始沉积，出现眉毛和睫毛（见图 3-6）。

（7）妊娠 28 周末。胎儿身长约 35 cm，体重约 1 000 g。皮肤粉红色，四肢活动好，有呼吸运动。胎儿出生后经特殊照护可以存活（见图 3-7）。

（8）妊娠 32 周末。胎儿身长约 40 cm，体重约 1 700 g。皮肤深红，面部毳毛已脱。胎儿出生后做好照护，可以存活（见图 3-8）。

（9）妊娠 36 周末。胎儿身长约 45 cm，体重约 2 500 g。皮下脂肪发育良好，毳毛明显减少，指（趾）甲超过指（趾）尖，出生后可以存活（见图 3-9）。

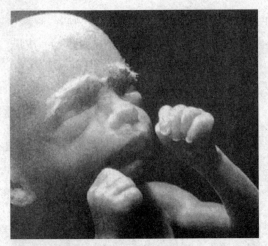

图 3-6　妊娠 24 周

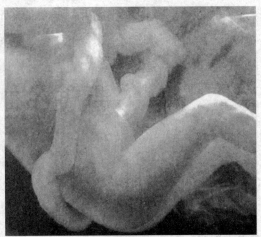

图 3-7　妊娠 28 周

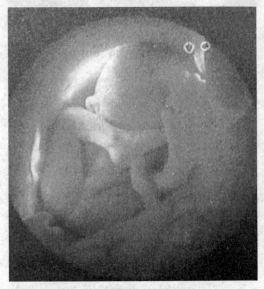

图 3-8　妊娠 32 周

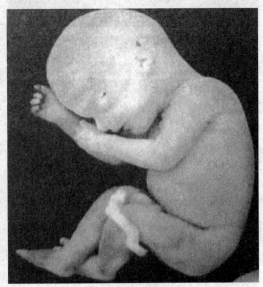

图 3-9　妊娠 36 周

（10）妊娠 40 周末。胎儿身长约 50 cm，体重约 3 400 g。胎儿已发育成熟，娩出后为足月新生儿。出生后哭声响亮，吸吮力强，能很好地存活。

2.胚胎、胎儿的营养

胚胎的营养由卵细胞内的卵黄提供；胎儿通过胎盘和脐带从母体的血液里获得氧气和营养物质，同时把产生的二氧化碳等废物排到母体的血液里，再由母体排出体外。

培训课程 **6**

生长发育

学习单元　生长发育

一、生长发育的规律和影响因素

1. 生长发育的规律

（1）生长发育具有连续性和阶段性。儿童的生长发育是连续的，但不同年龄阶段生长发育的速度不同，具有阶段性。例如，出生后第 1 年，即婴儿期，体重和身长的增长最快，为出生后的第一个生长高峰；出生后第 2 年以后生长速度逐渐减慢，至青春期又迅速加快，出现第二个生长高峰。

（2）各系统器官发育具有不平衡性。人体各系统器官的发育有先有后、快慢不同。例如，神经系统的发育要比其他系统组织的发育早，出生后 2 年内发育最快，6~7 岁时基本达到成人水平；淋巴系统在儿童期迅速生长，至青春期达到高峰，之后逐渐下降到成人水平；生殖系统发育最晚，在青春期前一直处于幼稚水平，至青春期则迅速发育成熟（见图 3-10）；其他系统的发育基本与体格生长平行。

（3）生长发育具有顺序性。儿童生长发育一般遵循由上到下、由近到远、由粗到细、由简单到复杂、由低级到高级的顺序。如婴儿先抬头，后挺胸，再会坐、站和走（由上到下）；先会控制腿，再控制脚的活动（由近到远）；先会用全手掌抓握物品，再到能以手指端摘取物品（由粗到细）；先会画直线，再到能画图形、山水等（由简单到复杂）；先认识红绿灯的颜色，再理解红灯代表"停"、绿灯代表"通行"（由低级到高级）。

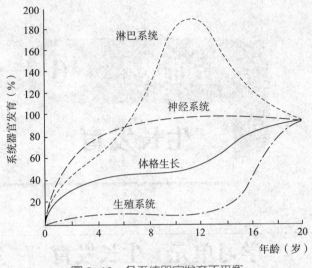

图 3-10　各系统器官发育不平衡

（4）生长发育具有个体差异性。儿童生长发育因受遗传、环境等因素的影响而存在着较大的个体差异。如同年龄、同性别的儿童群体中，每个儿童的身高、体重、体型等都不完全相同。因此，儿童的生长发育水平有一定的正常范围，评价时需考虑各种因素对个体的影响，并应作连续动态的观察，才能作出正确判断。

2. 生长发育的影响因素

（1）遗传因素。儿童的生长发育受父母双方遗传因素的影响。如头发和皮肤的颜色、面部特征、身材高矮、体型、性成熟的早晚等都与遗传有关。

（2）环境因素

1）孕母情况。胎儿在宫内的生长发育受孕母健康状况、生活环境、营养、情绪等因素的影响。如妊娠期母亲营养缺乏、滥用药物、抽烟、酗酒、感染、创伤、接触放射性物质和环境中的毒物等均可致胎儿流产、畸形、发育迟缓，或患先天性疾病。

2）营养。合理的营养是儿童生长发育的物质基础，年龄越小的儿童受营养因素的影响越大。长期营养不足会导致体格发育的迟滞，如体重下降、身高不增以及器官功能低下，影响智力、心理和社会适应能力的发展。儿童摄入热量过多容易引起肥胖，而肥胖儿童成年后患慢性病的概率会增加。

3）疾病和药物。任何引起生理功能紊乱的急慢性疾病均可影响儿童的体格生长，如急性腹泻、肺炎可致儿童体重下降；内分泌疾病如先天性甲状腺功能减低症常影响儿童骨骼的生长和神经系统的发育；先天性心脏病儿童常伴生长发育迟缓。药物也可影响生长发育，如长期使用肾上腺皮质激素可使身高增长速度减慢。

4）生活环境。儿童生长发育受物理环境和社会环境的影响。空气新鲜、阳光充足、水源干净、清洁舒适的生活环境能促进儿童的生长发育，反之，则会带来不良影响；家庭氛围、亲子关系、父母育儿观念及婚姻质量等直接影响儿童的早期发展水平；健康的生活方式、正确的教养、完善的教育体制等也是促进儿童体格生长、神经心理发育的重要因素。

二、体格发育

体格生长通常选用容易测量、有较好人群代表性的指标来评价。常用的指标有体重、身高（长）、坐高（顶臀长）、头围、胸围、上臂围等。

1. 体重

体重指身体各器官、组织及体液的总重量，是反映儿童体格生长，尤其是营养状况的最易获得的敏感指标。

（1）体重的测量。应在晨起空腹排尿后，或进食 2 h 后测量。测量时应脱鞋，只穿内衣裤。若衣服不能脱去，则应减去衣服的重量。测量前秤要校正调零，为婴幼儿称体重时不要使其摇动或接触其他物品。

（2）体重的评估

1）出生后体重的增长特点。新生儿出生体重与胎龄、性别、宫内营养等因素有关，平均为 3 kg。部分新生儿在出生后数天内可出现体重暂时性下降，称为生理性体重下降，与摄入不足、胎粪及水分的排出有关。儿童年龄越小，体重增长越快。我国儿童体格发育调查资料显示，正常足月儿出生后 3~4 个月时体重约为出生体重的 2 倍，12 月龄时体重约为出生体重的 3 倍，12 月龄后体重增长速度减慢，2 岁时体重约为出生体重的 4 倍。2 岁后到青春期前体重稳步增长，进入青春期后体格生长再次加快。

2）体重的估算公式

1~6 个月：体重（kg）= 出生体重 + 月龄 × 0.7

7~12 个月：体重（kg）= 6 + 月龄 × 0.25

1~12 岁：体重（kg）= 年龄（岁）× 2 + 8

2. 身高（长）

身高指头顶至足底的垂直距离。

（1）身高（长）的测量

1）3 岁以下婴幼儿采用量板卧位测量身长。应脱掉婴幼儿的帽子、鞋袜及外衣，让婴幼儿仰卧于量板的中线上，头顶接触头板，健康照护师一手按住婴幼儿膝部，使其下肢伸直，一手移动底板使其紧贴婴幼儿两侧足底。当底板与量板侧壁垂直、量板两侧刻度相等时读数（见图3-11）。

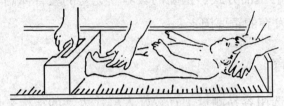

图3-11 3岁以下婴幼儿身长的测量

2）3岁以上儿童采用身高计或者将皮尺钉在平直的墙上测量身高。让儿童脱掉鞋、帽，直立，两眼正视前方，两臂自然下垂，脚跟并拢、足跟、臀部、两肩胛和头部同时接触身高计的立柱或墙壁，健康照护师移动身高计头顶板与儿童头顶接触，头顶板呈水平位时读数（见图3-12）。

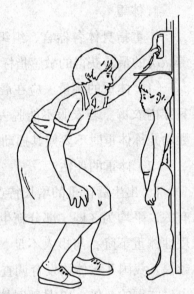

图3-12 3岁以上儿童身高的测量

（2）身高（长）的评估

1）出生后身高（长）的增长特点。出生后第1年增长最快，婴儿期和青春期为生长高峰期。新生儿出生时平均身长为50 cm，1岁时约为75 cm，出生后前3个月增长约等于后9个月。第2年增长速度减慢，2岁时身长86~87 cm。2岁后到青春期前身高（长）稳步增长，至青春期出现第二个增长高峰。

2）身高（长）的估算公式

2~12岁：身高（cm）= 年龄（岁）×7+75

3.坐高（顶臀长）

坐高指从头顶到坐骨结节的垂直距离。

（1）坐高的测量

1）3岁以下婴幼儿卧于量板上测顶臀长，健康照护师一手握住婴幼儿小腿使其膝关节屈曲，骶骨紧贴底板，大腿与底板垂直，另一手移动底板，使其紧压婴幼儿臀部，当量板两侧刻度相等时读数（见图3-13）。

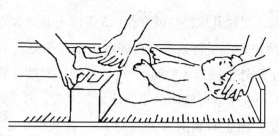

图 3-13　3 岁以下婴幼儿顶臀长的测量

2）3 岁以上儿童采用坐高计测量坐高。让儿童坐于坐高计凳上，骶部紧靠量板，挺身坐直，大腿靠拢并紧贴凳面，与躯干垂直，膝关节屈曲呈直角，两脚平放于地面，健康照护师移下头板与儿童头顶接触，头板呈水平位时读数（见图 3-14）。

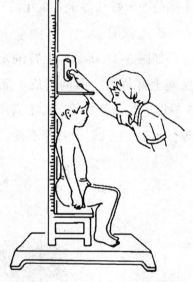

（2）坐高的评估。一般用坐高占身高的百分数来显示身体上下部比例的改变。下肢增长速度随年龄增长而加快，出生时坐高占身高的百分数约为 67%，14 岁时降至 53%。

4.头围

头围指自眉弓上缘经枕骨结节绕头一周的长度。

（1）头围的测量。小儿取立位或坐位，健康照护师用左手拇指将软尺 0 点固定于小儿头部右侧眉弓上缘，左手中指、食指固定软尺于枕骨粗隆，手掌稳定头部，右手使软尺紧贴头皮绕枕骨结节最高点及左侧眉弓上缘回到 0 点读数（见图 3-15）。

图 3-14　3 岁以上儿童坐高的测量

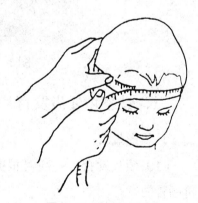

（2）头围的评估。出生时头围相对较大，平均为 34 cm。头围在 1 岁以内增长较快，3 个月时约为 40 cm，1 岁时约为 46 cm。1 岁以后头围增长明显减慢，2 岁时约为 48 cm，15 岁时约为 54 cm，与成人头围接近。

图 3-15　头围的测量

5.胸围

胸围是指自乳头下缘经肩胛骨角下绕胸一周的长度。

（1）胸围的测量。婴幼儿取卧位或立位，3岁以上儿童取立位，小儿两手自然平放或下垂，健康照护师一手将软尺0点固定于小儿一侧乳头下缘（对于乳腺已发育的女孩，固定于胸骨中线第4肋间），一手将软尺紧贴皮肤，经背部两侧肩胛骨下缘回到0点，取小儿平静呼吸时的中间读数，或吸、呼气时的平均数。

（2）胸围的评估。出生时胸围为32～33 cm，比头围小1～2 cm。1岁时胸围约等于头围，约为46 cm。1岁以后胸围发育超过头围，1岁至青春期前胸围超过头围的厘米数约等于儿童年龄（岁）减1。

6. 上臂围

如图3-16所示，上臂围是指沿肩峰与尺骨鹰嘴连线中点绕上臂一周的长度，反映上臂骨骼、肌肉、皮下脂肪和皮肤的发育水平，可通过测量左上臂围普查5岁以下儿童营养状况。上臂围大于13.5 cm为营养良好，12.5～13.5 cm为营养中等，小于12.5 cm为营养不良。

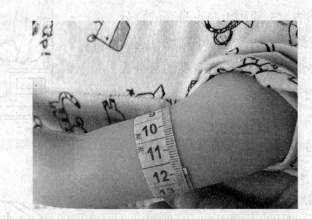

图3-16　5岁以下儿童上臂围测量

三、骨骼和牙齿发育

1. 骨骼发育

（1）颅骨发育。一般可根据小儿头围大小，颅骨缝及前后囟闭合的迟早来评价颅骨的发育。

颅骨缝一般于出生后3～4个月闭合，颅骨缝分为额缝、冠状缝、矢状缝和人字缝（见图3-17）。

前囟为顶骨和额骨边缘形成的菱形间隙（见图3-17），其对边中点连线长度在出生时为1.5～2.0 cm，之后随颅骨发育而增大，6个月后逐渐变小，2岁时96%的儿童前囟闭合。前囟早闭、头围小提示脑发育不良、小头畸形，前囟迟闭、过大见于维生素 D 缺乏性佝偻病、甲状腺功能减低症等，前囟张力增加提示颅内压增高，前囟凹陷见于极度消瘦或脱水者。

后囟为顶骨与枕骨边缘形成的三角形间隙，出生时很小或已闭合，最迟于出生后 6～8 周闭合。

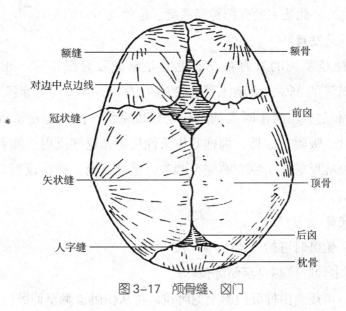

图 3-17　颅骨缝、囟门

（2）脊柱发育。出生后第 1 年脊柱增长先于四肢，以后四肢增长快于脊柱。

1）新生儿。脊柱仅轻微后凸。

2）3～4 个月。抬头动作的发育使颈椎前凸，形成颈曲。

3）6～7 个月。会坐时胸椎后凸，形成胸曲。

4）1 岁左右。开始行走使腰椎前凸，形成腰曲。

脊柱形成类似于 S 形的生理弯曲，可吸收、缓冲运动过程中产生的压力，有利于身体平衡。

2. 牙齿发育

人的一生有两副牙齿，即乳牙和恒牙。

乳牙共有 20 颗，其萌出时间、萌出顺序和出齐时间存在较大的个体差异。一般出生后 4～10 个月乳牙开始萌出，13 个月龄后乳牙仍未萌出称为乳牙萌出延迟。乳牙一般于 3 岁前出齐，2 岁以内乳牙的数目为月龄减 4～6。乳牙萌出一般遵循从下往上、自前向后的顺序。

恒牙共有 28～32 颗。6 岁左右开始出第一颗恒牙，6～12 岁时乳牙按萌出先后逐个被同位恒牙代替，12 岁左右出第二磨牙，17～18 岁以后出第三磨牙（也叫智齿，有的可能终身不出此牙）。恒牙一般在 20~30 岁时出齐。

四、神经心理发育

神经心理发育包括感知、运动、语言的发育，以及思维、情感、记忆、性格等心理活动的发展，此处主要介绍神经系统、运动及语言的发育。

1. 神经系统的发育

胎儿时期神经系统的发育最早，尤其是脑的发育最迅速。出生时脑重约390 g，达成人脑重的 25%，大脑体积是成人的 1/3。6~8 岁时儿童脑重约 1 200 g，达成人脑重 90% 左右。出生时大脑结构发育较完善，但功能还未成熟。婴儿出生时即具有觅食、吸吮、握持、拥抱等先天性反射，这些反射会随着年龄增长而逐渐消退，如吸吮反射于 1 岁左右完全消失，觅食反射、握持反射、拥抱反射于3~4 个月消失。

2. 运动的发育

2~3 个月：俯卧时可抬头 45°~90°。

4 个月：可由仰卧位翻身至侧卧位。

4~7 个月：可逐渐由仰卧位翻至俯卧位，再从俯卧位翻至仰卧位。

6 个月：能靠双手向前支撑独坐。

8~9 个月：可用双上肢向前爬。

10~14 个月：可独自站立和扶走。

以上儿童粗大运动发育过程可归纳为："二抬四翻六会坐，七滚八爬周会走"。

3. 语言的发育

3~4 个月：能咿呀发音。

7~8 个月：能发"爸爸""妈妈"等语音。

10 个月左右：能有意识地叫"爸爸""妈妈"。

12 个月：开始会说单词，如"再见"。

培训课程 7

青春期生理卫生

学习单元　青春期生理卫生

一、青春期发育的特点

青春期是指以生殖器官发育成熟、第二性征发育为特征，初次有繁殖能力的时期，是儿童逐渐发育成为成年人的过渡时期，也是人体生长发育的第二个高峰期。在我国，青春期年龄范围一般为 10～20 岁，女孩青春期开始年龄和结束年龄均比男孩早两年左右。青春期主要有三大显著变化：一是身体外形改变，二是内脏机能健全，三是生殖器官发育成熟。

1. 身体外形变化

进入青春期，儿童的身高、体重迅速增长。身高增长主要与下肢生长加快有关，体重增加与骨骼增长、内脏增大、肌肉增长及脂肪堆积加快有关。第二性征开始出现，标志着青春期的来临。

（1）男性身体外形的变化。男性表现为喉结突出，长胡须，声音变粗，阴毛及腋毛生长，肌肉发达，肩膀变宽，胸廓由圆形变成扁圆形，皮肤变粗。

（2）女性身体外形的变化。女性乳房发育是第二性征的最初特征，音调高而尖细，阴毛及腋毛生长，骨盆增宽，胸、肩、臀部及大腿等部位皮下脂肪增多，皮肤细腻，月经来潮等。

2. 内脏机能健全

（1）脑的发育。由于脑的发育比其他各器官要早且快，因此，青春期脑的重量增加得很少，但脑的内部结构却不断分化和完善，机能更加精细和复杂，使青春期孩子思维更活跃，分析、理解和判断问题的能力增强，反应的灵敏性和准确性明显提高。

（2）肺的发育。青春期胸廓增大，肺的容积也同时增大。由于呼吸肌力量增强，呼吸的深度加大，肺活量显著增加。

（3）心脏的发育。心肌增厚，心脏的重量迅速增加。心肌收缩力明显增强，心脏每次搏动时输出的血液量大大增加，血压也同时升高。

（4）肌肉的发育。随着身高的增长，肌肉长度增加，肌肉纤维增粗、弹性增大，肌肉变得坚实有力，总重量也增加。

（5）内分泌系统的发育。内分泌系统发育成熟，生长激素、促甲状腺激素、促肾上腺皮质激素、促性腺激素等分泌达到新的水平。

3. 生殖器官发育成熟

男性睾丸和阴囊增大，阴囊颜色逐渐变深，阴茎增长增粗。

女性卵巢增大，卵泡开始发育并分泌雌激素；阴阜隆起，大小阴唇变肥厚并有色素沉着；阴道长度及宽度增加，阴道黏膜变厚并出现皱襞；子宫增大，宫体和宫颈的比例变为 2∶1；输卵管变粗，弯曲度减小，黏膜出现许多皱襞与纤毛。此时已初步具备生育能力。

生殖器官发育成熟的标志为：男性出现遗精，女性出现月经。

二、青春期卫生

1. 月经和月经期卫生

（1）月经。月经是指伴随卵巢周期性变化而出现的子宫内膜周期性脱落及出血。月经初潮是指月经第一次来潮，多在 13～15 岁，可以早至 11～12 岁，或迟至 15～16 岁。

1）月经周期。出血的第 1 天为月经周期的开始，两次月经第 1 天的间隔时间为一个月经周期，一般为 21～35 天，平均为 28 天。

2）月经持续时间及出血量

①持续时间。每次月经的持续时间称为经期，一般为 2～8 天，平均为 4～6 天。

②出血量。每次月经的总失血量称为经量，正常为 20～60 mL，超过 80 mL 为月经过多。

3）月经血的特征。月经血呈暗红色，通常不凝固，若出血速度过快，也可形成血块。

4）月经期的症状。月经属生理现象，多数女性无特殊不适，但由于盆腔充血，可引起腹部及腰骶部酸胀等不适，一般不影响正常工作和学习。个别女性可有尿频、头痛、失眠、精神忧郁、易于激动、食欲缺乏、恶心、呕吐、便秘或腹泻、鼻黏膜出血、皮肤痤疮等症状。

（2）月经期卫生

1）正确看待月经。月经为女性青春期的生理现象，不用紧张。

2）注意卫生，防止感染。注意外阴的清洁，勤洗澡，经期不宜盆浴；所使用的卫生巾要清洁、柔软，卫生巾应勤换。

3）注意保暖，避免寒冷刺激，如着凉、淋雨等。

4）保持心情舒畅，避免精神刺激和情绪波动。

5）注意休息，保持充足的睡眠，避免过度劳累。

6）可进行适当的运动，但不要游泳，避免剧烈运动。

7）不宜吃生冷、酸辣、酒类等刺激性食物。

2. 遗精和卫生

（1）遗精。遗精是指在没有性交或手淫情况下的射精，是男性青春期的一种特殊生理现象。由于青春期的男性精液是不断产生的，因此积存多了就会排出。

1）遗精出现的时间。男性第一次遗精的年龄多在 14～15 岁。遗精多发生在夜间睡眠中，也可在清醒状态下发生。

2）遗精次数。1 个月遗精在 8 次以内为正常，若遗精次数过于频繁，尤其是梦中遗精，可能会扰乱睡眠，出现心理紧张、头痛、头晕、全身乏力等症状。

（2）遗精卫生

1）正确看待遗精。遗精是男性青春期正常生理现象，不用害羞、自责。

2）养成良好的卫生习惯，及时换洗内衣裤并清洗外生殖器。

3）不穿过紧的内裤，睡前温水洗脚，避免趴着睡觉。

4）建立生活的规律，积极参加课外活动。

5）学会转移注意力，把精力放在学习上，避免接触色情书刊、视频或网站。

3. 青春期常见病的预防

（1）青春期甲状腺肿大的预防。青春期时，机体需要摄取足够的碘来合成甲状腺素，以满足生长发育的需要，若碘的摄入量不足，可发生甲状腺代偿性肥大。预防青春期甲状腺肿大的主要措施是补碘，应摄入含碘盐，并多吃含碘丰富的食物，如海带、紫菜、海蜇皮及各种海鱼等。

（2）痤疮的预防。痤疮又称粉刺，是青春期常见的慢性炎症性皮肤病。多吃富含纤维和维生素的食物，少吃动物性脂肪、甜食及刺激性食物，保持皮肤清洁是预防痤疮的有效措施。

（3）青春期高血压的预防。青春期内分泌腺的发育及心血管发育不平衡，会导致血压增高。青少年应养成良好的饮食及生活习惯，多吃新鲜蔬菜及水果，少吃咸食、甜食及含脂肪高的食物，不吸烟、不酗酒。保持心情愉快，减少心理紧张和压力。

（4）月经不调的预防。月经不调表现为月经周期紊乱，月经持续时间延长或缩短、月经出血量增多或减少，是青春期女性的一种常见病。心理因素在发病中占重要地位，保持乐观、稳定的情绪有助于预防月经不调。

（5）乳房发育不良的预防。发育过程中，有可能出现乳房不发育、乳房过小或过大、双侧乳房发育不均、乳房畸形及乳房包块等。乳房开始发育后，要及时佩戴合适的乳罩，防止乳房下垂，但不要束胸；保持正确的站、坐、走、卧姿；保持乳房清洁，避免外伤；加强体育锻炼，保持充足营养。

（6）心理疾病的预防。青春期儿童生理发育十分迅速，而心理和社会适应能力发展相对落后，很容易形成复杂的心理卫生问题，如青春期焦虑症、青春期抑郁症等。家长、学校老师及保健人员等应培养青春期儿童的自觉性和自制性，让他们养成良好的生活习惯，树立高尚的道德情操，知晓法律知识，珍爱生命，形成正确的世界观、人生观、价值观。另外，性教育是青春期儿童保健的重要内容，可通过交谈、宣传手册、上卫生课等多种方式开展性教育，消除青少年对性的困惑。

培训课程 ⑧

孕产期生理卫生

学习单元　孕产期生理卫生

一、孕产期特点

1. 孕早期

妊娠13周末以前为孕早期。停经是妊娠最早的症状。在孕早期，有的孕妇开始出现早孕反应，如恶心、呕吐、食欲减退、喜欢吃酸的食物或偏食，早孕反应一般于妊娠12周左右自然消失。因增大的子宫压迫膀胱，孕妇可出现尿频，至妊娠12周左右，增大的子宫进入腹腔，膀胱的压力缓解，尿频症状会自然消失。自妊娠8周起，孕妇乳房逐渐增大，乳头及周围乳晕着色，乳晕外周部分有深褐色的结节状小隆起出现。

孕早期是胎儿组织分化和器官形成的关键时期，若受到感染、创伤、放射线、药物、化学物质、孕妇严重疾病或遗传等不利因素的影响，可导致各种先天畸形、流产或胎儿夭折。

2. 孕中期

妊娠14周到27周末期间为孕中期。随着早孕反应的消失，很多孕妇的食量明显增大。随着妊娠进展，子宫逐渐增大。孕妇于妊娠18～20周时开始自觉有胎动，胎动随妊娠进展逐渐增强；妊娠18～20周时，用普通听诊仪经孕妇腹壁能听到胎心音。

孕中期的胎儿进入了相对安全的阶段，各器官迅速成长，功能逐渐成熟，但胎儿在此期娩出，存活率较低。

3. 孕晚期

妊娠 28 周到分娩结束（约第 40 周）为孕晚期。孕妇子宫明显增大，身体负担加重，容易出现腰背疼痛、下肢水肿、睡眠障碍等。胎动次数在妊娠 32 ~ 34 周达到高峰，妊娠 38 周后逐渐减少。随着预产期的临近，孕妇常常会因为新生儿即将出生而感到愉悦，也会因为害怕分娩而产生焦虑，尤其是初产妇。

孕晚期胎儿以肌肉发育和脂肪积累为主，体重增长快。妊娠 28 周时，胎儿肺泡已具有气体交换功能，在此以后出生者存活希望较大。

4. 产褥期

从胎盘娩出至产妇全身各器官（除乳腺外）恢复至正常未孕状态所需要的一段时间为产褥期，一般为 6 周。

（1）生殖系统变化。产褥期产妇全身各系统发生了较大的生理变化，尤其是生殖系统。例如，子宫自胎盘娩出后逐渐恢复至未孕状态；阴道壁肌张力逐渐恢复，但不能完全恢复至未孕时的张力；阴道腔逐渐缩小，阴道黏膜皱襞在产后 3 周重新呈现。

（2）其他变化

1）乳房。乳房的主要变化是泌乳。

2）恶露。产后含有血液、坏死的蜕膜等组织通过阴道排出，称为恶露。恶露持续时间为 4 ~ 6 周，总量为 250 ~ 500 mL，根据颜色、内容物及出现持续时间的不同，正常恶露可分为血性恶露、浆液性恶露及白色恶露。血性恶露一般出现在产后 3 天内，颜色为红色；浆液性恶露出现在产后 4 ~ 14 天，颜色为淡红色；白色恶露出现在产后 14 天后，颜色为白色。

3）褥汗。产后 1 周内，产妇出汗比较多，尤其在睡眠时表现明显，醒来后会满头大汗，称"褥汗"，是一种生理现象。

4）心理。产后激素的变化、分娩经历、伤口疼痛、体态恢复情况、哺乳情况等都可能使孕妇出现一些心理变化，如压抑、焦虑、抑郁等。

二、孕产期卫生保健

1. 产前检查

产前检查一般从确诊早孕开始，通过产前检查可以确定妊娠，推算及核对预产期，确定孕妇和胎儿的健康状况，及早预防和发现并发症。

（1）怀孕的确定。月经周期正常的育龄期妇女，有性生活史，若月经推迟 10

天以上，应首先考虑妊娠。早孕试纸检测尿液出现阳性反应可初步判断为妊娠，超声检查是确定早期妊娠快速且准确的方法。

（2）预产期的计算。末次月经第一日起，月份减 3 或加 9，日期加 7。如末次月经为 7 月 20 日，预产期应为次年的 4 月 27 日。如为农历，月份仍减 3 或加 9，但日期加 15。若孕妇记不清末次月经的日期，可根据早孕反应出现时间、胎动开始时间、B 超（3 个月前）检查推测预产期。

（3）产前检查的时间与频次。2018 年中华医学会妇产科分会产科学组发布了《孕前和孕期保健指南》，指南中推荐的产前检查时间为：妊娠 6 ～ 13 周 $^{+6}$（"13周 $^{+6}$"指 13 周加 6 天）、14 ～ 19 周 $^{+6}$、20 ～ 24 周、25 ～ 28 周、29 ～ 32 周、33 ～ 36周各一次，37 ～ 41 周每周检查一次。如果孕妇为高危妊娠者，应酌情增加产前检查次数。产前检查的时间与检查项目见表 3-4。

表 3-4　产前检查

时间	必查项目
妊娠 6 ～ 13 周 $^{+6}$	血常规，尿常规，血型（ABO 和 Rh 血型），肝功能，肾功能，空腹血糖水平，乙肝抗原（HBsAg）筛查，梅毒血清抗体筛查，HIV 筛查，地中海贫血筛查，早孕期超声检查（确定宫内妊娠和孕周）
妊娠 14 ～ 19 周 $^{+6}$	无
妊娠 20 ～ 24 周	胎儿系统超声筛查（筛查胎儿的严重畸形），血常规，尿常规
妊娠 25 ～ 28 周	妊娠糖尿病筛查，血常规，尿常规
妊娠 29 ～ 32 周	血常规，尿常规，超声检查（胎儿生长发育状况、羊水量、胎位、胎盘位置等）
妊娠 33 ～ 36 周	尿常规
妊娠 37 ～ 41 周	超声检查；NST（无刺激胎心监护）检查，每周一次

2. 孕期营养

（1）补充叶酸、铁、钙、碘

1）补充叶酸。为了预防胎儿神经管畸形，从孕前 3 个月到孕早期的 3 个月，每天坚持服用叶酸 0.4 ～ 0.8 mg，有条件的可继续服用含叶酸的复合维生素；孕期还应多吃富含叶酸的食物，如动物肝脏、蛋类、豆类、酵母、绿叶蔬菜、水果和坚果等，每天保证摄入 400 g 蔬菜，其中一半以上为新鲜绿叶蔬菜。

2）补充铁。为了预防贫血，应摄入含铁丰富的食物，如动物血、肝脏及红肉等，必要时服用铁剂。

3）补充钙。孕中期开始常规补充钙剂，每天 0.6~1.5 g。

4）补充碘。碘是合成甲状腺素的原料。孕期除选用碘盐外，每周还应摄入 1~2 次含碘丰富的海产品。

（2）均衡饮食

1）尽量摄取高蛋白质、高维生素、适量脂肪及碳水化合物、高矿物质、低盐的饮食。食物采用正确的烹饪方法，避免破坏营养素。选择易消化、无刺激性食物，避免烟、酒、浓咖啡、浓茶及辛辣食品。

2）孕吐较明显或食欲不佳的孕妇可少食多餐，每天必需摄取至少 130 g 碳水化合物，首选易消化的粮谷类食物，如米、面食、薯类等。

3）孕中晚期适量增加奶、鱼、禽、蛋、瘦肉的摄入。从孕中期开始，每天增加奶 200 g，使奶的总摄入量达 500 g/d；孕中期每天增加鱼、禽、蛋、瘦肉共计 50 g，孕晚期再增加 75 g 左右；每周最好食用深海鱼类 2~3 次。

3. 孕期活动与休息

（1）孕期活动。孕期要保证适量的运动，以促进孕妇的血液循环，增进食欲和睡眠，控制体重过多增长。日常家务均可正常操作，可坚持工作到妊娠 28 周，28 周后宜适当减轻工作量。注意不要攀高举重，避免长时间站立或重体力劳动。散步是孕妇最适宜的运动，但不宜去人多拥挤、空气不佳的公共场所。

（2）孕期休息。孕妇每日应有 8 h 的睡眠，1~2 h 的午休。坐时可抬高下肢，减轻下肢水肿；卧床时宜采取左侧卧位，以增加胎盘的血液供应。

4. 孕期清洁与舒适

（1）孕期进食后应刷牙，保持口腔清洁。

（2）勤淋浴，勤换内衣。

（3）不宜穿紧身衣或袜带，以免影响血液循环和胎儿发育、活动。胸罩宜以舒适、合身、足以支撑增大的乳房为标准，以减轻不适。

（4）宜穿轻便舒适的鞋子，避免穿高跟鞋。

5. 孕期自我监护

（1）胎动监测

1）胎动正常范围及意义。胎动计数 12 h 大于 30 次，或 2 h 大于等于 6 次为正常；胎动计数 12 h 小于 10 次，或 2 h 小于 6 次，或胎动计数较以往减少 50% 者，提示子宫胎盘功能不足，胎儿有宫内缺氧的症状，需要到医院进行检查。

2）胎动计数方法。孕妇取坐位或侧卧位，集中注意力计数胎动，每日 3 次，早、中、晚固定时间各数 1 次，每次 1 h，连续胎动一阵计数为 1 次，将 3 h 的胎动次数相加后乘以 4，即为 12 h 胎动总数。也可每日固定时间连续计数 2 h。

（2）胎心监测

1）胎心音正常范围及意义。胎心音的正常范围为 110～160 次／分钟。低于 110 次／分钟或高于 160 次／分钟可能是胎儿宫内缺氧的表现。

2）胎心音计数方法。健康照护师可指导或协助孕妇进行胎心监测，具体方法为：

①孕妇取仰卧位或半坐卧位。

②在胎背侧上方的孕妇腹壁上进行听诊。

③在孕妇腹壁涂上耦合剂或温开水。

④打开多普勒胎心仪开关。

⑤在宫缩间隙，将探头放在听诊区听取胎心音，胎心音如钟表的"滴答"音，当听到此声音后，用手固定探头，开始计数 1 min。

6. 孕期合理用药

许多药物可通过胎盘进入胚胎内进而影响胚胎发育，尤其是在妊娠的前 2 个月，此时是胚胎器官发育形成时期，用药更应谨慎。孕妇合理用药的原则是：

（1）必须在医生的指导下用药，不要擅自用药。

（2）能用一种药的，避免联合用药。

（3）选用疗效确定的药物，避免使用疗效尚难确定、对胎儿有不良影响的药物。

（4）能用小剂量药物时，避免使用大剂量药物。

（5）严格掌握用药剂量和持续时间，注意及时停药。

7. 孕期性生活指导

在妊娠前 3 个月及末 3 个月，应避免性生活，以防流产、早产及感染。

8. 产褥期保健

（1）环境。居住环境应通风良好，空气清新，温度适宜，安静舒适。

（2）饮食。顺产者产后 1 h 应进流质饮食或清淡半流质饮食，以后可进富含营养、足够热量和水分的普通饮食；剖宫产的产妇应等到排气后才可进食。

（3）活动。产后应尽早进行适宜的活动。顺产者产后 6～12 h 可下床做轻微活动，第 2 日可在室内随意走动，按时进行产后锻炼，如做产后保健操。剖宫产的产妇适当推迟下地活动时间，鼓励产妇在床上做一些适当的活动。

（4）排尿与排便。产后4 h内应尽早自行排尿，防止尿潴留及影响子宫收缩。应多吃蔬菜，尽早下床活动，预防便秘。

（5）乳房保健

1）乳罩选择。产妇一般使用大小适中的棉质乳罩，避免过松或过紧。

2）乳房保健方法

①应经常用清水擦洗乳房，保持乳房清洁、干燥。

②每次哺乳前可按摩、热敷乳房，以促进乳腺管通畅及乳汁分泌。

③若乳房胀痛，除了尽早哺乳、哺乳前按摩、热敷乳房外，还可在两次哺乳间冷敷乳房，并穿戴合适的具有支托性的乳罩。

④哺乳时应将整个乳头和大部分乳晕置于婴儿口中，如果仅将乳头置于婴儿口中，则乳头很容易破损。

⑤婴儿应将一侧乳房吸空后再吸另外一侧，若乳汁充足，应用吸乳器将剩余的乳汁吸出，以预防乳腺炎的发生。

培训课程 ⑨

老年人生理卫生

学习单元　老年人生理卫生

世界卫生组织对老年人的年龄起点制定了两个标准：发达国家为 65 岁，发展中国家为 60 岁。我国以 60 岁为老年人的年龄起点。随着年龄的增长，人体各系统机能逐渐衰退，各功能也受到一定的影响。老年人的健康状况与各系统的变化特点有密切的关系。

一、老年人身体健康状况

1. 老年人身体各系统的变化特点

（1）呼吸系统

1）容易发生感染。与老年人呼吸道防御功能减弱、有效咳嗽反射功能减退等有关。当呼吸道有痰液时，痰液不易咳出，容易造成呼吸道阻塞。

2）肺通气、换气能力减弱。与老年人肺泡萎缩、弹性回缩能力下降、胸腔前后径增大（可呈桶状胸）及肋间肌和膈肌弹性降低等有关。

3）常见的呼吸系统疾病主要有肺炎、慢性阻塞性肺疾病等。

（2）循环系统

1）心脏功能下降。随着年龄的增加，老年人心率减慢，80 岁时平均心率可减至 59 次 / 分钟；心肌收缩力减弱，导致心脏排血量减少，全身各组织供血不足，容易发生眩晕、嗜睡、无力等症状；心脏的神经调节能力进行性下降，容易出现心律失常。

2）血管变化。老年人血管弹性降低，管腔狭窄。冠状动脉血管及脑血管老化，冠心病、脑血管意外等疾病发生率增高。

3）常见的循环系统疾病主要有高血压、冠心病（心绞痛、心肌梗死）等。

（3）消化系统

1）口腔容易感染。与老年人唾液腺分泌减少、口腔的自净和保护功能下降有关。

2）咀嚼、消化功能减弱。老年人牙齿松动、脱落，咀嚼功能下降。消化酶减少，味觉功能减退；胃酸分泌减少，杀灭细菌的能力减弱；胃、小肠消化吸收功能减弱；胃蠕动减慢，胃排空时间延长。以上因素均可影响食物的消化与吸收。

3）常见的消化系统疾病主要有便秘、胃食管反流、食管癌、胃癌、肝硬化、肝癌、胰腺癌等。

（4）泌尿系统

1）容易出现排尿异常。老年人膀胱括约肌收缩无力，膀胱容量变小，容易出现尿外溢、尿频、夜尿增多等现象。老年男性前列腺增生易引起排尿困难，发生慢性尿潴留。老年女性盆底肌肉松弛，常会出现压力性尿失禁。

2）容易出现泌尿系统感染。老年人输尿管将尿液送入膀胱的速度减慢，而且容易反流；女性尿道短且直，抗菌能力减弱。因此，老年人易发生泌尿系统感染。

3）常见的泌尿系统疾病主要有前列腺增生、泌尿系统感染、肾衰竭。

（5）内分泌系统

1）内分泌功能下降。老年人内分泌器官功能下降，生长激素、抗利尿激素、甲状腺素、胰岛素、性激素等分泌减少，生理功能下降，内分泌系统疾病增加。

2）常见的内分泌系统疾病主要有糖尿病、甲亢、甲状腺癌等。

（6）神经系统

1）感觉功能下降、运动功能失调。老年人脑的体积逐渐缩小，重量逐渐减轻，神经传导速度减慢，使老年人对外界事物反应迟钝，动作协调能力下降，容易出现步态不稳、转身不稳甚至跌倒等现象，其听力、视力、嗅觉、味觉等感觉功能下降。

2）脑血管变化。随着年龄增长，老年人脑血管发生粥样硬化，容易出现脑梗死。由于血流量减少，脑供血不足，老年人常出现记忆力减退、思维判断力降低、反应迟钝等。老年人血脑屏障功能减弱，容易出现神经系统感染性疾病。

3）常见的神经系统疾病主要有脑卒中、帕金森病、阿尔茨海默病、老年痴呆等。

（7）运动系统。老年人骨骼中的有机物质减少，容易导致骨质疏松、骨骼变形甚至骨折；老年人关节活动范围缩小，尤其是肩关节、前臂、膝关节、脊柱的运动功能明显受限；老年人的肌纤维萎缩、弹性下降，肌肉总量减少，肌肉力量减弱，容易出现疲劳、腰酸腿疼等，加上老年人脑功能的逐渐衰退，活动减少，进一步加剧了肌肉无力、肌肉萎缩的现象。

2. 老年人疾病的特点

老年人疾病具有起病隐匿、发展缓慢，临床表现不典型，多种疾病容易同时并存，易出现意识障碍、并发症多、药物不良反应多等特点。

二、老年人功能状态

1. 老年人功能状态的影响因素

老年人功能状态主要是指老年人处理日常生活的能力。一般随着年龄的增长，老年人的感知觉功能、运动功能、认知功能等会逐渐下降，当出现脑卒中、老年痴呆、帕金森病等慢性疾病，以及严重的心、肺、肾等疾病时，其基本的日常生活能力也会受到影响。除此之外，老年人功能状态还会因年龄、性别、婚姻、社会经济、精神心理等的不同而存在明显的个体差异。

2. 老年人功能状态的评估内容

（1）基本日常生活能力的评估内容。评估老年人基本的自身照顾能力，包括每天的更衣、进食、行走、如厕、洗澡和大小便等。

（2）功能性日常生活能力评估内容。评估老年人维持独立生活所需的功能，包括做家务、打电话、购物、自理财务等活动。

（3）高级日常生活能力评估内容。评估老年人与生活质量相关的高水平活动，包括娱乐、职业工作、社会活动等能力。

三、老年人心理健康状况

1. 老年人认知状况

（1）感知觉变化。随着年龄的增加，老年人视力逐渐下降，听力逐渐减弱甚至丧失，味觉、嗅觉、痛觉、触觉、本体感觉等都会出现不同程度的下降。老年人知觉随着感觉衰退而相应衰退，但因有过去知识、经验的参与，知觉一般比感觉衰退晚且轻。老年人容易出现定向障碍，对时间、地点、人物的判断能力减弱。

（2）记忆力变化。记忆力衰退是老年人认知能力变化最早出现的表现。随着年龄的增长，老年人记忆呈现下降的趋势，具体表现为：有意识记忆为主，无意识记忆为辅；远事记忆较好，而近事容易遗忘；速记、强记困难，而理解性记忆较好；再认能力尚好，回忆能力较差，能认出熟人，但可能叫不出名字。

（3）智力变化。老年人液态智力（获得新观念、洞察复杂关系的能力）随着年龄增大呈逐渐下降的趋势，高龄后下降明显，而晶态智力（后天学会的技能、语言文字能力、判断力、联想力、抽象逻辑思维及知识经验等认知能力）保持相对稳定，有的甚至还有所提升，到高龄后缓慢下降。

（4）思维衰退。老年人思维衰退出现较晚，可表现为不能集中精力思考问题、思维迟钝、联想缓慢、计算能力减低，尤其是心算能力。对一些简单的事不易理解，语速减慢、不流畅，常词不达意。

2.老年人情感状况

因社会地位、生活环境、文化素质等的不同，老年人的情感状况具有个体差异。老年人情感变化主要表现为以下几个方面：

（1）孤独与失落。老年人由于离开工作岗位，减少了与同事的来往，配偶、亲人和朋友相继离世，子女就业成家，很容易出现孤独、失落的心理。

（2）自卑与恐惧。老年人由于社会角色及家庭地位的改变，或患有难以治愈的慢性疾病，或认为自己一生没有大作为，再加上孤独寂寞，因而常产生自卑感；随着年龄的增长，加上体弱多病，容易产生对死亡的恐惧。

（3）焦虑与抑郁。退休、丧偶、对疾病和死亡的恐惧等常使老年人产生焦虑心理。抑郁是一种混合的复杂情绪，主要表现为心境低落、不愉快、烦闷、担忧和忧愁等。

（4）自我和依赖。老年人以自我为中心的意识增强，固执己见，希望得到他人的关怀和在意，关注自身健康，但不愿接受他人的意见，患病后甚至拒绝治疗与照护。老年人退休后，从过去被子女依赖转向依赖子女。

（5）疑病与恐病。疑病心理是老年人常见的典型多疑心理，当自身出现了某种微小的变化或轻微的不适感时，会马上与癌症等不治之症联系起来，从而焦虑不安，忧心忡忡。恐病是指因为心理问题而坚信自己患病的一种神经症。

3.老年人人格状况

老年人人格特征既呈现稳定性，又存在变化性。老年人人格特征的变化常表现为：由于对健康和经济的过分关注与担心，不安全感增加。由于社会活动减少、社会角色的变化等，孤独感增加。适应能力下降，以自我为中心，性格内向，缺乏坚韧性和灵活性，容易出现猜疑与妒忌心理，办事谨小慎微，保守、固执己见，爱追忆往事。

四、老年人社会健康状况

1. 老年人社会角色

老年人随着自身社会地位和权力的不断变化，以工作角色和家庭角色为主的社会角色也发生相应的变化。

（1）从职业角色转为闲暇角色。老年人离退休后，离开了原有的工作岗位和社会生活，变为闲暇角色。有的老年人会利用闲暇时间去做一些自己喜欢的事情，而有的老年人承担起照顾第三代的角色和家庭后勤服务工作的角色。老年人因离退休后不能适应新的社会角色、生活环境及生活方式而出现焦虑、抑郁、悲哀、恐惧等消极情绪，或因此产生偏离常态行为，称为离退休综合征。

（2）从主体角色转变为依赖角色。老年人在离退休前，有自己的工作、经济收入和人际关系，是家庭的主体角色，但随着年龄的增大、经济收入的减少、日常生活能力的降低以及疾病的影响等，对子女的依赖程度也越来越高，在家庭中原有的主体角色和权威感逐渐减弱甚至丧失。

（3）从配偶角色变为单身角色。人到老年期，失去配偶的可能性日益增大。当配偶丧失后，剩下的老人就进入单身角色。

2. 老年人家庭及生活环境

老年人由于离开工作岗位、配偶及朋友去世、孩子离开家庭等，生活环境及人际关系出现了变化。老年人的生活质量与家庭及生活环境有很大关系。

（1）几代同堂。家庭为退休老年人的主要生活场所，而且大部分家庭有了第三代。日常生活能力强的老年人常担任起照料第三代的任务，而日常生活能力较差的老年人则由儿女照顾。在几代同堂的家庭中，老年人需要适应年轻人的生活方式，处理与家庭成员之间的关系。

（2）空巢家庭。因孩子工作或成家等原因导致老年人独居的家庭叫作"空巢家庭"。空巢老年人夫妻间需要互相照顾，缺乏子女的日常生活照料及患病后的照护。随着自理能力的下降，空巢老年人的消极情绪会日趋严重。当配偶及朋友相继离世，老年人的社会交往也会减少，生活变得孤单。

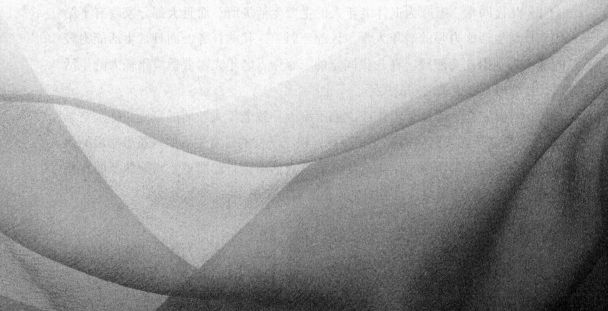

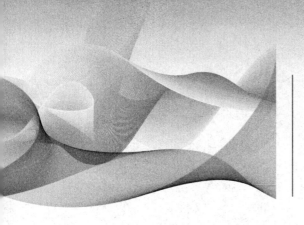

职业模块 ④
常用药物服用知识

培训课程 1　药物种类

　　学习单元　药物种类

培训课程 2　药物保存方法

　　学习单元　药物保存方法

培训课程 3　药物吸收途径

　　学习单元　药物吸收途径

培训课程 4　家庭常用药物使用及注意事项

　　学习单元 1　镇静催眠药、镇痛药及解热镇痛抗炎药

　　学习单元 2　助消化药、泻药及止泻药

　　学习单元 3　心血管病药、调节血脂药及降糖药

　　学习单元 4　抗菌、抗病毒药

培训课程 ① 药物种类

学习单元　药物种类

药物是通过改变机体的生理生化功能，以达到预防、诊断、治疗疾病以及计划生育等目的所使用的物质。药物种类繁多，因依据不同，药物的分类方法也不同。

一、按形态学分类

1. 固体制剂

（1）常用固体制剂有片剂、胶囊剂、散剂、颗粒剂、滴丸剂等。

（2）固体制剂特点。药物的理化性质稳定，生产制造成本低，服用携带方便，药物需在机体内溶解后才能透过生物膜被吸收入血液循环中。

2. 半固体制剂

（1）常用半固体制剂有软膏、眼膏、凝胶、栓剂等。

（2）半固体制剂特点

1）软膏。润滑性好，无刺激性，在皮肤上可形成封闭性油膜，皮肤保护、软化作用强。

2）眼膏。疗效持久、减轻眼睑对眼球的摩擦，有助于角膜损伤后的愈合，刺激性小，但使用后有油腻感，一定程度上可致视力模糊。

3）凝胶。涂布性好，不油腻，易洗除，能吸收组织渗出液，不妨碍皮肤正常功能，黏滞度小，有利于药物的释放，但润滑性较差，易失水，易霉变。

4）栓剂。不受胃肠酸碱度环境或酶的破坏，可避免首关消除。对胃黏膜有刺激性的药物一般呈栓剂形式并选用直肠给药。直肠给药影响因素少，可使用药者免受刺激。

3. 液体制剂

（1）常用液体制剂包括溶液剂、注射剂、乳剂、混悬剂、糖浆剂、洗剂、酊剂、滴眼剂等。

（2）液体制剂特点。分散度大，吸收快；给药途径多，可以内服、外用；容易分剂量，服用方便；是一种应用广泛的制剂类型。

4. 气体制剂

（1）常用气体制剂包括气雾剂、粉雾剂和喷雾剂。

（2）气体制剂特点。能使药物迅速到达作用部位、起效快；避免药物在胃肠道中降解，无首过效应；给药剂量小，副作用小；无须饮水，使用方便，有助于提高照护对象的顺应性。

二、按作用时间分类

药物作用时间是确定给药间隔的基础，也是药物分类的一种方法。药物按作用时间通常分为短效、中效与长效制剂。

短效制剂一般每天给药 3 次，中效制剂一般每天给药 2 次，长效制剂一般每天给药 1 次。例如，胰岛素、糖皮质激素、镇静催眠药等根据作用时间不同都有各自的短效制剂、中效制剂、长效制剂；胰岛素还有速效制剂，其起效速度更快，可更好地控制餐后血糖并减少低血糖的发生率；超长效青霉素给药间隔可延长至 2~4 周。

三、处方药与非处方药

1. 处方药

处方药是指必须凭执业医师或执业助理医师处方才能购买和使用的药物。其特点是照护对象必须经过医生的诊治，然后由医生根据病情开具处方，照护对象凭处方取药，整个用药过程是在医生的指导和监督下进行的，如抗生素制剂等。

2. 非处方药

非处方药是指不需要医生的处方，可自主购买和使用，用于治疗各种容易自我诊断、自我治疗的常见轻微疾病的药品，简称 OTC（Over the Counter）药。其特点是使用过程中不需要医务人员的监督指导，如感冒、咳嗽、头痛用药，外用药，维生素制剂等。

根据安全程度，非处方药又分为甲类和乙类两种。非处方药的包装标签和说明书上均印有 OTC 专有标识，其中甲类为红色，绝大多数在药店出售。乙类为绿色，除药店外，在经药品监督管理部门批准的宾馆超市等商业企业中也能销售。相对而言，乙类比甲类更安全。

3. 药品购买及使用注意事项

（1）购买药品时需注意，处方药和非处方药都必须经过国家药品监督管理局的批准，包装上必须注明"国药准字"。

（2）在使用处方药时，必须遵医嘱；无论是处方药还是非处方药，在使用前均须仔细阅读药品说明书，如有问题可向药师或医师咨询。

培训课程 ② 药物保存方法

学习单元　药物保存方法

各类药品的储存都需要一定条件，包装上标有储存方法，购买药品时要密切注意。药品质量受环境因素、人为因素、包装容器、微生物等影响，应定期检查，以防止药品过期、失效。

一、药物分类保存

1.根据药物的不同性质进行保存

（1）容易氧化、遇光变质的药物应置于有色密闭瓶中，或用黑纸遮盖，放于阴冷处，如维生素 C、盐酸肾上腺素、氨茶碱等。

（2）容易挥发、潮解或风化的药物应装于密封瓶内并盖紧盖子，如糖衣片、酵母片、酒精等。

（3）容易燃烧或爆炸的药物应单独存放，密闭置于阴凉处，远离明火，以防燃烧，如酒精、环氧乙烷等。

2.根据药物储存温度的要求进行保存

常温是指 10～30 ℃，阴凉处是指 20 ℃以下，冷处是指 2～10 ℃，冷冻是指 0 ℃以下。

（1）需要阴凉处保存的药品，温度不超过 20 ℃。常见的药物有抗菌药、止咳药、维生素、酶类制剂、氨基酸制剂及眼科用药等。

（2）需要冷处保存药品的有效温度应控制在 2～10 ℃。常见的药物有胰岛素、生物制品、维生素、抗凝药物、微生态制剂以及抗心绞痛制剂。

（3）需要冷冻保存的药品，温度应控制在 0 ℃以下。药品不应放在冰箱门的架子上；放在冰箱里面的药品不得与食品混放，必须有类别标识；挥发性有机试剂冷藏时需要密闭保存；冰箱内备冰袋，以备断电时使用；取用药品时要迅速，防止冰箱开门时间过长。

二、药物放置环境

药柜应放在通风、干燥、光线明亮但不透光处。药品要定期检查，如发现有混浊、沉淀、变色、潮解、异味等现象，或超过有效期均不能使用。

三、过期药品的处理

废弃药品属于有害垃圾，这些垃圾要单独回收或者填埋处理。

1. 片剂、丸剂、胶囊剂应先用纸包好，再投入到密闭的垃圾箱内丢弃。

2. 滴眼液、外用药水、口服药液应在彼此不易混杂的情况下，分别倒入下水道冲走。

3. 软膏制剂应将药膏从容器内挤出，收集在信封内，封好后再丢弃。

4. 在避免接触明火的条件下，喷雾药品应在户外空气流通较好的地方彻底排空再丢弃。

培训课程 3

药物吸收途径

学习单元　药物吸收途径

药物吸收是指药物从给药部位进入血液循环的过程，药物吸收的速度和程度决定药理效应产生的快慢和强弱。

一、药物经胃肠道吸收

药物经胃肠道吸收是指药物经胃肠黏膜吸收入血，并达到预防或治疗疾病的效果的过程。最常见的是口服给药以及直肠给药。

1. 口服给药

（1）口服给药的特点

1）给药方便，但对于昏迷或意识不清的照护对象不宜采用；通常对于能口服用药者一般不选择注射给药。

2）药物的剂型影响药物吸收的快慢，不同剂型药物吸收由快到慢依次为溶液制剂、散剂、颗粒剂、胶囊、片剂。

3）口服给药吸收缓慢且不规则，药物容易受胃肠道功能及胃肠道内容物的影响；空腹服药的吸收速度比进食后服药要快，但有些药物空腹服用会对胃肠道产生刺激。

4）有些药物会对胃肠道产生刺激作用，如阿司匹林，为减少不良反应，可选用阿司匹林肠溶片。

5）有些药物容易受到胃肠道消化酶的破坏，破坏得越多，吸收的就越少。破坏多的药物不宜口服给药，故有些药物采用注射给药的方式，如青霉素、胰岛素；

有些药物采用舌下含服的方式如硝酸甘油等；有些药物制成肠溶片如红霉素肠溶片等。

（2）口服给药的方法

1）普通的薄膜衣片、糖衣片、包衣片、胶囊只需常规吞服，必要时也可研碎或嚼碎服用。

2）肠溶片应完整吞服，不可研碎或嚼碎服用。

3）缓释、控释制剂一般需要整片或整粒服用，有些缓释、控释片剂的工艺特殊，药片上有刻痕，说明书注明可分割服用，如单硝酸异山梨酯缓释片（依姆多）。

4）泡腾片要求用水溶解后服用，如阿司匹林泡腾片。

5）咀嚼片要求嚼碎后服用，只有嚼碎后药物才能在胃中很快扩散，如氢氧化铝、硫糖铝片等胃黏膜保护药。

6）混悬剂、乳剂服用前要摇匀，不可仅服上清液。

7）糖浆剂。因其糖分可影响食欲，故不宜饭前服用，止咳糖浆服后不宜马上喝水。

（3）口服给药的时间

1）长效抗高血压药物以及糖皮质激素宜晨起空腹或清晨服药。因人体上午血压高，激素分泌增加，此时服用可减少用药剂量及不良反应的发生。

2）利尿药、泻药宜上午给药，避免服药后影响照护对象的睡眠。

3）胃黏膜保护药（如硫糖铝）、胃肠解痉药（如普鲁本辛）、胃肠动力药（如多潘立酮）、部分降糖药（如格列类药物）及多数抗生素等需饭前服用。降糖药阿卡波糖应与第一口饭同时嚼服，可迅速降低餐后血糖。

4）调血脂药物（如他汀类）、抗过敏药物（如马来酸氯苯那敏）、镇痛药、平喘药物、催眠药物等适合睡前服药。

5）有些药物应按需服用，如预防晕车时服用苯海拉明、抗心绞痛服用硝酸甘油等。

2. 直肠给药

直肠下端近肛门处的血管丰富，其给药吸收良好，是润滑性泻药如甘油、开塞露及治疗痔疮和肛瘘药物的给药部位。

二、药物经非胃肠道吸收

药物经非胃肠道吸收是指药物经胃肠道以外其他部位吸收入血。常用的非胃肠道吸收的给药方法有注射给药、吸入给药、鼻腔给药、口腔黏膜给药、眼部给药、皮肤给药等。

1. 注射给药

口服不吸收的药物、胃肠道首关消除大的药物、对胃肠道有较大刺激性的药物，常采用注射给药的方法。急救药品或不能吞咽的照护对象也需要采用注射给药的方法。根据注射部位不同，分为静脉注射、肌内注射、皮下注射、皮内注射等。

（1）静脉注射。药物直接进入血液循环，无吸收过程，生物利用度为100%；起效快，不良反应发生得也快。

（2）肌内注射。有吸收过程，药物经结缔组织扩散，再由毛细血管和淋巴吸收进入血液循环；一般选用三角肌、大腿外侧、臀部等血流丰富的部位，药物易吸收。肌内注射药品可以是溶液剂、混悬剂或乳剂等。

（3）皮下注射。皮下组织血管没有肌肉组织丰富、血流速度比肌肉组织缓慢，药物吸收的速度也比肌内注射慢；需延长作用时间的药物可采用皮下注射，如治疗糖尿病的胰岛素，尤其是胰岛素的长效制剂。

（4）皮内注射。将药物注射到表皮以下、真皮层以上，此部位血管少而且细，吸收差，只用于过敏试验、预防接种、局部麻醉的先驱步骤；注射部位不可使用碘酊、碘伏消毒，以免影响对局部反应的观察。

2. 吸入给药

吸入给药能产生局部或全身作用，剂型有吸入气雾剂、供雾化用的液体制剂和吸入粉雾剂等。药物经肺上皮细胞或呼吸道黏膜吸收进入血液循环；人的肺泡表面积大、毛细血管丰富和肺泡至毛细血管的转运距离近，使得吸入给药的药物吸收迅速，起效快，如平喘药物。

影响吸入给药吸收的因素：

（1）纤毛运动。上呼吸道气管壁上纤毛运动使停留在该部位的异物在几小时内被排出。呼吸道越往下，纤毛运动越弱，药物到达肺深部的比例越大，被纤毛运动清除的量越小。

（2）呼吸道直径。向肺深部运动中，药物粒子随着支气管分支撞击等原因而被截留。支气管病变者的腔道往往较正常人窄，更易截留药物。

（3）给药方法。气雾剂阀门揿压与吸入协调性，对药物的吸入量与吸入深度有明显影响。不能熟练使用气雾剂的原因往往是阀门的揿压与吸气不同步，结果致使药物的大部分停留在咽喉部。快而短的吸气会导致药物粒子停留在气管部位，只有细而长的吸气才可使药物到达深部如肺泡等部位。故使用时药液应随着深吸气动作喷入，尽可能延长屏气时间，最好能坚持 10 s。

（4）药物理化性质。呼吸道上皮细胞为类脂膜，容易吸收脂溶性药物，小分子药物吸收快，大分子药物吸收慢。

3. 鼻腔给药

鼻腔给药是将药物滴入或吸入鼻腔。许多药物通过鼻黏膜给药可以获得比口服给药更好的生物利用度，原因是鼻黏膜内血管丰富，渗透性大，有利于吸收；药物经鼻黏膜吸收入血液循环，可避开胃肠道的破坏；鼻腔内给药简便，容易操作。

影响鼻腔给药吸收的因素：

（1）生理因素。鼻黏膜吸收有细胞脂质通道和细胞间水孔道两种吸收途径。以细胞脂质通道为主，一些亲水性药物或离子型药物可被细胞间水孔道吸收。鼻腔息肉、慢性鼻炎引起的鼻甲肥大能够降低鼻腔吸收，萎缩性鼻炎、严重血管舒缩性鼻炎、过敏性鼻炎、感冒也能降低鼻腔吸收。鼻黏膜纤毛运动的清除作用可缩短药物在鼻腔吸收部位的滞留时间。

（2）剂型因素。鼻黏膜给药常采用溶液剂、混悬剂、凝胶剂、气雾剂、喷雾剂及吸入剂等。气雾剂、喷雾剂、吸入剂在鼻腔中的弥散度和分布较广泛，疗效优于其他剂型。溶液剂在鼻腔中扩散速度较快，分布面积较大，药效优于混悬剂和凝胶剂。因黏性较大，凝胶剂的生物黏附性微球能降低鼻腔纤毛的清除作用，延长与鼻黏膜接触时间，改善药物的吸收。

4. 口腔黏膜给药

口腔黏膜给药是将药物置于颊黏膜和 / 或舌下黏膜吸收的。常用口腔黏膜药物剂型有溶液剂、漱口剂、气雾剂、膜剂、舌下含片、黏附片、贴片等。颊黏膜和舌下黏膜上皮细胞未角质化，血流量较大，有利于药物吸收入血，可发挥局部作用或全身作用。

影响口腔黏膜给药吸收的因素：

（1）生理因素。舌下黏膜穿透力强，但易受唾液冲洗影响，药物存留时间短；

颊黏膜药物渗透力比舌下黏膜差，但颊黏膜受口腔中唾液冲洗影响小，能够在黏膜上保持相当长时间，有利于药物吸收及控释制剂的释放。

（2）剂型因素。亲脂性药物分配系数大，膜渗透系数较高，透过脂质膜吸收速度较快。亲水性药物只能通过细胞间亲水性孔道被吸收，药物渗透速度较低，吸收较慢。

5. 眼部给药

眼部局部用药常用制剂为滴眼液及眼膏。药物经角膜渗透和结膜渗透而被吸收，球结膜和巩膜的渗透性比角膜强，药物主要发挥局部作用，在吸收过程中可经结膜血管网进入体循环。

影响眼部给药吸收的因素：

（1）角膜通透性。角膜组织类似脂质—水—脂质结构，药物分子需具有适宜的亲水亲油性才容易透过角膜。角膜上皮层是一个有效的屏障，损伤的角膜使得药物通透性增大，可能造成药物局部浓度过高的问题。

（2）制剂角膜前流失。这是影响其生物利用度的重要因素。滴眼后，大部分滴眼剂溢出眼外，只有一部分药物能透过角膜进入眼内部。液体剂型滴入结膜囊中保留时间为 4~10 min。降低药物流失方法有增加制剂黏度，减少给药体积，应用软膏、膜剂等剂型。

（3）药物理化性质。脂溶性药物容易经角膜渗透吸收，亲水性药物及多肽蛋白质类药物不易透过角膜，因而主要通过结膜途径吸收。

（4）制剂 pH 值和渗透压。pH 值为中性的药物吸收好。高渗溶液容易导致泪液分泌增加，药物损失的比例高。等渗和低渗溶液对流泪无明显影响，但低渗溶液易引发角膜组织膨胀而引起疼痛。

6. 皮肤给药

皮肤给药有两条吸收途径：一是药物通过角质层和活性表皮进入真皮而被毛细血管吸收进入血液循环，即表皮途径；二是药物经皮肤附属器如毛囊、皮脂腺和汗腺吸收，即附属器途径。

药物通过皮肤附属器的吸收速度比表皮途径快，但皮肤附属器在皮肤表面所占的面积约为 0.1%，因此不是药物经皮肤吸收的主要途径；离子型药物及水溶性大分子药物难以通过富含类脂的角质层，此时附属器途径显得比较重要。

影响皮肤给药吸收因素：

（1）生理因素。年龄、性别、用药部位和皮肤状态都影响药物经皮肤吸收的效果。身体各部位皮肤渗透性的大小为：阴囊 > 耳后 > 腋窝区 > 头皮 > 手臂 > 腿部 > 胸部。皮肤破损或烫伤时，角质层被破坏，药物经皮肤渗透，大面积烧伤者的局部用药应考虑药物吸收后的全身反应。皮肤病变时，如牛皮癣、湿疹及一些皮肤炎症都会引起皮肤渗透性的改变。

（2）剂型因素。脂溶性大、分子量小、分子型的药物容易分配进入角质层，故有利于药物吸收；低熔点的药物容易渗透通过皮肤；常用的经皮给药剂型有凝胶、乳膏、涂剂和透皮贴片等，从这些剂型中的药物释放速度往往有显著差异。

培训课程 ④

家庭常用药物使用 及注意事项

学习单元1　镇静催眠药、镇痛药 及解热镇痛抗炎药

一、镇静催眠药

镇静催眠药俗称安眠药，是具有抑制中枢神经系统作用从而引起镇静和催眠作用的药物。家庭常用的治疗失眠的药物有地西泮、艾司唑仑、唑吡坦等。

1. 地西泮

常用药品：地西泮片（安定片）。

（1）适应证

1）用于焦虑、镇静催眠，癫痫和惊厥。

2）缓解炎症引起的反射性肌肉痉挛。

3）惊恐症。

4）肌紧张性头痛。

5）家族性、老年性和特发性震颤。

（2）给药方法。口服，睡前服用。

（3）注意事项

1）酒精中毒、重症肌无力、青光眼、严重慢性阻塞性肺疾病者慎用，有药物滥用和成瘾史者慎用。

2）肝肾功能损害者能延长药物在体内的存留时间，低蛋白血症者更易嗜睡、难醒；长期卧床者可抑制咳嗽反射。

3）不良反应：常见嗜睡、头昏、乏力；大剂量可致共济失调、震颤；个别可

出现兴奋、多语、睡眠障碍甚至幻觉，停药后可消失。

4）长期连续用药可产生依赖性和成瘾性，突然停药可使原来的症状加重，长期使用应逐渐减量，不宜突然停药。

2. 艾司唑仑

常用药品：艾司唑仑片（舒乐安定）。

（1）适应证。主要用于抗焦虑、失眠，也用于紧张、恐惧、癫痫和惊厥。

（2）给药方法。口服，睡前服用。

（3）注意事项

1）用药期间不宜饮酒。

2）肝肾功能损害者能延长药物在体内的存留时间，出现呼吸抑制或低血压时提示剂量过大。

3）常见不良反应如口干、嗜睡、乏力等，大剂量可有共济失调、震颤。

4）有依赖性，但较轻，长期使用要逐渐减量，不宜突然停药，癫痫病人突然停药可导致癫痫发作，严重精神抑制者可使病情加重。

3. 唑吡坦

常用药品：酒石酸唑吡坦片（思诺思）。

（1）适应证。适用于偶发性或暂时性睡眠障碍者。

（2）给药方法。口服，临睡前服药或上床后服用。

（3）注意事项

1）15 岁以下儿童、妊娠及哺乳期妇女禁用，肝功能不全、肺功能不全、重症肌无力和抑郁症者慎用本药。

2）应在睡前服药，不建议在夜间增加服用次数。

3）服药后应禁止从事驾驶、高空作业和机器操作等工作。

4）部分患者服用唑吡坦后可出现头晕、头痛、恶心、腹泻和眩晕等不良反应。尤其是老年患者，其服药后可出现行动迟缓、眩晕、跌倒、撞伤等，应加强对老年人用药后的监护。

5）连续用药后要逐渐减量。

二、镇痛药

镇痛药主要作用于中枢或外周神经系统，以选择性抑制和缓解各种疼痛。常用的镇痛药物主要分为麻醉性镇痛药和解热镇痛抗炎药。麻醉性镇痛药主要用于癌症疼痛的治疗，亦可用于术后的短期止痛，常用药物有吗啡、羟考酮、哌替啶、芬太尼等。

1. 吗啡

常用药品：盐酸吗啡片、盐酸吗啡缓释片、盐酸吗啡控释片。

（1）适应证

1）适用于其他镇痛药无效的急性剧烈性疼痛，如严重创伤、烧伤、晚期癌症等疼痛。

2）心肌梗死而血压正常者，使用本药可使其镇静，并减轻心脏负担。

（2）给药方法。口服，缓释及控释片剂必须整片吞服，不可掰开或嚼碎。

（3）注意事项

1）吗啡为阿片类镇痛药物，有强大的镇痛作用，为国家特殊管理的麻醉药品。未明确诊断的疼痛尽可能不用，以免掩盖病情，贻误诊断。

2）老年人及肝、肾功能不全者应酌情减量。禁用于婴儿、孕妇、哺乳期妇女。运动员、颅内压增高、颅脑损伤、支气管哮喘、呼吸道阻塞性疾患者慎用。

3）可使胆道括约肌收缩，引起胆管内压上升，不能单独用于内脏绞痛，而应与阿托品等有效的解痉药合用，单独使用反而会使绞痛加剧。

4）不良反应常见嗜睡、头昏、乏力、皮肤潮红、恶心、呕吐、便秘、尿潴留，以及呼吸抑制、低血压、胆绞痛等。连续应用可出现耐受性和成瘾性，急性中毒的典型特征为昏迷、呼吸深度抑制、针尖样瞳孔。

2. 羟考酮

常用药品：盐酸羟考酮缓释片（奥施康定）。

（1）适应证。本药属强效镇痛药，适用于缓解持续的中度到重度疼痛。

（2）给药方法。口服，缓释及控释制剂必需整片吞服，不可掰开、咀嚼或碾碎，每12 h服用1次。调整剂量时，只调整每次用药剂量而不能改变用药次数。

（3）注意事项

1）盐酸羟考酮缓释片是目前最常用的人工合成强效镇痛药，属于国家特殊管理的麻醉药品，未明确诊断的疼痛尽可能不用。

2）可疑或确诊肠梗阻者禁用，慢性阻塞性呼吸道疾病、明显呼吸抑制者、急腹症者、重度肝肾功能障碍者以及孕妇禁用。肝功能损伤、甲状腺功能不全者慎用，低血压者以及运动员慎用。

3）可出现阿片类药物常见的不良反应，最为常见的不良反应为便秘，可同时服用缓泻剂预防和治疗便秘症状。

4）长期应用易产生耐受性和成瘾性。

3. 芬太尼

常用药品：芬太尼透皮贴剂。

（1）适应证。强效镇痛，透皮贴剂用于治疗需要应用阿片类止痛药物的重度慢性疼痛。

（2）给药方法。外用、贴敷。芬太尼透皮贴剂应贴在躯干或上臂平整的表面。最好选用无毛发的部位，使用清水清洗应用部位，贴药前皮肤应完全干燥，打开后马上使用，可持续贴敷 72 h，注意标注贴敷的时间，以便于更换，同时需注意更换贴敷部位。

（3）注意事项

1）透皮贴剂不应用于急性疼痛和手术后疼痛的治疗，孕妇和哺乳期妇女不能使用。

2）芬太尼透皮贴剂不能分拆、切割或以任何其他方式损坏，否则会导致药物的释放失控。避免使用芬太尼透皮贴剂的部位直接与发热源接触，如加热垫、电热毯等。

3）不良反应：与所有强效阿片类药物相似，使用芬太尼透皮贴剂，可出现呼吸抑制、头晕、头痛、心动过缓等。

4）将用过的贴剂放入原包装内回收。

三、解热镇痛抗炎药

解热镇痛抗炎药是一类具有解热、镇痛，且大多数有抗炎、抗风湿作用的药物，常用药物有对乙酰氨基酚、布洛芬、双氯芬酸钠等。

1. 对乙酰氨基酚

常用药品：乙酰氨基酚缓释片（泰诺）、对乙酰氨基酚口服液（百服宁）。

（1）适应证

1）用于普通感冒或流行性感冒引起的发热。

2）用于缓解轻至中度疼痛如头痛、牙痛、肌肉痛、神经痛、痛经、关节痛等。

（2）给药方法。口服，若持续发热或疼痛，可间隔 8 h 服药一次，24 h 内不得超过 3 次。

（3）注意事项

1）肝肾功能不全者、孕妇、哺乳期妇女慎用。老年人应适当减量使用。不能同时服用其他解热镇痛药品。

2）服用本药期间不得饮酒或饮用含有酒精的饮料。

3）解热连续使用不超过 3 天，止痛连续使用不超过 5 天。

4）不良反应：偶见皮疹、荨麻疹、药热等，超剂量使用对乙酰氨基酚可引起严重肝损伤。

2. 布洛芬

常用药品：布洛芬缓释胶囊（芬必得）、布洛芬混悬液（美林）。

（1）适应证

1）缓解局部疼痛，如肌肉痛、关节痛以及拉伤、扭伤和运动损伤引起的疼痛和肿胀。

2）用于普通感冒或流行性感冒引起的发热、骨关节炎的对症治疗。

（2）给药方法。口服，若持续疼痛或发热，可间隔 4~6 h 重复用药 1 次，24 h 不超过 4 次。

（3）注意事项

1）60 岁以上、支气管哮喘、肝肾功能不全、凝血功能障碍者慎用。消化性溃疡、胃肠道出血、心功能不全、高血压者在医师指导下使用。

2）不能同时服用其他含有解热镇痛成分的药品，服用本药期间不得饮酒或饮用含有酒精的饮料。

3）不宜长期或大量使用，止痛不得超过 5 天，解热不得超过 3 天。

4）不良反应：常见于胃肠道反应，个别有皮肤黏膜过敏、血小板减少、头痛、头晕及视力模糊等。

学习单元 2　助消化药、泻药及止泻药

一、助消化药

助消化药的品种较多，常用的有促进胃动力的药物，如多潘立酮，以及促进胃肠道消化功能的药物，常见的有胃蛋白酶、胰酶等。

1. 多潘立酮

常用药品：多潘立酮片（吗丁啉）。

（1）适应证。用于由于胃排空延缓、反流性胃炎、反流性食管炎、慢性胃炎引起的消化不良症状。

（2）给药方法。口服，饭前 15～30 min 服用；若在饭后服用，会导致吸收有所延迟。

（3）注意事项

1）机械性消化道梗阻、消化道出血者禁用，中重度肝功能不全者禁用，禁止与唑类抗真菌药（氟康唑、伊曲康唑、伏立康唑等）及大环内酯类抗生素（红霉素、克拉霉素）药物合用。

2）不良反应较少，偶见头痛、头晕、嗜睡、倦怠、神经过敏等。

2. 胃蛋白酶

常用药品：胃蛋白酶片、胃蛋白酶颗粒、胃蛋白酶口服溶液。

（1）适应证。用于胃蛋白酶缺乏或消化功能减退引起的消化不良。

（2）给药方法。口服，饭前服用；不宜与抗酸药同服。

（3）注意事项

1）在凉暗处保存（避光温度不超过 20 ℃），已经吸潮或变质时不宜服用。

2）在碱性环境中活性降低，不宜与铝制剂合用。

3. 胰酶

常用药品：胰酶肠溶胶囊、米曲菌胰酶片。

（1）适应证。用于各种原因引起的胰腺外分泌功能不足的替代治疗。

（2）给药方法。口服。胰酶肠溶胶囊应在餐前服用；米曲菌胰酶片需整片吞服，不可咀嚼服用，须在饭中或饭后服用。

（3）注意事项

1）急性胰腺炎早期患者禁用，妊娠期和哺乳期妇女慎用，对猪、牛蛋白过敏者禁用。

2）服用时不可嚼碎，以免胰酶被胃酸破坏，胰酶消化易造成口腔溃疡。

3）用药过量可引起腹泻、恶心，还可使血尿中尿酸增多；用药过程中要补充叶酸。

4）不良反应。偶有腹泻、便秘、胃部不适等。

二、泻药

泻药是能促进排便反射或使排便顺利的药物。

1. 聚乙二醇

常用药品：聚乙二醇 4000、聚乙二醇电解质散。

（1）适应证。用于成人及 8 岁以上儿童便秘的短期治疗，常用于术前肠道灌肠准备。

（2）给药方法。口服，每袋溶于 200～250 mL 水中后服用；导泻作用出现在用药后 2～8 h，早晨空腹用药最为适宜；肠道准备根据医嘱剂量要求服用，应大量饮水，以防止脱水。

（3）注意事项

1）肾功能不全者、儿童及老年人、呼吸系统疾病者、严重心血管疾病者慎用。肠道出血、急腹症患者及孕妇、经期妇女禁用。

2）不良反应。口服可引起嗳气、腹痛、食欲缺乏等。连续使用可引起便秘、麻痹性肠梗阻，停药后好转。

2. 乳果糖

常用药品：乳果糖口服溶液（杜密克）。

（1）适应证。用于慢性或习惯性便秘，预防和治疗各种肝病引起的高血氨及高血氨所致的肝性脑病。

（2）给药方法。口服，可加入到水、果汁及饮料中或与食物同服。调整剂量应以达到每日 1～2 次软便为准。

（3）注意事项

1）果糖不耐受、乳糖酶缺乏、半乳糖血症或葡萄糖／半乳糖吸收不良综合征者禁用；急性炎症性肠病，肠梗阻或亚阻塞综合征、消化道穿孔、不明原因的腹痛者禁用。大剂量应用时，糖尿病者要慎重。

2）注意调整剂量，避免出现剧烈腹泻。

3）不良反应。可见腹部不适、胀气或腹痛，大剂量可见恶心、呕吐，长期应用可出现水、电解质失衡。

二、止泻药

止泻药为腹泻的对症治疗药。

1. 蒙脱石

常用药品：蒙脱石散（思密达）。

（1）适应证。用于成人及儿童急慢性腹泻。

（2）给药方法。口服，服用时将本药倒入半杯温开水（约 50 mL）中混匀快速服完；治疗急性腹泻时第一次剂量应加倍；应与肠道杀菌药间隔开服用。

（3）注意事项

1）对本药过敏者禁用，过敏体质者慎用。

2）治疗急性腹泻时注意纠正脱水；如出现便秘，可减少剂量或停止服用。

3）儿童急性腹泻服用本药 1 天后，慢性腹泻服用 2~3 天后症状未改善，应咨询医师或药师。

4）不良反应。口服可引起嗳气、腹痛、食欲缺乏等。连续使用可引起便秘，出现麻痹性肠梗阻，停药后可好转。

2. 洛哌丁胺

常用药品：洛哌丁胺胶囊。

（1）适应证。用于控制急慢性腹泻的症状。

（2）给药方法。口服，根据急慢性腹泻症状，遵医嘱调整服药剂量与频次。

（3）注意事项

1）哺乳期妇女不宜使用，2 岁以下婴幼儿禁用。

2）用于腹泻，仅为对症治疗。

3）不良反应。常见胃肠胀气、便秘、恶心、头晕，过量易导致严重的心脏不良反应。

4）出现便秘、腹胀和肠梗阻时应停用。

3. 活菌制剂

常用药品：地衣芽孢杆菌活菌胶囊、双歧杆菌三联活菌胶囊。

（1）适应证。用于细菌或真菌引起的急慢性肠炎、腹泻及消化不良、腹胀，以及其他原因引起的胃肠道菌群失调的防治。

（2）给药方法。口服，饭后 30 min 温水服用；首次用量加倍；吞咽困难者或婴幼儿服用胶囊剂时，可打开胶囊，将药粉加入少量温开水或奶混合后服用。

（3）注意事项

1）与抗菌药合用时可降低本品的疗效，不应同服，需间隔 3 h 服用。

2）地衣芽孢杆菌活菌胶囊在室温下储藏即可，双歧杆菌三联活菌胶囊需要在

2～8 ℃下冷藏。

学习单元 3　心血管病药、调节血脂药及降糖药

一、心血管病药

心血管病药包括抗高血压药（卡托普利、氯沙坦、硝苯地平、美托洛尔），抗心绞痛药（硝酸甘油）。抗心律失常药（美托洛尔、维拉帕米、胺碘酮），抗心功能不全药（地高辛）。

1. 卡托普利

常用药品：卡托普利片、卡托普利缓释片、复方卡托普利片。

（1）适应证。主要用于治疗高血压和心功能不全。

（2）给药方法。口服，宜在餐前 1 h 服用。

（3）注意事项

1）肾功能障碍、主动脉狭窄、高血钾者慎用。发现怀孕时应马上停用本药。哺乳期用药必须权衡利弊。

2）胃中食物可使药物吸收减少 30%～40%，故应在餐前 1 h 服药。服药可使血钾增高，与保钾利尿剂合用时尤应注意检查血钾。

3）不良反应。最常见的是刺激性干咳，以及低血压、高血钾、味觉异常、血管神经性水肿等。药物可使血尿素氮、肌酐浓度增高，常为暂时性，在有肾病或长期严重高血压而血压迅速下降后易出现。

2. 氯沙坦

常用药品：氯沙坦钾片、氯沙坦钾胶囊。

（1）适应证。适用于治疗原发性高血压。

（2）给药方法。口服，空腹或进餐时服用。

（3）注意事项

1）发现怀孕时应尽早停用本药；肾功能不全者可见电解质紊乱、血尿素和血清肌酐含量增加，肝功能损害者应使用较低剂量。

2）不良反应比卡托普利少，可有头痛、头晕，剂量过大时可出现低血压。

3. 硝苯地平

常用药品：硝苯地平片（心痛定）、硝苯地平缓释片（伲福达）、硝苯地平控释片（拜新同）。

（1）适应证。用于高血压、冠心病、心绞痛。

（2）给药方法。口服，缓释及控释制剂不可掰开或嚼服。

（3）注意事项

1）因利福平可加速硝苯地平降解，因此硝苯地平片不能与利福平合用。

2）与其他降压药联合用药时加重低血压反应，宜从小剂量开始，以防诱发或加重低血压。

3）不良反应。低血压、心率加快、外周水肿。

4）长期给药不宜突然停药，如需停药应在医师指导下逐渐减量。

4. 硝酸甘油

常用药品：硝酸甘油片、硝酸甘油控释口颊片。

（1）适应证

1）用于冠心病心绞痛的治疗及预防。

2）用于降血压或治疗充血性心力衰竭。

（2）给药方法

1）硝酸甘油片。舌下含服，不可吞服，舌下含服时应尽可能取坐位，以免因头晕而摔倒。

2）硝酸甘油控释口颊片。置于口颊犬齿龈上，勿置于舌下，勿咀嚼或吞服，避免睡前服用；如用药 15 min 后疼痛仍持续存在，应马上就医。

（3）注意事项

1）禁用于心肌梗死早期、有严重低血压及心动过速者，禁用于严重贫血、青光眼、颅内压增高者，禁用于硝酸甘油过敏、使用枸橼酸西地那非（万艾可）者。

2）缓解急性心绞痛应使用最小剂量，连续用药会使疗效下降。

3）不良反应。可发生严重低血压，尤其是在直立位时。低血压时可合并心动过速、加重心绞痛。剂量过大可引起剧烈头痛。

4）如果出现视力模糊或口干症状时应停药。

5）药物要避光保存。

5. 美托洛尔

常用药品：酒石酸美托洛尔片（倍他乐克）、琥珀酸美托洛尔缓释片。

（1）适应证。用于治疗高血压、心绞痛、心肌梗死、肥厚型心肌病、主动脉夹层、心律失常、甲状腺功能亢进、心脏神经官能症等。

（2）给药方法。口服；普通片剂一日 2 次，缓释制剂一日 1 次。

（3）注意事项

1）除非必要，美托洛尔不得用于孕妇或哺乳期妇女；肝功能不全、低血压、心动过缓者慎用。

2）对支气管哮喘或其他慢性阻塞性肺病患者，应同时给予足够的支气管扩张药物治疗。

3）长期使用须逐渐减少剂量，以免病情恶化出现心绞痛、心肌梗死等。

4）不良反应。常见疲劳、头痛、头晕，肢端发冷、心动过缓、腹痛、恶心、呕吐、腹泻和便秘等。

6. 维拉帕米

常用药品：盐酸维拉帕米片、盐酸维拉帕米缓释片。

（1）适应证

1）心绞痛。变异型心绞痛、不稳定性心绞痛、慢性稳定性心绞痛。

2）心律失常。与地高辛合用控制慢性心房颤动和 / 或心房扑动时的心室率，预防阵发性室上性心动过速的反复发作。

3）原发性高血压。

（2）给药方法。口服；遵照医嘱剂量服用，以达到个体化治疗；安全有效的剂量为不超过 480 mg/d。

（3）注意事项

1）严重左心室功能不全、低血压或心源性休克者禁用，病窦综合征、Ⅱ 或 Ⅲ 度房室传导阻滞者禁用，心房扑动或心房颤动伴显性预激综合征禁用。

2）定期监测肝肾功能，肾功能损害者慎用维拉帕米。

3）不良反应。常见头晕、头痛、心动过缓、低血压、颜面潮红、便秘、呕吐等，有时也会出现牙龈增生。

7. 胺碘酮

常用药品：盐酸胺碘酮片、盐酸胺碘酮胶囊。

（1）适应证。适用于房性、结性、室性及伴预激综合征的心律失常，一般不宜用于治疗房性及室性早搏。

（2）给药方法。口服，胺碘酮治疗心律失常须由医生诊断后开具处方。

（3）注意事项

1）胺碘酮含碘量高，可导致新生儿甲状腺肿大，妊娠前三个月和后三个月禁用，哺乳期禁用；甲状腺功能亢进者禁用；3 岁以下儿童禁用。

2）胺碘酮给药之前，应纠正低钾血症、低钙血症。

3）光敏感性。在治疗期间，建议照护对象避免暴露于日光下，或采取日光保护措施。

4）不良反应。严重心动过缓、甲状腺功能异常、间质性肺炎等。

5）老年人用药可使心律明显减慢，选择最小维持剂量，避免不良反应。若长期用药应定期检测甲状腺功能。

8. 地高辛

常用药品：地高辛片、地高辛口服液。

（1）适应证

1）用于高血压、瓣膜性心脏病、先天性心脏病等急性和慢性心功能不全。

2）尤其适用于伴有快速心室率的心房颤动的心功能不全。

（2）给药方法。口服，剂量应个体化，保持稳态的血药浓度。

（3）注意事项

1）禁止与钙注射剂合用；禁用于任何洋地黄类制剂中毒者，室性心动过速、心室颤动者，梗阻性肥厚型心肌病者，预激综合征伴心房颤动或扑动者；慎用于低钾血症、不完全性房室传导阻滞、高钙血症、甲状腺功能低下、缺血性心脏病、心肌梗死、心肌炎、肾功能损害者。

2）用药期间注意监测血压、心率、心律、心电图、心功能、电解质（尤其是钾、钙、镁）、肾功能。

3）不良反应。胃肠道反应，神经系统反应，典型表现为黄视和绿视、心脏毒性，表现为不同心律失常如窦性心动过缓、室性心动过速等。

二、调节血脂药

调节血脂药包括主要降胆固醇的药物（他汀类药物、依折麦布）及主要降甘油三酯的药物（非诺贝特）。

1. 他汀类药物

常用药品：阿托伐他汀钙片、瑞舒伐他汀钙片、辛伐他汀片。

（1）适应证

1）用于治疗高胆固醇血症和混合型高脂血症。

2）用于冠心病和脑卒中的防治。

（2）给药方法。口服，阿托伐他汀钙片和瑞舒伐他汀钙片可在1天内任何时间服用，不受进餐影响，但最好在晚餐后服用；辛伐他汀片需在晚间顿服。

（3）注意事项

1）妊娠期、哺乳期妇女禁用。

2）在饮食治疗和运动治疗的基础上联合药物治疗。

3）用药过程中常见胃肠道不适、腹泻、胀气等不良反应，罕见肌炎、肌痛、横纹肌溶解等。

4）用药期间应定期检查血胆固醇和血肌酸磷酸激酶。有肝病史者服用本药还应定期监测肝功能。肾功能不全时应减少用量。

5）血氨基转移酶增高达正常上限值的3倍或血肌酸磷酸激酶显著增高或有肌炎、胰腺炎表现时应停用。

2. 依折麦布

常用药品：依折麦布片、依折麦布辛伐他汀片。

（1）适应证。依折麦布作为饮食控制以外的辅助治疗，可单独或与他汀类药物联合治疗原发性高胆固醇血症。

（2）给药方法。口服，可单独服用，或与他汀类药物、非诺贝特联合应用；可在一天之内任何时间服用，可空腹或与食物同时服用；服用胆酸螯合剂之前2 h以上或在服用之后4 h以上再服用本药。

（3）注意事项

1）与他汀类药物联用时，治疗前应检测肝功能，禁用于活动性肝病患者或不明原因的血清转氨酶持续升高者。小于10岁儿童不推荐使用。

2）除非诺贝特外，不推荐和其他贝特类药物联合用药。

3）在使用依折麦布治疗过程中，应坚持适当的低脂饮食。

4）不良反应。常见疲倦、腹痛、腹泻，与他汀类药物联合用药时可见头痛、乏力、谷丙转氨酶（ALT）及谷草转氨酶（AST）升高、肌痛等。

5）开始治疗时，应告知肌病发生的风险，被诊断或疑似肌病时，应马上停用本药及正在合用的任何一种他汀类药物。

3. 非诺贝特

常用药品：非诺贝特片、非诺贝特胶囊、非诺贝特咀嚼片。

（1）适应证。用于治疗成人饮食控制疗法效果不理想的高脂血症，其降甘油三酯及混合型高脂血症作用较胆固醇作用明显。

（2）给药方法。口服，为减少胃部不适，可与饮食同服。

（3）注意事项

1）对非诺贝特过敏者禁用，有胆囊疾病史、患胆石症者禁用。严重肾功能不全、肝功能不全、原发性胆汁性肝硬化或不明原因的肝功能持续异常者禁用。

2）在饮食治疗和运动治疗的基础上联合药物治疗。

3）肾功能不全者及老年人用药应减量。

4）用药期间定期监测血象及血小板计数、肝功能、血胆固醇、甘油三酯、低密度脂蛋白、血肌酸磷酸激酶。

5）不良反应。服用本药时血小板计数、血尿素氮、氨基转移酶、血钙可能增高；血碱性磷酸酶及胆红素可能降低，血肌酸磷酸激酶升高。

6）如果临床有可疑的肌病症状（如肌痛、触痛、乏力等）或血肌酸磷酸激酶显著升高，则应停药。治疗 2 个月后无效应停药。

三、降糖药

糖尿病分为Ⅰ型糖尿病和Ⅱ型糖尿病。Ⅰ型糖尿病的主要病因是 β 细胞被破坏而导致胰岛素绝对不足，必须用胰岛素终身治疗；Ⅱ型糖尿病的主要病因是胰岛素抵抗和胰岛素分泌障碍，需要口服降糖药或联合使用胰岛素治疗。除了胰岛素外，常用口服降糖药有二甲双胍、阿卡波糖、格列苯脲、罗格列酮、瑞格列奈、沙格列汀、恩格列净等。

1. 胰岛素

临床常用胰岛素制剂繁多，根据胰岛素作用的时间分为速效、短效、中效、长效、预混胰岛素等。

速效制剂。门冬胰岛素、赖脯胰岛素、谷赖胰岛素。

短效制剂。普通（正规）胰岛素。

中效制剂。精蛋白锌胰岛素、低精蛋白锌胰岛素。

长效制剂。甘精胰岛素、地特胰岛素、德谷胰岛素。

预混胰岛素。门冬胰岛素（30 R）、精蛋白锌重组赖脯胰岛素混合注射液

（25 R）、门冬胰岛素混合注射液（50 R）。

（1）适应证

1）Ⅰ型糖尿病，Ⅱ型糖尿病经饮食、运动和口服降糖药治疗无效者。

2）Ⅱ型糖尿病合并心脑血管并发症、肾脏或视网膜病变等。

3）糖尿病酮症酸中毒，高血糖非酮症性高渗性昏迷。

4）妊娠糖尿病，Ⅱ型糖尿病需妊娠、哺乳等。

5）成年或老年糖尿病发病急、体重显著减轻并伴明显消瘦。

6）继发于严重胰腺疾病的糖尿病。

（2）给药方法。皮下注射，不同的剂型注射时间不同，速效胰岛素在餐前 0 ~ 15 min 给药；短效胰岛素在餐前 15 ~ 30 min 注射；中长效胰岛素每日注射 1 次，固定时间给药；预混胰岛素注射后 30 min 内必须进食。

（3）注意事项

1）运动员慎用。

2）用药期间应定期检查血糖、尿常规、肝肾功能、视力、眼底视网膜血管、血压及心电图等，以了解病情及糖尿病并发症情况。严重肝肾疾病者应密切观察血糖。

3）肝功能异常、甲状腺功能减退、恶心呕吐、肾功能不正常者注意减量。

4）不良反应。低血糖反应，一般发生在注射后，出现心慌、出汗，并有面色苍白、饥饿感、眩晕甚至昏迷等症状。少数可发生过敏反应，偶见过敏性休克，也可出现轻度水肿，注射部位脂肪萎缩等。

5）胰岛素储存条件。未开瓶的胰岛素应在 2 ~ 10 ℃温度下冷藏保存，已开始使用的胰岛素可在室温（最高 25 ℃）保存 4 周，使用中的胰岛素不要放在冰箱里，冷冻后的胰岛素不可使用。

2. 二甲双胍

常用药品：盐酸二甲双胍片、盐酸二甲双胍肠溶片、盐酸二甲双胍缓释片（格华止）。

（1）适应证。用于单纯饮食控制及体育锻炼治疗无效的Ⅱ型糖尿病，特别是肥胖的Ⅱ型糖尿病。

（2）给药方法。口服，随餐服用；每日剂量超过 2 000 mg 时，最好随三餐分次服用。

（3）注意事项

1）不推荐孕妇使用，哺乳期妇女必须使用时应停止哺乳。

2）二甲双胍单用不会引起低血糖，但是与胰岛素或其他口服降糖药联合使用时应谨慎。

3）对于Ⅰ型或Ⅱ型糖尿病，可与胰岛素合用，从而增强胰岛素的降血糖作用，减少胰岛素用量，防止低血糖发生。

4）合理安排碳水化合物的饮食摄入，超重者应继续热量限制性饮食。

5）不良反应。最常见恶心、呕吐、腹泻、腹痛和食欲不振、乳酸性酸中毒。乳酸性酸中毒的特点为呼吸困难、腹痛和体温降低，进而昏迷。

6）肾衰竭或肾功能急性恶化的糖尿病、糖尿病控制不佳、酮症、长期禁食、过量饮酒、肝功能不全和任何可能引起缺氧的疾病尤其要注意乳酸性酸中毒的风险。一旦发生乳酸性酸中毒，应马上住院治疗。

3. 阿卡波糖

常用药品：阿卡波糖片、阿卡波糖胶囊。

（1）适应证。配合饮食控制，用于Ⅱ型糖尿病，降低糖耐量降低者的餐后血糖。

（2）给药方法。口服，服用阿卡波糖片时需在用餐前即刻整片吞服或与前几口食物一起咀嚼服用。

（3）注意事项

1）有明显消化和吸收障碍的慢性胃肠功能紊乱者禁用，肠梗阻和肠溃疡者禁用，严重肾功能损害者禁用。妊娠期和哺乳期妇女不得使用。

2）用药前需检查肝功能。用药开始的 6~12 个月监测肝酶的变化。

3）阿卡波糖本身不会引起低血糖，但与二甲双胍或胰岛素一起使用时，血糖会下降，故需减少二甲双胍或胰岛素的剂量。

4）不良反应。服用阿卡波糖治疗期间，由于结肠内碳水化合物酵解增加，蔗糖或含有蔗糖的食物常会引起腹部不适，甚至导致腹泻。

4. 格列苯脲

常用药品：格列苯脲片、格列苯脲胶囊、二甲双胍格列苯脲胶囊。

（1）适应证。适用于饮食控制疗效不满意的轻中度Ⅱ型糖尿病，胰岛 β 细胞有一定的胰岛素分泌功能且无严重并发症者。

（2）给药方法。口服，三餐前服，每日最大用量不超过 15 mg。

（3）注意事项

1）Ⅰ型糖尿病和Ⅱ型糖尿病伴肝肾功能不全者、对磺胺药过敏者、白细胞减少者禁用。体质虚弱、高热、恶心和呕吐、甲状腺功能亢进者和老年人慎用。

2）用药期间应定期测血糖、尿糖、尿酮体、尿蛋白和肝肾功能，并进行眼科检查等。

3）不良反应可有腹泻、恶心、呕吐等，少见皮疹、黄疸、肝功能损害等。

5. 罗格列酮

常用药品：盐酸罗格列酮片、盐酸罗格列酮胶囊。

（1）适应证

1）适用于其他降糖药无法控制的Ⅱ型糖尿病患者。

2）单一用药并辅以饮食控制和运动，可控制Ⅱ型糖尿病患者的血糖。

3）在饮食控制和运动基础上服用本药或单一抗糖尿病药物而血糖控制不佳的Ⅱ型糖尿病患者，可考虑联合应用罗格列酮与二甲双胍。

（2）给药方法。口服，单片不可掰开服用，可于空腹或进餐时服用。

（3）注意事项

1）对本药过敏者、肝肾功能不全者、妊娠和哺乳期妇女以及18岁以下人群禁用。有心衰病史、缺血性心脏病病史、骨质疏松症病史、严重血脂紊乱者禁用。Ⅱ型糖尿病有活动性肝脏疾病的临床表现或血清转氨酶升高（ALT>正常上限值2.5倍）者不应服用本药。

2）不良反应。以水肿为主要临床表现，如全身性水肿、体重增加等，还可见头痛、腹痛、肝酶升高等。

6. 瑞格列奈

常用药品：瑞格列奈片、瑞格列奈分散片、瑞格列奈二甲双胍片。

（1）适应证。用于饮食控制、降低体重及运动锻炼不能有效控制血糖的Ⅱ型糖尿病（非胰岛素依赖型）。瑞格列奈片可与二甲双胍合用，对控制血糖有协同作用。

（2）给药方法。口服，餐前服用，口服瑞格列奈片 30 min 内出现促胰岛素分泌反应，通常餐前 15 min 内服用本药，也可餐前 0～30 min 内服用。

（3）注意事项

1）肝功能损伤应慎用本药。

2）糖尿病在发生应激反应时，如发烧、外伤、感染或手术，可能会出现血糖控制失败，此时，有必要停止服用瑞格列奈而进行短期的胰岛素治疗。

3）不良反应。偶见低血糖、瘙痒、皮疹等，罕见腹痛、恶心、呕吐、过敏反应。

7. 沙格列汀

常用药物：沙格列汀片、沙格列汀二甲双胍缓释片。

（1）适应证。用于Ⅱ型糖尿病；在饮食和运动基础上改善血糖水平，可与盐酸二甲双胍联合使用，或与胰岛素联合用药。

（2）给药方法。口服，服药时间不受进餐影响。沙格列汀片不得切开或掰开服用。

（3）注意事项

1）半乳糖不耐受、缺乏或吸收不良者不得服用本药。如果疑有严重的超敏反应，则停止使用本药。

2）不用于Ⅰ型糖尿病或糖尿病酮症酸中毒者。

3）胰岛素与沙格列汀合用时会引起低血糖，需减少胰岛素的剂量，以降低发生低血糖的风险。

4）使用沙格列汀治疗后，应观察是否出现胰腺炎体征和症状。如怀疑发生胰腺炎，应立即停用沙格列汀。

5）不良反应。很少引起低血糖反应，可见上呼吸道或泌尿系统感染，头痛、鼻咽炎、皮疹等。

8. 恩格列净

常用药品：恩格列净片、二甲双胍恩格列净片。

（1）适应证

1）治疗Ⅱ型糖尿病，单药配合饮食控制和运动以改善Ⅱ型糖尿病。

2）当单独使用盐酸二甲双胍仍不能有效控制血糖时，恩格列净可与盐酸二甲双胍联合使用，在饮食控制和运动基础上改善Ⅱ型糖尿病的血糖水平。

（2）给药方法。口服，空腹或进食后给药。

（3）注意事项

1）肾功能减退者不应使用本药，重度肾损害者禁用。不建议用于Ⅰ型糖尿病或用于治疗糖尿病酮症酸中毒。

2）不良反应。可见低血压、酮症酸中毒、急性肾损害及肾功能不全、尿路感染及肾盂肾炎、生殖器真菌感染等。

学习单元4　抗菌、抗病毒药

一、抗菌药

抗菌药俗称抗生素，其种类较多，家庭常用的抗生素有青霉素类（阿莫西林）、头孢菌素类（头孢克洛、头孢呋辛）、大环内酯类（红霉素、阿奇霉素、罗红霉素等）、喹诺酮类（诺氟沙星、左氧氟沙星）、磺胺类（磺胺嘧啶）、硝基咪唑类（甲硝唑）等。

1. 阿莫西林

常用药品：阿莫西林片、阿莫西林胶囊、阿莫西林克拉维酸钾片。

（1）适应证

1）用于溶血性链球菌、肺炎链球菌或流感嗜血杆菌所致耳鼻喉感染。

2）用于大肠埃希杆菌、奇异变形杆菌或粪链球菌所致泌尿生殖道感染。

3）用于溶血性链球菌、葡萄球菌或大肠杆菌所致的皮肤软组织感染。

4）用于溶血性链球菌、肺炎链球菌、葡萄球菌或流感嗜血杆菌所致的急性支气管炎、肺炎等下呼吸道感染。

5）无并发症的淋病。

（2）给药方法。口服，常用剂量一次 0.5 g，每 6~8 h 1 次，一日剂量不超过 4 g。

（3）注意事项

1）用前必须做青霉素钠皮肤试验，青霉素过敏及青霉素皮肤试验阳性者禁用。传染性单核细胞增多症者使用本药易发生皮疹，应避免使用。

2）疗程较长时应检查肝、肾功能和血常规。

3）老年人和肾功能严重损害时须调整剂量。

4）不良反应。主要为过敏反应，严重者可出现过敏性休克。

2. 头孢克洛

常用药品：头孢克洛片、头孢克洛胶囊、头孢克洛混悬液、头孢克洛颗粒。

（1）适应证。主要适用于敏感菌所致的呼吸系统、泌尿系统、耳鼻喉及皮肤、软组织感染等。

（2）给药方法。口服，成人常用头孢克洛胶囊，较重的感染剂量可加倍，每日总量不宜超过 4 g；儿童常用头孢克洛颗粒，遵医嘱按千克体重服用。

（3）注意事项

1）青霉素类药物和头孢菌素类药物存在交叉过敏反应，对青霉素过敏者也会对头孢菌素类药物过敏。对青霉素类药物、头孢菌素类药物过敏者或青霉素钠皮肤试验阳性者禁用。

2）尿酸性肾结石、痛风急性发作者禁用。活动性消化道溃疡者禁用。肝肾功能不全者不宜服用本药。

3）传染性单核细胞增多症、巨细胞病毒感染、淋巴细胞白血病、淋巴瘤应用本药时易发生皮疹，避免使用。

4）不良反应。常见反应为排软便、腹泻、胃部不适、恶心等胃肠道反应，可有皮疹等皮肤反应以及关节痛等，罕见中枢神经系统反应如失眠、头晕、嗜睡等。

3. 红霉素

常用药品：红霉素肠溶片，外用药有红霉素眼膏、红霉素软膏。

（1）适应证

1）用于肺炎双球菌引起的轻或中度呼吸道感染及百日咳。

2）用于肺炎支原体引起的呼吸道感染。

3）用于白喉。

4）用于化脓性链球菌、金葡萄球菌引起的皮肤、软组织感染。

5）用于梅毒。

6）用于沙眼衣原体引起的结膜炎、泌尿生殖系统感染。

7）用于军团菌肺炎。

（2）给药方法。红霉素肠溶片，口服；红霉素眼膏，睡前点眼。

（3）注意事项

1）溶血性链球菌感染用本药治疗时，至少需持续 10 日，以防止急性风湿热的发生。

2）肾功能减退者一般无须减少用量，但严重肾功能损害者的本药剂量应适当减少。

3）用药期间定期检查肝功能。对于肝病患者，本药的剂量应适当减少。

4）孕妇应慎用，哺乳期妇女应慎用或暂停哺乳。

5）不良反应。用药之后可出现碱性磷酸酶、胆红素、丙氨酸氨基转移酶和门冬氨酸氨基转移酶增高。

4. 诺氟沙星

常用药品：诺氟沙星片、诺氟沙星胶囊。

（1）适应证。适用于敏感菌所致的尿路感染、淋病、前列腺炎、肠道感染和伤寒及其他沙门菌感染。

（2）给药方法。口服，本药宜空腹服用，同时饮水 250 mL。

（3）注意事项

1）重症肌无力者应用包括本药在内的喹诺酮类抗菌药应特别谨慎，癫痫者应避免应用。

2）大剂量应用或尿 pH 值在 7 以上时可发生结晶尿。为避免结晶尿的发生，宜多饮水，保持 24 h 排尿量在 1 200 mL 以上。

3）肾功能减退者需根据肾功能情况调整给药剂量。

4）不良反应。可发生中、重度光敏反应；避免过度暴露于阳光中，如发生光敏反应需停药。极个别葡萄糖 -6- 磷酸脱氢酶缺乏者可能发生溶血反应。个别可致重症肌无力症状加重，呼吸肌无力。

5. 甲硝唑

常用药品：甲硝唑片、甲硝唑栓剂。

（1）适应证

1）目前广泛用于厌氧菌感染的治疗。

2）用于治疗肠道和肠外阿米巴病。

3）用于治疗阴道滴虫病等。

（2）给药方法。甲硝唑片，口服，每 6~8 h 给药一次；甲硝唑栓剂，清洗外阴后纳入，睡前给药。

（3）注意事项

1）妊娠期和哺乳期妇女禁用，有活动性中枢神经系统疾患和血液病者禁用。

2）用药期间应戒酒，饮酒后可能出现腹痛、呕吐、头痛等症状。

3）不良反应。以消化系统反应最为常见，如恶心、呕吐；神经系统反应如头痛、眩晕，少数可发生荨麻疹、潮红等。此外，还会出现口中有金属味、白细胞减少等。

4）重复一个疗程之前，应做白细胞计数检查。对厌氧菌感染合并肾功能衰竭者，给药间隔时间应由 8 h 延长至 12 h。

5）出现运动失调或其他中枢神经系统症状时应停药。

二、抗病毒药

1. 阿昔洛韦

常用药品：阿昔洛韦片、阿西洛韦胶囊。

（1）适应证

1）单纯疱疹病毒感染。用于生殖器疱疹病毒感染初发和复发病例，对反复发作病例口服本药用作预防使用。

2）带状疱疹。用于免疫功能正常者带状疱疹和免疫缺陷者轻症病例的治疗。

3）免疫缺陷者水痘的治疗。

（2）给药方法。口服；给药期间应多饮水，防止本药在肾小管内沉淀。

（3）注意事项

1）过敏者禁用，老年人、孕妇及儿童应慎重使用或在监测下使用。

2）不良反应。常见头晕、头痛，皮肤瘙痒、皮疹，疲劳、发热等。

3）应用阿昔洛韦治疗时，需仔细观测有无肾功能衰竭征兆和症状，如少尿、无尿、血尿、腰痛腹胀、恶心呕吐等，并监测尿常规和肾功能变化，一旦出现异常应立即停药。

2. 奥司他韦

常用药品：磷酸奥司他韦胶囊、磷酸奥司他韦颗粒。

（1）适应证

1）用于成人和1岁及1岁以上儿童的甲型和乙型流感治疗。

2）用于成人和13岁及13岁以上青少年的甲型和乙型流感的预防。

（2）给药方法。口服，可以与食物同服或分开服用。治疗流感需在出现症状开始（理想状态为36 h内）时服用。

（3）注意事项

1）对本品过敏者禁用，严重肾衰竭者禁用。

2）奥司他韦不能取代流感疫苗，在服用奥司他韦后48 h内不应使用减毒活流感疫苗。

3）不良反应可见恶心、呕吐、腹泻等消化道系统症状，以及头痛、头晕、失眠等。

4）药品不应通过废水排放或作为生活垃圾处理。

3. 恩替卡韦

常用药品：恩替卡韦片、恩替卡韦分散片。

（1）适应证。适用于病毒复制活跃、血清谷丙转氨酶（ALT）持续升高或肝脏组织学显示有活动性病变的慢性成人乙型肝炎的治疗。

（2）给药方法。口服，空腹服用（餐前或餐后至少 2 h）。

（3）注意事项

1）合并感染人类免疫缺陷病毒（HIV），使用恩替卡韦治疗并不能降低经性接触或污染血源传播乙型肝炎病毒（HBV）的危险性，需要采取适当的防护措施。

2）不良反应。常见有头痛、疲劳、眩晕、恶心等。

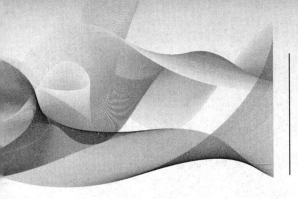

职业模块 ⑤
常用医学检验项目
及其临床意义

培训课程 1 血常规
　　学习单元　血常规
培训课程 2 尿常规
　　学习单元　尿常规
培训课程 3 粪常规
　　学习单元　粪常规
培训课程 4 痰液常规
　　学习单元　痰液常规
培训课程 5 临床常用生物化学及肝炎病毒标志物
　　学习单元　临床常用生物化学及肝炎病毒标志物检测

培训课程 ① 血常规

学习单元　血常规

一、红细胞和血红蛋白参考值及临床意义

红细胞和血红蛋白参考值见表 5–1。

表 5–1　红细胞和血红蛋白参考值

人群	参考值	
	血红蛋白（g/L）	红细胞计数（×10^{12}/L）
成年男性	120～160	4.0～5.5
成年女性	110～150	3.5～5.0
新生儿	170～200	6.0～7.0

1. 红细胞及血红蛋白增多

红细胞及血红蛋白增多是指单位容积内红细胞数及血红蛋白高于参考值高限，分为绝对增多和相对增多两种。

（1）绝对增多。绝对增多临床上称为红细胞增多症，按原因可分为原发性和继发性两种。

1）原发性增多是血中红细胞生成素增多所致，分为代偿性增加和非代偿性增加。

代偿性增加：生理性增加见于胎儿及新生儿、高原地区居民；病理性增加见于严重的慢性心肺疾患，如阻塞性肺气肿、发绀型先天性心脏病，以及携氧能力低的异常血红蛋白病等。

非代偿性增加：红细胞生成素增加与某些肿瘤或者肾脏疾病有关，如肾癌、肝细胞癌、卵巢癌、肾胚胎瘤、肾上腺皮质腺瘤、子宫肌瘤、肾盂积水及多囊肾等。

2）继发性红细胞增多症是一种原因不明的以红细胞增多为主的骨髓增生性疾病，目前认为是造血干细胞受累所致。其特点是红细胞持续性显著增多，可高达（7~10）×10^{12}/L，血红蛋白达 180~240 g/L，全身血容量也增加，白细胞、血小板也不同程度增多，该病属慢性和良性增生，部分可转变为白血病等。

（2）相对增多。相对增多是指血浆容量减少，红细胞容量相对增加。常见于严重呕吐、腹泻、大量出汗、大面积烧伤、慢性肾上腺皮质功能减退、尿崩症、甲状腺功能亢进、糖尿病酮症酸中毒等。

2. 红细胞及血红蛋白减少

（1）生理性减少。婴幼儿及 15 岁以下的儿童、青少年的红细胞及血红蛋白比正常成年人低 10%~20%，部分老年人、妊娠中晚期均可使红细胞及血红蛋白减少。

（2）病理性减少。见于各种贫血。根据贫血产生的病因和发病机制不同，可将贫血分为红细胞生成减少、红细胞破坏增多、红细胞丢失过多。

二、白细胞参考值及临床意义

1. 白细胞计数

白细胞总数参考值：成人（4~10）×10^9/L，新生儿（15~20）×10^9/L，婴幼儿（6个月至2岁）（11~12）×10^9/L。各种白细胞正常百分比和绝对值见表5-2。

表5-2　各种白细胞正常百分比和绝对值

细胞类型	百分数	绝对值（×10^9/L）
中性粒细胞	50%~70%	2~7
嗜酸性粒细胞	0.5%~5%	0.05~0.5
嗜碱性粒细胞	0%~1%	0~0.1
淋巴细胞	20%~40%	0.8~4
单核细胞	3%~8%	0.12~0.8

白细胞总数高于正常值称为白细胞增多症，低于正常值称为白细胞较少。白细胞的增多或减少主要受中性粒细胞数量的影响，淋巴细胞等数量上的改变也会

引起白细胞总数的变化。

2. 中性粒细胞

（1）中性粒细胞增多。中性粒细胞增多常伴随白细胞总数的增多。在生理情况下，白细胞及中性粒细胞存在变化，在一天内，下午较清晨高；妊娠后期及分娩时、剧烈运动、饱餐、淋浴后或在高温或严寒等环境中均可使其暂时性升高。病理性增加常见于以下情况：

1）急性感染和化脓性炎症，尤其是各种球菌感染最明显，如丹毒、败血症、猩红热、白喉、中耳炎、疖、痈、扁桃体炎、阑尾炎。

2）急性中毒，如代谢紊乱所致的代谢中毒，糖尿病酸中毒、痛风危象、慢性肾炎尿毒症和妊娠中毒等。

3）急性大出血（特别是内出血时）和急性溶血后。

4）较严重的组织损伤及大量的血细胞破坏：较大手术后 12～36 h，白细胞可达 10×10^9/L 以上；急性心肌梗死 1～2 天内白细胞明显增高，可持续 1 周。

5）肾移植后排斥反应期白细胞增高。

6）白血病及恶性肿瘤。

（2）中性粒细胞减少常见于以下情况：

1）感染，特别是革兰阴性杆菌感染，如伤寒、副伤寒杆菌感染时，白细胞与中性粒细胞数均减少。

2）某些病毒感染，如流感病毒。

3）慢性理化损伤，机体长期接触铅、汞、苯等，使用某些药物如氯霉素、合霉素，长期接受放射线及放化疗患者。

4）系统性红斑狼疮等自身免疫性疾病。

5）再生障碍性贫血（再障）等血液病。

6）脾功能亢进、甲状腺功能亢进（甲亢）。

7）某些寄生虫病如疟疾、黑热病。

3. 淋巴细胞

淋巴细胞生理变化：整个婴儿期淋巴细胞均比较高；2～3 岁后，淋巴细胞逐渐下降；至 4～5 岁时，淋巴细胞与中性粒细胞数量大致相等。

（1）淋巴细胞增多常见于以下情况：

1）某些病毒或杆菌所致的急性传染病，如风疹、流行性腮腺炎、传染性淋巴细胞增多症、百日咳、结核病等。

2）某些血液病，如淋巴细胞白血病、白血病淋巴肉瘤、肥大细胞增多症等。

3）组织器官移植排斥反应期。

4）多数急性传染病恢复期。

（2）淋巴细胞减少常见于以下情况：

1）接触放射线及应用肾上腺皮质激素或促肾上腺皮质激素等。

2）传染病急性期。

3）粒细胞明显增多时，淋巴细胞相对减少。

4）长期化疗及免疫缺陷病等。

三、血小板参考值及临床意义

血小板参考值：（100~300）×10^9/L。

1. 血小板增多

（1）持续性增多。主要包括血小板增多症（血小板 >800×10^9/L），继发性增多，慢性粒细胞性白血病、真性红细胞增多症、骨髓样脾肿大，原因不明性增多，伴白细胞增多症、原发性嗜中性多核细胞增多症等类型。

（2）一过性增多。常见于急性化脓性感染、急性大失血、急性溶血等。

2. 血小板减少

（1）生成减少。常见于急性白血病、再生障碍性贫血、急性放射病、某些药物（如抗感染药、防惊厥药、免疫抑制剂）治疗后等。

（2）破坏过多。常见于免疫性或继发性血小板减少性紫癜（ITP）、脾功能亢进及体外循环等。

（3）消耗过多。常见于血栓性血小板减少性紫癜、弥散性血管内凝血。

培训课程 ②

尿常规

学习单元　尿常规

一、尿液细胞与比重检查参考值及临床意义

1. 红细胞

参考值：玻片法 0～3 个 / 高倍视野，定量检查 0～5 个 /μL。

过多的红细胞出现，表示患者可能患有急性肾小球肾炎、慢性肾小球肾炎、肾结核、肾结石、肾肿瘤、肾盂肾炎、急性膀胱炎等。女患者应避开月经期查尿，特别是在月经前后几天，都可能出现红细胞较多的情况，此为生理性情况，应注意排除。

2. 白细胞和脓细胞

参考值：玻片法 0～5 个 / 高倍视野，定量检查 0～10 个 /μL。

尿中白细胞增加主要见于泌尿系统炎症，在细菌感染时尤为明显，如急慢性肾盂肾炎、膀胱炎、尿道炎、前列腺炎、肾结核、肾移植后发生排异反应等。急性炎症时多见中性粒细胞，慢性炎症多见淋巴细胞或单核细胞，肾移植排异反应时尿中淋巴细胞增多，应用抗生素、抗癌药物引起的间质性肾炎则以淋巴细胞、单核细胞为主体的白细胞管型增加，过敏性炎症、变态反应性疾患引起的泌尿系炎症可见嗜酸性粒细胞增多。

3. 尿比重

参考值：1.015～1.025。

（1）尿比重高。可见于高热、脱水、心功能不全、周围循环衰竭等尿少时，也可见于尿中含葡萄糖和碘造影剂时。

（2）尿比重低。大量饮水、慢性肾小球肾炎、慢性肾衰竭、肾小管间质性疾病、尿崩症等。

二、尿液化验检查参考值及临床意义

1. 尿蛋白

定性参考值：阴性；定量参考值：0～80 mg/24 h。

（1）生理性蛋白尿。生理性蛋白尿是指泌尿系统无器质性病变，尿内暂时出现蛋白质，程度较轻，持续时间短，诱因去除后消失，如机体在剧烈运动、发热、寒冷、精神紧张、交感神经兴奋及血管活性剂等刺激下所致的血流动力学改变，肾血管痉挛、充血，导致肾小球毛细血管壁通透性增加而出现蛋白尿。

（2）病理性蛋白尿

1）肾小球性蛋白尿。这是最常见的一种蛋白尿，是由各种原因引起的肾小球滤过膜通透性增加、超过肾小球的重吸收能力所致。常见于肾小球肾炎、肾病综合征等原发性肾小球损害性疾病，以及糖尿病、高血压、系统性红斑狼疮、妊娠高血压综合征等继发性肾小球损害性疾病。

2）肾小管性蛋白尿。这是由于炎症或中毒引起肾小管的重吸收减弱所致。常见于肾盂肾炎、间质性肾炎、肾小管酸中毒、重金属（汞、镉）中毒、药物（庆大霉素）中毒等。

3）混合性蛋白尿。这是由于肾小管和肾小球同时受损所致。常见于肾小球肾炎和肾盂肾炎后期，以及同时可以累积肾小球和肾小管的全身性疾病，如糖尿病、系统性红斑狼疮等。

4）溢出性蛋白尿。这是因血浆中出现异常增多的蛋白质，超过肾小管的重吸收能力所致。血红蛋白尿、肌红蛋白尿即属于此类，常见于溶血性贫血和挤压综合征等；另一类较常见的是本–周氏蛋白，见于多发性骨髓瘤、浆细胞病等。

5）组织性蛋白尿。由于肾组织被破坏或肾小管分泌蛋白质增多所致。

6）假性蛋白尿。由于尿中混有大量血、脓、黏液等成分导致，一般不伴有肾本身的损害，经治疗后很快恢复正常。常见于肾以下泌尿道疾病，如膀胱炎、尿道炎、尿道出血及尿中掺入阴道分泌物时，尿蛋白定性试验可呈阳性。

2. 尿糖

定性参考值：阴性；定量参考值：0.56～5.0 mmol/24 h。

（1）血糖增高性尿糖。血中葡萄糖超过肾糖阈所致。糖尿病最常见，其他内分泌疾病如库欣综合征、甲状腺功能亢进、嗜铬细胞瘤肢端肥大症等均可出现尿糖，又称为继发性尿糖；其他疾病如肝硬化、胰腺炎、胰腺癌等也可出现尿糖。

（2）血糖正常性尿糖。血糖浓度正常，由于肾小管病变导致葡萄糖的重吸收能力降低所致，即肾糖阈下降所致的糖尿，又称为肾性尿糖，常见于慢性肾炎、肾病综合征、间质性肾炎和家族性尿糖。

（3）暂时性尿糖。暂时性尿糖也称应激性尿糖。见于颅脑外伤、脑血管意外、情绪激动等情况下，延脑血糖中枢受到刺激，导致肾上腺素、胰高血糖素大量释放，因而可出现暂时性高血糖和尿糖。

3. 酮体

参考值：阴性。

（1）糖尿病性尿酮。糖尿病性尿酮是由于糖的利用减少、脂肪分解加强、酮体产生增加而引起的。如果在糖尿病患者的尿常规里发现了尿酮体（＋），说明血糖控制较差；尿酮体（＋＋）以上，容易发生糖尿病酮症酸中毒。

（2）非糖尿病性尿酮。婴儿和儿童急性发热并伴有呕吐或腹泻时常出现尿酮。尿酮也可见于寒冷、剧烈运动后的紧张状态、妊娠期、低糖性食物、禁食、呕吐、甲状腺功能亢进、恶病质。减肥治疗有效时也会出现酮体，说明脂肪代谢增强。

4. 尿液颜色

正常人新排出的尿液多为透明、淡黄色或深黄色。尿液颜色不正常多见于以下情况：

（1）乳白色。常见于丝虫病、腹腔肿瘤或结核压迫肾周围淋巴管等。

（2）淡红色或棕红色（血尿）。每升尿内含血量超过 1 mL，即可出现淡红色，称为肉眼血尿，常见于肾脏疾病（结核、结石及炎症等）。

（3）浓茶色、酱油色（血红蛋白尿）。见于溶血或恶性疟疾等。

（4）黄褐色。见于阻塞性黄疸或肝细胞性黄疸。

5. 尿液气味

身体健康的人排出的新鲜尿液，在正常情况下有一股淡淡的气味，因为尿液中含尿素，尿素分解产生氨气。尿液气味不正常多见于以下情况：

（1）氨味。说明尿在体内已被分解，是膀胱炎或尿潴留的表现。

（2）特殊的水果味。常见于糖尿病酮症。

（3）腐败性腥臭味。常见于泌尿道细菌感染、膀胱炎及化脓性肾盂肾炎。

（4）粪臭味。提示膀胱结肠、直肠瘘。

培训课程 ③

粪常规

学习单元　粪常规

一、粪常规检验项目及临床意义

1.显微镜检查

（1）红细胞。正常粪便中无红细胞。下消化道出血、痢疾、溃疡性结肠炎、结肠和直肠癌时粪便中可见到红细胞。细菌性痢疾时红细胞少于白细胞，散在分布，形态正常。阿米巴痢疾时红细胞多于白细胞，多成堆出现并有残碎现象。

（2）白细胞。正常粪便中不见或偶见。肠道炎症时增多，其数量与炎症的轻重及部位有关，小肠炎症时一般白细胞 <15 个 / 高倍视野；细菌性痢疾，可见大量白细胞、脓细胞或小吞噬细胞；过敏性肠炎、肠道寄生虫病时可见较多嗜酸性粒细胞。

（3）食物残渣。正常粪便中的食物残渣为已消化的无定形的细小颗粒，仅可偶见淀粉颗粒和脂肪小滴等。腹泻者的粪便中易见到淀粉颗粒，慢性胰腺炎、胰腺功能不全时增多。急慢性胰腺炎及胰头癌或因肠蠕动亢进、腹泻、消化不良综合征等的脂肪小滴增多。在胃蛋白酶缺乏时粪便中较多出现结缔组织。肠蠕动亢进、腹泻时，肌肉纤维、植物细胞及植物纤维增多。

2.颜色与性状

（1）鲜血便。见于直肠息肉、直肠癌、肛裂及痔疮等。痔疮时常有鲜血滴落，而其他疾病鲜血则附着于表面。

（2）柏油样便。稀薄、黏稠、漆黑、发亮的黑色粪便，见于消化道出血。服用活性炭、铋剂等之后也会排出黑便，但此时黑便无光泽且隐血试验呈阴性。食用较多的动物血、肝或口服铁剂等粪便也可呈黑色。如隐血试验阳性，则应注意鉴别。

（3）白陶土样便。见于各种原因引起的胆道梗阻患者。

（4）果酱样便。见于阿米巴痢疾和肠套叠。

（5）脓性及脓血便。当肠道下段有病变，如痢疾、溃疡性结肠炎、局限性肠炎、结肠或直肠癌常表现为脓性及脓血便，脓或血的多少取决于炎症的类型及其程度。

（6）米泔样便。粪便呈白色淘米水样，内含有黏液片块，量大、稀水样，见于重症霍乱、副霍乱患者。

（7）黏液便。正常粪便中的少量黏液与粪便混合不易被察觉。小肠炎症时增多的黏液均匀地混于粪便中，大肠疾病时黏液不易与粪便混合，来自直肠的黏液则附着于粪便的表面。单纯的黏液便无色透明，稍黏稠；脓性黏液则呈黄白色不透明状，见于各类肠炎、细菌性痢疾、阿米巴痢疾等。

（8）稀糊状或水样便。见于各种感染性和非感染性腹泻。小儿肠炎时粪便呈绿色稀糊状。大量黄绿色稀汁样便并含有膜状物时见于假膜性肠炎。艾滋病患者伴发肠道隐孢子虫感染时，可排出大量稀水样粪便。副溶血性弧菌食物中毒，排出洗肉水样便。出血坏死性肠炎排出红豆汤样便。

（9）细条样便。排出细条样或扁片样便，提示直肠狭窄，多见于直肠癌。

（10）寄生虫体。蛔虫、蛲虫及绦虫等较大虫体或其片段肉眼即可分辨，钩虫虫体需将粪便冲洗过筛方可分辨。服用驱虫剂后应检查粪便中有无虫体，驱绦虫后应仔细寻找其头节。

二、粪便隐血试验

1. 参考值：阴性。

2. 临床意义

隐血是指消化道少量出血，红细胞被消化液破坏，粪便外观无异常改变，肉眼和显微镜均不能证实的出血。隐血试验对消化道出血鉴别诊断有一定的意义，消化性溃疡的阳性率为 40% ~ 70%，呈间歇性阳性；消化道恶性肿瘤，如胃癌、结肠癌，其阳性率可达 95%，呈持续阳性。

培训课程 ④

痰液常规

学习单元　痰液常规

一、痰液检测项目及临床意义

1.量

以 24 h 为准，正常人无痰或仅咳少量泡沫或黏液样痰，当呼吸道有病变时痰量增多，多见于慢性支气管炎、支气管扩张、肺脓肿、肺结核等。痰量突然增多并呈脓性，见于肺脓肿或脓胸破入支气管腔。在疾病过程中如痰量逐渐减少表示病情好转，反之，则表示病情加重。

2.颜色

正常痰液为无色或灰白色，病理情况痰色有以下改变：

（1）红色或棕红色。痰液中混有血液或者血红蛋白。血性痰见于肺癌、肺结核、支气管扩张等，粉红色泡沫痰见于急性肺水肿；铁锈色痰是由于血红蛋白变性所致，见于大叶性肺炎、肺梗死等。

（2）黄色或黄绿色。黄痰见于呼吸道化脓性感染，如化脓性支气管炎、金黄色葡萄球菌性肺炎、支气管扩张、肺脓肿及肺结核等。铜绿假单胞菌或干酪性肺炎时痰呈黄绿色。

（3）棕褐色。见于阿米巴肺脓肿及慢性充血性心力衰竭淤血时。

3.性状

（1）黏液性痰。黏稠，外观呈灰白色，见于支气管炎、支气管哮喘和早期肺炎等。

（2）浆液性痰。稀薄而有泡沫，是肺水肿的特征，或因血浆由毛细血管渗入肺泡内致痰液略带淡红色，见于肺淤血。

（3）脓性痰。将痰液静置，分为三层：上层为泡沫和黏液，中层为浆液，下层为脓细胞及坏死组织。见于呼吸系统化脓性感染，如支气管扩张、肺脓肿等。

（4）血性痰。痰中混有血丝或血块，外观多为鲜红色泡沫状，陈旧性痰呈暗红色凝块。如咳出纯粹的血液或血块称为咯血。血性痰常提示肺组织有破坏或肺内血管高度充血，见于肺结核、支气管扩张、肺癌、肺吸虫病等。

4. 气味

正常痰液无特殊气味。血性痰带有血腥气味，见于各种原因引起的呼吸道出血。肺脓肿、支气管扩张合并厌氧菌感染时痰液有恶臭，肺癌晚期时痰液有特殊臭味。

二、痰液显微镜检查及临床意义

1. 白细胞

正常痰液中可见少量白细胞。中性粒细胞增多见于呼吸道化脓性炎症或混合感染；嗜酸性粒细胞增多，见于支气管哮喘、过敏性支气管炎、肺吸虫病等；淋巴细胞增多，见于肺结核患者。

2. 红细胞

脓性痰中可见少量红细胞；呼吸道疾病及出血性疾病，痰中可见多量红细胞。疑有出血而痰中无红细胞时，可做隐血试验证实。

3. 上皮细胞

正常情况下痰液中可有少量来自口腔的鳞状上皮细胞或来自呼吸道的柱状上皮细胞。在炎症或者其他呼吸系统疾病时，上皮细胞大量增多。

培训课程 5

临床常用生物化学及肝炎病毒标志物

学习单元　临床常用生物化学及肝炎病毒标志物检测

一、血清脂质和脂蛋白检测正常值及临床意义

1. 总胆固醇测定

参考值：3.1～5.7 mmol/L。

（1）总胆固醇增高。常见于动脉粥样硬化所致的心脑血管疾病；各种高脂蛋白血症、胆汁淤积性黄疸、甲状腺功能减退、类脂性肾病、肾病综合征、糖尿病等；长期吸烟、饮酒、精神紧张和血液浓缩等；应用某些药物，如环保菌素、阿司匹林等。

（2）总胆固醇减低。常见于甲状腺功能亢进；严重的肝脏疾病，如肝硬化和急性重症肝炎；贫血、营养不良和恶性肿瘤等；应用某些药物，如雌激素、甲状腺激素、钙拮抗剂等。

2. 甘油三酯（TG）测定

参考值：0.4～1.70 mmol/L。

（1）甘油三酯增高。见于冠心病、原发性高脂血症、动脉粥样硬化症、肥胖症、糖尿病、痛风、甲状旁腺功能亢进、肾病综合征、高脂饮食和胆汁淤积性黄疸等。

（2）甘油三酯减低。见于低 β- 脂蛋白血症和无 β- 脂蛋白血症、严重的肝脏疾病、吸收不良、甲状腺功能亢进、肾上腺皮质功能减退症等。

3. 高密度脂蛋白（HDL）测定

参考值：1.0 ~ 1.6 mmol/L。

临床意义：对防止动脉粥样硬化、预防冠心病的发生有重要作用。高密度脂蛋白与冠心病的发病率呈负相关，故可用于评价冠心病的发病风险。

（1）高密度脂蛋白增高。绝经前女性高密度脂蛋白水平较高，还可见于慢性肝炎、原发性胆汁性肝硬化等。

（2）高密度脂蛋白减低。见于动脉粥样硬化、急性感染、糖尿病、肾病综合征，以及应用雄激素、β- 受体阻滞剂和孕酮等药物。

4. 低密度脂蛋白（LDL）测定

参考值：0 ~ 3.4 mmol/L。

临床意义：低密度脂蛋白是动脉粥样硬化的危险因子，与冠心病的发病率呈正相关。

（1）低密度脂蛋白增高。见于遗传性高脂蛋白血症、甲状腺功能减退、肾病综合征、胆汁淤积性黄疸、肥胖症，以及应用雄激素、β- 受体阻滞剂、糖皮质激素等。

（2）低密度脂蛋白减低。常见于无 β- 脂蛋白血症、甲状腺功能亢进、吸收不良、肝硬化及低脂饮食和运动等。

二、血糖及其他代谢产物的检测正常值及临床意义

1. 空腹血糖检测

参考值：成人空腹血糖为 3.9 ~ 6.1 mmol/L。

（1）空腹血糖增高。空腹血糖增高而又未达到糖尿病诊断标准时称为空腹血糖受损。超过 7.0 mmol/L 时诊断为糖尿病。

1）生理性增高。常见于高糖饮食、剧烈运动、情绪激动、胃倾倒综合征等。

2）病理性增高。常见于各型糖尿病；内分泌疾病，如甲状腺功能亢进、巨人症、肢端肥大症、皮质醇增多症、嗜铬细胞瘤和胰高血糖素瘤等；应激因素，如颅内压增高、颅脑损伤、中枢神经系统感染、心肌梗死、大面积烧伤、急性脑血管病、手术创伤等；药物影响，如噻嗪类利尿药、口服避孕药、泼尼松等；肝脏和胰腺疾病，如严重的肝病、坏死性胰腺炎、胰腺癌等；其他，如呕吐、腹泻、脱水、麻醉和缺氧等。

（2）空腹血糖降低

1）生理性降低。常见于饥饿、长期剧烈运动、妊娠期、饮酒过量等。

2）病理性降低。常见于使用胰岛素、口服降糖药物使用不当或过量、胰岛β细胞瘤等；对抗胰岛素的激素分泌不足，如肾上腺皮质激素、生长激素缺乏；肝糖原储存缺乏，如急性重症肝炎、急性肝炎、肝癌、肝淤血等；急性酒精中毒；先天性糖原代谢酶缺乏，如糖原累积病等；消耗性疾病，如严重营养不良、恶病质等；非降糖药物影响，如磺胺药、水杨酸、吲哚美辛等；特发性低血糖。

2. 糖化血红蛋白检测

参考值：4.0% ~ 6.0%。

临床意义：糖化血红蛋白水平取决于血糖水平、高血糖持续时间，其生成量与血糖浓度成正比，代谢周期与红细胞的寿命基本一致，故糖化血红蛋白水平反映了近 2 ~ 3 个月血糖的平均水平，但并不能提供每天血糖的动态变化或低血糖异常发生的频率。

三、肝炎病毒标志物的检测正常值及临床意义

乙肝五项检查包括乙肝病毒表面抗原、乙肝病毒表面抗体、乙肝病毒 e 抗原、乙肝病毒 e 抗体、乙肝病毒核心抗体。

1. 参考值：阴性。

2. 临床意义

（1）乙肝病毒表面抗原阳性。见于乙肝的潜伏期，发病时达高峰；如果发病后 3 个月不转阴，则易转为慢性乙型肝炎或肝硬化。乙肝病毒携带者也可呈阳性。

（2）乙肝病毒表面抗体。该抗体是保护性抗体，可阻止乙肝病毒穿过细胞膜进入新的肝细胞。乙肝病毒表面抗体阳性提示机体对乙肝病毒有一定的抗体。

（3）乙肝病毒 e 抗原阳性。表明乙型肝炎处于活动期，并有较强的传染性。孕妇可引起垂直传播，致 90% 以上的新生儿呈乙肝病毒 e 抗原阳性。持续阳性表明肝细胞损害较为严重，且可转变为慢性乙型肝炎或肝硬化。

（4）乙肝病毒 e 抗体阳性。在慢性乙肝中有 48%、肝硬化中有 68.3%、肝癌中有 80% 为乙肝病毒 e 抗体阳性。乙肝急性期出现阳性者易进展为慢性乙肝，慢性活动性肝炎中阳性者易进展为肝硬化，乙肝病毒 e 抗原、抗体均为阳性者可进展为原发性肝癌。e 抗体阳性表示大部分乙肝病毒被消除，复制减少，传染性减

低，但并非无传染性。

（5）乙肝病毒核心抗体。可分为 IgM、IgG、IgA 三型，目前常用的方法是检测总抗体，也可分别检测三者。乙肝病毒核心抗体是指人在感染乙肝病毒之后，乙肝病毒在肝细胞内复制所产生的标志物，提示曾经或现在正在感染乙肝病毒。

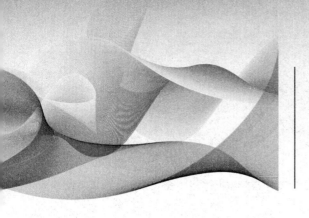

职业模块 ⑥
中医养生保健知识

培训课程 1　中医养生保健基本知识

　　学习单元 1　中医养生保健的基本原则

　　学习单元 2　生活起居照护

　　学习单元 3　中医饮食照护

　　学习单元 4　中医情志照护

　　学习单元 5　运动养生

　　学习单元 6　中医预防保健

培训课程 2　中医适宜技术协助照护

　　学习单元 1　拔罐法协助照护

　　学习单元 2　刮痧法协助照护

　　学习单元 3　艾灸法协助照护

　　学习单元 4　推拿法协助照护

培训课程　1

中医养生保健基本知识

学习单元 1　中医养生保健的基本原则

中医养生保健，古人称为摄生、道生等。"养"含有保养、培养、调养、补养、护养等意，"生"指人的生命，"养生"即保养人的生命。"保健"即保护健康，就生命健康角度而言，在中医范畴内与养生的含义基本相同。中医养生保健是人类为了自身更好地生存与发展，根据生命过程的客观规律，有意识进行的一切身心养护活动。这种行为活动应贯穿于出生前、出生后，病前、病中、病后的全过程。中医养生保健历史悠久，方法多样，其基本原则有以下几个方面。

一、正气为本

"正气"泛指人体一切正常功能活动和抗病康复能力。中医养生保健非常重视人体的正气，认为身体的强弱及机体是否早衰，主要取决于人体正气是否充足。若正气充足、脏腑功能协调，则身体健康强壮，精力充沛，机体不易被邪气侵犯而患病，即使患病症状也较轻，容易治疗和恢复；若正气不足，则身体虚弱，抗病能力低下，邪气易乘虚而入，侵犯人体而患病。因此，中医养生保健提出了"正气为本"的原则，具体包括以下几个方面：

1. 护肾保精

中医认为肾为先天之本，肾主藏精，精气的盛衰直接影响人体机能的强弱，关系到衰老的速度，所以将护肾保精固本作为养生的基本措施。护肾保精的方法有：节欲保精、运动保健、按摩益肾、食疗补肾、药物调养等。

2. 调理脾肺

脾胃为后天之本，肺为气之本，人出生后脾胃化生的营养物质和肺吸入的氧气为人体生命活动提供物质基础。调理脾肺的方法有：起居调养、饮食调节、精神调摄、药物调理、推拿按摩等。

3. 清净养神

中医养生保健强调清净养神以调和正气，要以清净为本，祛除杂念，少思少虑。

二、天人相应

在长期的进化过程中，人类形成了与自然界变化近乎同步的生理节律和适应外界变化并做出自我调适的能力。"天人相应"强调应顺应人与外界息息相关的规律，积极主动维系和协调内外关系，从而达到养生的目的。

1. 顺应自然

人应该主动顺应天时，保持自身的生命节律与自然变化规律相协调，这样才能使精神调和、身体强壮，不易受外界邪气的侵害。

2. 协调内外

主动调控自身因素来适应外界环境的变化，以及改造外界环境来满足人的生存需要。

三、形神合一

"形"是指人体的脏腑、经络、精、气、血、五官九窍等形体和组织。"神"是指人体情志、意识、思维等心理活动现象，以及生命活动的全部外在表现。形体健壮，则精神饱满、生理功能正常；精神旺盛，反过来又可促进形体健康。中医养生保健认为只有"形与神俱，形神统一"才能保持健康长寿。

四、动静结合

动与静是自然界物质运动的两种形式，中医养生保健认为养生保健需要将运动和静养有机结合起来，从而达到形神共养。"动"包括劳动和运动，"静"是相对"动"而言的，包括精神上的清静和形体上的相对安静状态。

1. 动以炼形

适当的运动能锻炼肌肉、四肢，增强脾胃消化功能，愉悦心情。中医养生保健创造了许多行之有效的动形养生的方法，如八段锦、五禽戏、太极拳等。

2. 静以养神

人的心神宜静，精神专一、排除杂念，神气得养，可健康长寿。

3. 动静适宜

日常生活应劳逸结合，动静适度。运动过度会损耗精气；过度安逸，也会导致气机闭阻、气血瘀滞。

五、审因施养

"审因施养"是指养生要有针对性，应根据实际情况，具体问题具体分析，找出适合个体的保健方法。审因施养强调从三因制宜着手，即因时、因地和因人制宜。

1. 因时制宜

根据不同的时间，调控自身精神活动、起居作息、饮食、运动锻炼、服药时机等，利用最适合的时间和方法来锻炼身体，增强抗病能力、延缓衰老进程，适时地避免疾病的发生，保持生命健康。

2. 因地制宜

顺应地域差异，积极主动地采取相应的养生措施。

3. 因人制宜

根据人的具体情况，如体质、年龄、性别、职业、生活习惯等，有针对性地选择养生保健方法。

六、综合调养

"综合调养"是根据实际情况综合运用多种养生方法有重点而且全面地进行养生保健活动。人体是一个统一的有机整体，养生保健应树立整体观念，关注生命活动的各个环节，综合调养。通过调整起居、饮食、情志、运动，以及拔罐、推拿等方法全面调养，使机体内外协调，适应外界变化，增强抗病能力，避免出现失调，达到人与自然、体内脏腑气血阴阳的平衡统一。

七、预防为主

中医很早就认识到"治未病"的重要性，这种预防为主的思想受到历代医家，特别是中医养生保健专家的推崇，成为中医养生保健的一条重要原则。预防为主的原则包括未病先防、既病防变和病后防复等内容，重点强调一个"早"字，即早预防、早发现、早诊断、早治疗、早防复发。

学习单元2　生活起居照护

生活起居是指日常生活作息，生活起居照护是对照护对象在生活起居方面进行专业的指导并精心照护的过程。

一、生活起居与健康的关系

生活起居与健康有着密切的关系，人与自然界是一个和谐统一的整体。自然界的各种变化，如四时气候的不同、昼夜晨昏的交替、地理环境的改变等，都会直接或间接地影响人体，从而使之产生相应的生理或病理反应。人们的生活起居只有顺应自然界的客观变化规律才能祛病延年，如果不顺应其变化可能会导致疾病的发生或加重。生活起居照护是保证身体健康不可缺少的重要方面，其目的是保养和恢复人体正气，调整阴阳平衡，增强抵御外邪的能力，促进病人康复。

二、生活起居照护的基本原则

1.顺应四时，平衡阴阳

四时是指春夏秋冬四个时季。四时中春、夏属阳，秋、冬属阴，其气候变化规律为春温、夏热、秋燥、冬寒。自然界四时气候的变化影响着人们的生活和健康，生活起居照护应遵循"春夏养阳，秋冬养阴"的原则，采取有针对性的措施，以达到预防疾病、促进康复的目的。

（1）春季。阳气生发，气候转暖。

1）起居作息宜晚睡早起，适度运动。

2）春季阳气刚升，忽冷忽热，气候变化较大，穿衣应遵循"春捂"的原则，不应过早脱去棉衣或立刻将被褥换薄。

3）年老体弱者更要谨慎，注意保暖，以保证阳气生发的体内环境。

（2）夏季。气候炎热，阳气最盛，易向外发泄，所以夏季应注意养护阳气。

1）起居作息宜晚睡早起，劳动或锻炼应避开午间热盛之时，适当午休，缓解疲劳。

2）衣服应选择棉麻、纱布、丝绸等易散热、透汗、凉爽、舒适的面料，出汗后及时换洗。

3）不宜贪凉，避免直接吹风，室内空调温度不宜过低，以免损伤阳气。

（3）秋季。气候由热转凉，阳消阴长，应注意保养人体之阴气。

1）起居作息宜早睡早起，控制情绪，保持神志安宁。

2）穿衣应遵循"秋冻"的原则，不宜添衣太快，应让人体逐渐适应向寒冷转换的气候变化，逐渐增强体质。

（4）冬季。气候寒冷，阴气极盛。

1）起居作息宜早睡晚起，保证充足睡眠。

2）注意防寒保暖，衣着应随气候变化及时增减。

2. 起居有常，劳逸适度

（1）起居有常是指作息和日常生活的各个方面要合乎自然界以及人体的生理规律，应根据季节变化和个人的具体情况养成按时作息的习惯，即日常生活要有规律。

（2）劳逸适度是指保持适度的活动和休息，做到"动静结合""劳而不倦"。"劳"包括体力劳动和脑力劳动，适度的劳动有利于畅通气血、活动筋骨、增强体质；适度的休息可以消除疲劳，恢复体力和脑力。任何活动都应遵循适中、有度的原则，不宜太过和不及，如视、立、行、卧、坐等日常活动都需要注意适度，过劳和过逸都会损害人体健康。

3. 环境适宜，慎避外邪

应根据四时气候变化规律，为照护对象创造良好的居住环境，以避免外邪入侵。

（1）居室安静整洁。安静的环境能使人心情愉快、身体舒适、睡眠改善、食欲增加，有利于恢复健康。

1）居室应保持整洁，陈设简单实用、易于清洁，水池、浴室、厕所应每日刷洗。

2）室内定期消毒，为照护对象创造整洁舒适的休养环境。

（2）居室空气流通。居室经常通风换气，保持空气新鲜，可使人神清气爽、气血通畅、食欲增进，有利于疾病康复。

1）注意避免照护对象吹强风和对流风，以防感冒。

2）若照护对象身体虚弱或已感受寒邪，通风时要注意保暖，避免寒邪入侵。

3）若照护对象服用了发汗解表药，暂不宜通风换气，应等汗出热退、为其穿衣盖被或用床帘遮挡后再行通风，以免加重病情。

（3）居室温湿度适宜。适宜的温湿度能使人感到轻松、舒适、安宁。

1）居室的温度一般以 18~22 ℃为宜。

2）若照护对象感受风寒或年老、体弱或属阳虚证，平时怕冷、怕风，室温宜高，以 22~24 ℃为宜。

3）若照护对象感受暑热或属阴虚证、实热证，平时怕热、喜凉，室温以 16~20 ℃为宜。

4）居室的湿度一般以 50%~60% 为宜；阳虚证者多寒湿，湿度可适当调低；阴虚证者多热燥，湿度可适当调高。

（4）居室光线适宜。适宜的光线能使人感到舒适、欢快、明朗，有利于疾病康复。

1）若照护对象感受风寒、风湿或属阳虚证、里寒证等，室内光线宜充足。

2）若照护对象外感暑热之邪或属阴虚证、肝阳上亢、肝风内动等，室内光线宜暗。

学习单元 3 中医饮食照护

饮食是维持人体生命活动必不可少的物质基础，中医历来重视饮食调养并积累了丰富而宝贵的经验，逐渐形成了独特的饮食调养理论，倡导以食养生、以食疗病。

一、中医饮食调养在健康中的作用

中医有"药补不如食补"的说法。饮食调养得当，可使脏腑功能旺盛，气血充实，增进健康，防病治病。饮食调养不当，则会导致疾病的发生。所以，应遵循中医饮食照护理论，做好饮食调养。

二、中医饮食养生文化

1. 食物与药物的关系

中医认为"药食同源"，食物与药物都来源于自然界中的动植物、矿物质，很多食物也是药物，两者之间很难严格区分。

2. 食物的性能

食物的性能是指食物的特性和功效，食物的性能同药物一样，包括性味、归经等内容。

（1）食物的性。食物具有温、热、寒、凉、平等不同的属性，其中温、热、寒、凉简称"四性"，也称为"四气"，温热同属阳，寒凉同属阴，日常食物中以平性食物居多。

1）温热食物。具有温经散寒、助阳益气、活血通络等功效。如羊肉、大枣、糯米、桂圆、荔枝、胡椒、生姜、大蒜等，常用于表现为喜暖怕冷、肢体不温、口不渴、小便清长、大便稀薄等寒证者的调护。

2）寒凉食物。具有清热泻火、凉血解毒等功效。如苦瓜、西瓜、冬瓜、丝瓜、黄瓜、芹菜、荸荠、梨、鸭肉、兔肉、蟹等，常用于表现为发热、口渴、小便黄赤、大便秘结等热证者的调护。

3）平性食物。性味平和，没有偏性，具有补益和中的功效，为日常生活的基本饮食，适用于各类人群。如玉米、红薯、胡萝卜、牛奶、猪肉、鸽肉、蚕豆、赤小豆、鲫鱼、鲤鱼、山药、莲肉、香菇、黑木耳等。

（2）食物的味。食物具有辛、甘、酸、苦、咸、淡等不同的味道，其中辛、甘、酸、苦、咸五种味道称为"五味"。食物的味道不同，所具有的功效也不相同。

辛味食物：具有发散、行气、活血的功效，如萝卜、洋葱、生姜等。

甘味食物：具有补益和中、缓急止痛的功效，如蜂蜜、红枣等。

酸味食物：具有收敛固涩、开胃生津的功效，如山楂、乌梅等。

苦味食物：具有清热、泻下、燥湿的功效，如苦瓜、杏仁等。

咸味食物：具有软坚、散结、泻下的功效，如海带、紫菜等。

淡味食物：具有利水渗湿的功效，如冬瓜、薏苡仁等。

（3）食物的归经。食物对人体某些脏腑及其经络有明显的特异性选择作用，而对其他经络或脏腑作用较小或没有作用。简而言之，食物的归经就是把食物的功效与脏腑经络联系起来，以达到治疗的目的。

归肝经的食物：马齿苋、芹菜、胡萝卜、佛手、黑芝麻等。

归心经的食物：百合、龙眼肉、莲子、酸枣、小麦等。

归脾经的食物：粳米、小米、大豆、大枣、猪肉、莲藕等。

归肺经的食物：梨、甘蔗、荸荠、枇杷、白果、罗汉果等。

归肾经的食物：猪肾、羊肾、海参、海马、火腿、桑椹等。

归胃经的食物：粳米、小米、糯米、扁豆、土豆、萝卜、牛肉等。

归小肠经的食物：食盐、赤小豆、冬瓜、黄瓜等。

归大肠经的食物：马齿苋、茄子、苦瓜、荞麦、木耳等。

归膀胱经的食物：刀豆、玉米、冬瓜、肉桂、茴香等。

3.平衡膳食原理

自然界中，可供人类食用的食物有几百种，但没有一种食物含有人体所需要的全部营养素。为满足机体需要，将多种食物合理搭配后混合食用，就能使膳食中所含的营养素种类齐全、比例适当，从而保证人体的正常发育与健康，这就是平衡膳食原理。

三、中医饮食照护的基本原则

1.重视脾胃，注意卫生

（1）重视脾胃。在饮食照护中，要重视脾胃功能的调理，不能一味强调进补，过于追求营养摄入，以免加重脾胃负担，导致病邪滞留，加重病情。不能食后即睡，饭后避免做剧烈运动。

（2）注意卫生。注意饮食卫生，食物宜新鲜，忌生冷、不洁的食物，进食环境清洁卫生，指导照护对象养成饭前洗手、饭后漱口的好习惯。

2.合理调配，不可偏食

（1）合理调配。饮食应种类多样、荤素搭配、粗细均衡、寒温适度、营养全面。各种食物所含的营养成分不同，只有合理搭配才能使人体得到均衡营养，以益于健康。

（2）不可偏食。偏食可导致人体气血阴阳失调而发生多种疾病。如过多食用肥美、甜腻食物可助湿生痰、化热，导致疔毒疮疡等症；过食生冷会损伤脾胃阳气，致寒湿内生，导致腹痛、泄泻等症；偏食辛辣，可使胃肠积热，导致口腔破溃、牙龈出血、大便干燥或引发痔疮。

3. 饮食有节，定时定量

（1）定时。定时是指进食宜有较为固定的时间。定时进食可以保证规律性消化、吸收，脾胃功能协调；食无定时或忍饥不食，会扰乱胃肠消化的正常规律，使脾胃功能失调，消化能力减弱，影响营养的吸收。

（2）定量。定量是指进食不可过饥过饱，更不能暴饮暴食。过饥会造成机体营养来源不足，身体逐渐衰弱；过饱会加重胃肠功能负担，影响消化和吸收。

4. 辨证施膳，三因制宜

中医饮食调养的特色是在辨证的基础上因人、因地、因时合理调配饮食，以达到治病求本的目的。

（1）辨证施膳。辨证施膳是指根据照护对象证候类型而选择不同属性的食物，以达到配合治疗的目的。

1）寒证者宜食温性食物，忌食生冷瓜果等凉性食物。

2）热证者宜食凉性食物，忌食辛辣等热性食物。

3）阳虚者宜温补壮阳，宜食羊肉、韭菜等，忌食生冷寒凉的食物。

4）阴虚者宜滋补养阴，宜食银耳、鸭肉等，忌食温热辛燥的食物。

（2）因人制宜。根据个人的年龄、体质等差异，选择适宜的食物。

1）儿童。身体娇嫩，还未发育成熟，为稚阴稚阳之体，宜食性平、易于消化、健脾开胃的食物，食物的品种宜多样化，粗细粮、荤素合理搭配，不可偏食，忌食滋腻大补的食物。

2）青年人。气血旺盛，宜食营养丰富的肉类、五谷杂粮、新鲜果蔬，忌暴饮暴食、寒热、饥饱无度。

3）老年人。脾胃功能虚弱，易气血亏损，宜食清淡、温热、熟软的食物，忌食生冷、黏硬、不易消化的食物。

4）孕产妇

①妊娠期。宜食性味甘平、甘凉的补益食物，如鱼肉、乳类、蔬菜、水果等食物，忌食辛热、温燥类食物，即所谓"产前宜凉"。

②哺乳期。以滋阴养血为主，宜食有营养、易消化、补而不腻的食物，如大枣、鸡汤等，忌食寒凉、辛燥、酸性食物，即所谓"产后宜温"。

5）体胖者。体内多痰湿，饮食宜清淡，宜多食蔬果等含纤维素多的食物，忌食肥甘厚腻、助湿生痰的食物。

6）体瘦者。多阴虚内热，血亏津少，宜食滋阴生津、养血补血的食物，忌食辛辣、燥烈的食物。

（3）因地制宜。根据地理环境的差异选择不同性质、不同功效的食物进行搭配调理。

1）东南地区气温偏高，湿气较重，宜选择清淡、祛湿的食物。

2）西北地区气温偏低，相对干燥，宜选择温热、生津润燥的食物。

（4）因时制宜。在不同季节合理选择不同饮食，以适应四时气候变化。

1）春季。风和日暖，万物生发，宜进食清温平淡的食物，如小麦、菠菜、鸭血、鸡肝等。

2）夏季。酷暑炎热，万物蒸荣，宜进食生津解渴、清淡消暑的食物，如西瓜、冬瓜、丝瓜、绿豆汤、荷叶粥等。

3）秋季。凉爽干燥，万物肃杀，宜进食滋阴润肺的食物，如鸭梨、芝麻、蜂蜜、甘蔗、莲藕、银耳等。

4）冬季。天寒地冻，万物收藏，宜进食滋阴潜阳、温热补益的食物，如羊肉、牛肉、鳖肉、木耳、豆类等。

四、常见疾病饮食宜忌

1. 外感病证

由风、寒、暑、湿、燥、火等外邪入侵而引起的病证即外感病证，如感冒、中暑、痢疾等。饮食宜清淡，如米粥、面条、新鲜蔬果等；忌腥腻、酸涩食物，如肥肉、鱼虾、食醋等，以防外邪由表入里，病情加重。

2. 疮疡皮肤病

饮食宜清淡，多吃蔬菜、水果，忌虾、蟹、猪头肉等发物。

3. 肝胆病证

饮食宜清淡、营养丰富，多吃鱼、瘦肉、鸡、蛋、奶及豆制品，忌生冷油腻、刺激性食物，少食动物脂肪。

（1）肝胆疾病急性期应以素食为主。

（2）肝硬化腹水者宜低盐或无盐饮食。

（3）肝性脑病（肝昏迷）者应限制动物蛋白的摄入。

4. 心脏病证

饮食宜低盐、清淡，忌动物脂肪、内脏等肥腻食物，忌烟酒、浓茶、咖啡、辛辣刺激性食物。

5.脾胃病证

饮食宜细软清淡、易于消化、营养丰富，忌生冷、硬固、煎炸、刺激性食物。

（1）腹泻者宜食清淡、半流质食物或软饭，忌食生冷瓜果等寒凉滑润的食物。

（2）呕吐者应暂禁食，好转后进流质或半流质饮食，逐步恢复软食、普食，忌饱食。

（3）胃酸过多者避免食用刺激胃液分泌的食物，如咖啡、巧克力、浓茶、辣椒等。

（4）胃酸缺乏者饭后宜食适量的醋或山楂。

6.肺脏病证

饮食宜清淡、富含维生素，忌油腻、甜黏、辛辣、烟酒及海腥发物。

（1）咳嗽痰黄者宜食萝卜、梨、枇杷等清热化痰的食物。

（2）痰白清稀者忌食生冷瓜果。

（3）痰中带血者宜食藕片、藕汁等清热止血的食物。

（4）久病肺阴虚者宜食百合、银耳、甲鱼等滋阴补肺的食物。

（5）哮喘者忌食海鱼、虾、香菜、羊肉等发物。

7.肾脏病证

饮食宜清淡、营养丰富，可多吃动物性补养类食物。

（1）水肿者宜食低盐或无盐饮食，可吃冬瓜、葫芦、赤小豆、薏苡仁等利尿消肿的食物。

（2）肾衰者宜食优质低蛋白、高维生素、高热量食物，适当限制富含钠、钾的食物。

学习单元 4　中医情志照护

情志是人的心理活动，是人的精神意识对外界事物的反应。中医学认为，人有喜、怒、忧、思、悲、恐、惊七种情绪，简称七情。七情本是正常的情志活动，但如果情志过极，不仅会影响人的精神生活，还会影响人体气机运行，伤及脏腑，进而产生相应的疾病。

一、情志照护的概念

情志照护是指以中医基础理论为指导，关注照护对象的情志变化，设法防止或消除照护对象的不良情绪状态，从而达到预防和治疗疾病目的的一种方法。

二、情志照护的基本原则

1.诚挚体贴，全面照顾

由于角色、环境的改变，照护对象可能产生紧张、焦虑、抑郁、烦躁、恐惧等情绪，此时迫切需要有人关心和照顾。

（1）以诚恳、和蔼的态度，及时了解照护对象的日常生活状况、对疾病的态度、家庭角色关系、人际交往等各方面情况。

（2）关心、体贴、安慰照护对象，使其感到温暖、亲切、舒适，增强其树立战胜疾病的信心。

2.避免刺激，稳定情绪

患病后人体对噪声的适应力减弱，安静的环境不仅能使人心情愉快、身体舒适，还能提高睡眠质量，增进食欲，有利于恢复健康。

（1）创造一个安静舒适的环境，避免照护对象受到刺激，稳定其情绪。

（2）在日常生活中应尽量做到四轻：走路轻、关门轻、说话轻、操作轻，以保持居室安静。

3.综合评估，因人施护

由于性别、年龄、性格、家庭、职业、经济状况、知识经验和阅历不同，具体患病情况不同，照护对象的心理状态也大不相同。在进行情志照护时要全面评估上述情况，分析其现存的和潜在的心理健康问题，做到因人施护。

三、情志照护的方法

1.释疑解惑

释疑解惑是根据照护对象存在的心理顾虑，通过一定方法，解除其对事物的误解、疑惑，从而尽快恢复健康的一种方法。有些照护对象对疾病心存疑惑，甚至疑虑成疾，健康照护师要了解其疑惑，耐心解释，必要时可咨询专业人员，解除照护对象不必要的疑虑，但千万不可搪塞，以免照护对象更加怀疑。

2. 说理开导

说理开导是通过运用正确、巧妙的语言，对照护对象进行劝说开导，使其端正对事物的看法，提高战胜疾病的信心，积极配合治疗，争取早日康复的一种方法。

健康照护师要态度真诚、热情，富有同情心和责任感，以便得到照护对象的信赖。同时，健康照护师要注意隐私保护、因人施护，耐心说理开导，动之以情、晓之以理，进而达到改善照护对象精神及身体状况的目的。

3. 宣泄解郁

宣泄解郁是让照护对象把抑郁于心中的不良情绪发泄出去，达到摆脱苦恼、身心舒畅、恢复心理平衡的目的。常用的宣泄解郁法有倾诉苦衷法、挥泪痛哭法，但哭泣不宜过久，以免伤身。

4. 移情易性

移情易性是通过一定方法转移照护对象的注意力，以摆脱不良情绪的方法，又称转移法。很多照护对象患病后往往将注意力集中在疾病上，整天胡思乱想，心理紧张、恐惧、烦闷，此时应转移其注意力，避免不良刺激。可根据不同照护对象的心理特点、环境、兴趣爱好等，采取不同的方法。常用的移情方法有运动锻炼、种花养鸟、读书赋诗、音乐欣赏、书法绘画、外出旅游等。

5. 顺情从欲

顺情从欲是顺从照护对象的意志、情绪，满足其心身需要的一种方法。在患病过程中，照护对象的情绪多有反常，此时应先顺其情、从其意，鼓励其表达心理欲望，若是合理的欲望且条件允许，应尽力满足，以利于照护对象的身心康复。

6. 以情胜情

以情胜情是有意识地采用一种情志抑制另一种情志，以淡化或消除不良情绪，保持良好精神状态的一种方法。《黄帝内经》中指出："怒伤肝，悲胜怒；喜伤心，恐胜喜；思伤脾，怒胜思；忧伤肺，喜胜忧；恐伤肾，思胜恐。"所以，以情胜情的具体方法有怒胜思法、思胜恐法、恐胜喜法、喜胜悲（忧）法、悲（忧）胜怒法。

四、预防七情致病的方法

要预防七情致病，就必须保持情绪乐观、心情舒畅，避免七情过激。

1. 保持心情舒畅

情绪乐观，精神愉快，能使气血调和、通畅，生机旺盛，身心健康。

（1）无论何种性格的人，都可以在生活中培养兴趣爱好，如音乐欣赏、书法绘画、种花养鸟等，以陶冶情操、舒畅心情。

（2）遇到烦忧之事时要正确对待，退步思量，宣泄排解，妥善处理，以及时调畅情志。

2. 避免七情过激

情志过激会成为致病因素进而危害人体健康，所以及时调节各种不良情绪，有利于预防疾病的发生。

学习单元 5　运动养生

运动养生是"运动"和"养生"的有机组合，运动是形式，养生是目的。运动起源于人类原始的生存和发展本能，可以通畅气血，疏通经脉，消除不良情绪，从而达到增强体质、维护健康、延缓衰老的目的。

一、运动养生的原则

养生主要立足于"形神兼养"，运动养生的基本原则如下：

1. 持之以恒，坚持不懈

只有长期坚持运动锻炼，才能达到养生延年的目的。锻炼不是一朝一夕的事情，应每天坚持一定时间和一定强度的锻炼，并坚持不懈。

2. 循序渐进，量力而行

运动锻炼一定要根据个体差异掌握合适的运动量，注意循序渐进，逐渐增加运动量。一般以每次锻炼后不感觉过度疲劳为宜，若运动后食欲减退、头晕头痛、精神倦怠，说明运动量过大，超过了机体的耐受程度。也可以脉搏频率作为控制运动量的指标，简单方便，计算公式为：应控制的最高脉率 =180– 年龄。

3. 动静结合，形神兼养

运动养生并不是一味地持久运动，适当静休养神也能达到促进运动的目的，只有做到顺其自然，使意识活动、呼吸活动、躯体活动有机地结合起来，才能内练精神、外练形体，使内外结合、形神兼养。

二、运动养生的方法

运动养生形式灵活多样，且可以自创，只要能够达到健身的目的即可。常见的运动养生方法如下：

1. 散步

散步是最简单易行的健康运动方式，不论男女老少都适用。散步时，精神要放松，呼吸要均匀有节奏，步伐要平稳而有节律。

2. 跑步

现代养生学认为跑步是一种较好的防治疾病的运动方式，跑步的时间、速度和距离要因人而异、量力而行，只有把握循序渐进、持之以恒的原则，才能达到养生的目的。

3. 健身操

健身操简单易学，适合不同年龄层次，可以达到改善体质、增进健康、塑造体型、控制体重、愉悦精神、陶冶情操等目的。

4. 爬山

爬山作为一种户外运动，其既可以锻炼身体，又可以陶冶情操，对肌肉骨骼、神经系统、呼吸系统、消化系统及免疫系统等都有促进作用，是一项健身作用较全面的锻炼方式。

5. 传统运动养生法

传统运动养生动作和缓、外柔内刚、动静结合，通过调身、调息、调心以疏通经络、调和气血、平衡阴阳，从而达到锻炼身体、防病保健的目的。常见的传统运动养生法有太极拳、八段锦、五禽戏等，其中太极拳是目前练习最多、流传最广、门派颇多的一项健身术。这几项运动动作简单，易学易练，运动量适度，不受时间、地点的限制，深受大众欢迎。

学习单元 6　中医预防保健

中医学历来十分重视疾病的预防，"治未病"学说是中医学独特的预防医学理论，治未病是在中医理论的指导下，采取一定的措施，以防止疾病的发生、发展、传变或复发，主要包括未病先防、既病防变、病后防复三个层面。

一、未病先防

未病先防是指在疾病发生之前，采取各种预防措施防止疾病的发生。

1. 固护人体正气

正气充足，气血旺盛，脏腑功能健全，机体抗病能力就强，所以固护正气是提高抗病能力的关键。

（1）起居有常。根据四时气候变化，合理安排作息时间，养成规律性作息习惯，能提高机体对自然界变化的适应能力。

（2）饮食调理。中医养生强调饮食要有规律、有节制，不可过饱或过饥，不可偏食，还要注意饮食卫生，防止"病从口入"。饮食适宜则气血充足，正气旺盛。

（3）调畅情志。中医养生十分重视精神调养，愉快的情绪能使气机调畅，气血平和，脏腑功能协调，正气充盛。

（4）运动锻炼。坚持合理运动能促进血脉流通，调畅气机，增强体质，增强抗病能力。

（5）劳逸结合。注意劳逸结合，保持精力充沛、生命力旺盛，从而增强抗病能力。

2. 防止病邪入侵

病邪是导致疾病发生的重要条件，故未病先防除了固护人体正气外，还要注意防止病邪的侵害。

（1）避六淫。六淫是风、寒、暑、湿、燥、火六种外感病邪的统称。当四时气候骤然变化，人体正气不足、抵抗力下降时，六淫就会入侵人体而致病。所以要谨慎躲避六淫侵害，如春天防风、夏天防暑、秋天防燥、冬天防寒。

（2）避疠气。疠气是指具有强烈传染性的病邪。在传染病流行时，要做好隔离，防止病邪由皮肤接触、蚊虫叮咬、虫兽咬伤、饮食等各种途径传染而发病。

（3）药物预防。运用中草药预防疾病传播，如板蓝根、大青叶预防流感、腮腺炎，马齿苋预防细菌性痢疾等，这些都是简便易行、行之有效的方法。

二、既病防变

既病防变是指在疾病发生以后，通过早期发现、早期诊断、早期治疗，防止疾病的发展和传变。照护工作的重点是观察病情变化，及时给予照护。

1. 观察病情，早期诊治

疾病初期，正气未衰，病位较浅，病情较轻。若积极诊治则较易治愈；若诊治不及时，则会导致病情加重，治疗会愈加困难。患病后做好病情观察，能为医生的早期诊断、及时治疗提供可靠依据，以防疾病加重。

2. 及时照护，防止传变

传变是指病邪或病变的传移、演变。在照护工作中，认识和掌握关于疾病发展变化规律的知识，及时采取适当的照护措施，能防止疾病加重。

三、病后防复

病后防复是指大病初愈，虽然正气渐复，症状好转，但余邪未清，脏腑、气血功能尚未完全恢复。所以，大病初愈后应注意合理调护，以使病邪彻底清除，脏腑功能完全恢复，防止疾病复发。

1. 防止因风邪复病

大病初愈，身体尚虚，气血未复，抵抗力低，常易感受风、寒、暑、湿、燥、火六淫之邪的侵袭而引起疾病的复发。六淫之中寒、暑、湿、燥等外邪多依附于风邪而入侵人体。因此，要根据四时气候变化，做好生活起居照护，及时增减衣服，防止因风邪侵袭而复病。

2. 防止因食复病

大病初愈，脾胃功能还未恢复，不可强制食补或暴饮暴食，若无节制，可造成因食而复发疾病。应根据病后恢复的综合情况来合理调配饮食。病后初愈的基本饮食要求是：清淡，易消化，少吃多餐，注意卫生，辨证施膳。

3. 防止因劳复病

大病初愈，精神疲劳、形体劳倦或房事不节等因素可引起疾病复发，称为因劳复病。要注意以下三个方面：

（1）防精神疲劳。调整生活作息，及时消除各种不良情志的影响，将轻微的体力劳动和脑力劳动相结合，使照护对象消除精神疲劳，安心养病。

（2）防形体劳倦。大病初愈者，进行必要的形体活动，可以使气血通畅，有助于彻底康复。但要量力而行，劳而不倦，可选择散步、打太极拳等运动方式。

（3）防房事劳倦。大病初愈，在身体完全康复之前宜静养，应嘱咐照护对象及其配偶节制房事，以免引起病情反复。

4.防止因情复病

大病初愈，脏腑功能完全恢复需要一段时间，照护对象容易产生急躁、焦虑等不良情志。所以，要做好情志调护，避免照护对象情志异常波动，使其心情舒畅，以免因不良情志导致疾病复发。

培训课程 ② 中医适宜技术协助照护

学习单元 1 拔罐法协助照护

一、概述

拔罐法是以罐为工具，借助燃烧或抽吸等方法，排除罐内空气以形成负压，将罐吸附于体表一定部位，使局部充血、瘀血，以达到防治疾病目的一种方法。

二、功效

拔罐法具有温经通络、除湿散寒、消肿止痛、吸毒排脓等功效。

三、适应证

拔罐法常用于外感风寒引起的头痛、风寒湿痹引起的关节疼痛、腰酸背痛、虚寒性咳喘、脘腹胀满、腹痛泄泻、疮疡初起未溃、毒蛇咬伤排毒等。

四、禁忌证

1. 骨骼凹凸不平、毛发较多部位，局部皮肤有溃疡、水肿以及有大血管分布处不宜拔罐。

2. 孕妇腹部和腰骶部不宜拔罐。

3. 高热、抽搐、凝血机制障碍者，严重心脏病、心力衰竭、重度水肿者不宜拔罐。

4. 精神紧张、疲劳、饮酒后，以及过饥、过饱、烦渴时不宜拔罐。

五、操作前准备

1. 环境准备

环境安静、整洁，光线充足，室温适宜。

2. 用物准备

玻璃罐（见图 6-1，根据所拔部位选择罐具大小及数量）、95% 乙醇棉球或纸片、打火机、止血钳、弯盘。如使用抽气罐（见图 6-2）需另备抽气筒，如采用走罐法需另备凡士林或润滑油。

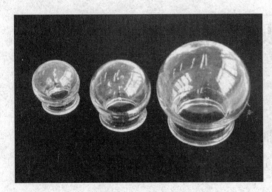

图 6-1　玻璃罐

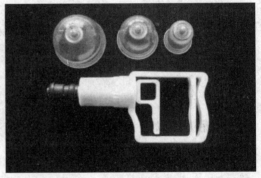

图 6-2　抽气罐

3. 操作者准备

操作者仪表整洁，洗净双手。

4. 照护对象准备

衣着宽松、舒适。

六、常用操作方法

1. 罐的吸附方法

（1）火吸法。一般使用玻璃罐，利用燃烧时火的热力排除罐内空气，形成负压，将罐吸附于局部皮肤上，即拔火罐。常用闪火法，这种方法相对较安全。操作者一手持大小适宜的罐具，另一手用止血钳夹紧 95% 的乙醇棉球，点燃后尽快伸入罐内，在罐壁中段绕 1~2 圈后立即退出，同时迅速将罐扣在所拔部位皮肤上。需要注意的是，点燃的乙醇棉球应尽快伸入罐内中部，不要在罐口停留，以免将罐口烧热，引起烫伤。

（2）抽气吸法。将抽气罐扣于局部皮肤上，用抽气筒连接罐顶部抽气活塞，抽出罐内空气，形成负压，待吸牢后，将抽气筒取下，关闭气门即能吸住。

2. 拔罐方法

（1）留罐。待罐吸牢后，将罐留置 10 ~ 15 min（抽气罐可留置 20 ~ 30 min），待局部皮肤充血，皮下出现瘀血时即可起罐。如果罐体较大，吸附力较强时，可适当缩短留罐时间，以免局部皮肤起疱。此法较为常用，一般疾病均可使用，可单罐留罐，也可多罐同时留罐（见图 6-3、图 6-4）。

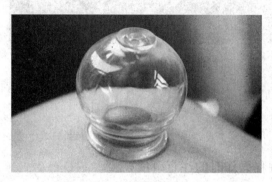
图 6-3　单罐留罐

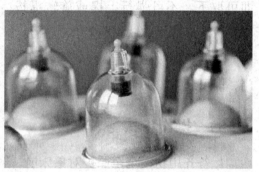
图 6-4　多罐留罐

（2）走罐（见图 6-5）。先在罐口或预拔部位涂适量凡士林或润滑油，再将罐拔住，用手握住罐体上下或左右往返推移，直至所拔部位皮肤出现红润、充血或瘀血时，将罐起下，一般适用于面积较大、肌肉丰厚部位，如背部、腰臀部以及大腿部等，常选用罐口口径较大的罐具，用于急性热病、风湿痹证、瘫痪麻木、肌肉萎缩等病证。

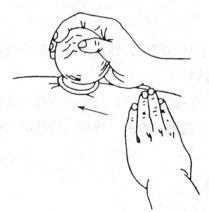
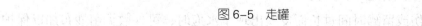
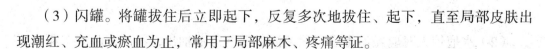
图 6-5　走罐

（3）闪罐。将罐拔住后立即起下，反复多次地拔住、起下，直至局部皮肤出现潮红、充血或瘀血为止，常用于局部麻木、疼痛等证。

3. 起罐方法

待拔罐局部皮肤出现明显瘀斑或留罐时间到，即可起罐。

（1）玻璃罐起罐方法（见图6-6）。操作者一手握住罐体，另一手的拇指或食指按压罐口皮肤，待空气进入罐内，即可取下。不可强行上提或旋转提拔，以免引起疼痛或皮肤损伤。

（2）负压吸引罐起罐方法。打开气门，即可起罐，操作简便。

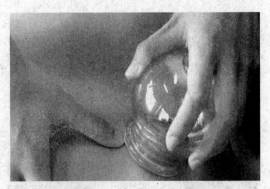

图6-6 起罐（玻璃罐）

七、操作步骤

1. 备齐用物，携至照护对象床前，解释操作时的注意事项。

2. 根据病情，协助照护对象取合理舒适体位，暴露拔罐部位，注意保暖。

3. 选择大小合适的罐具，检查罐口边缘是否光滑。

4. 将罐吸附于局部皮肤上，根据病情需要实施不同的拔罐方法。

5. 拔罐过程中，注意观察局部皮肤颜色变化及罐具吸附情况。

6. 起罐，擦去污渍。协助照护对象整理衣着，选取安全舒适体位，整理床单位。

7. 清理用物，洗手，观察并记录。

八、注意事项

1. 拔罐前应选择舒适合理的体位和肌肉丰厚的部位，并根据所拔部位选择大小适宜的罐，注意检查罐口是否圆滑、有无裂缝。

2. 拔罐时动作要稳、准、快，拔罐过程中注意询问照护对象的感觉，观察局部皮肤情况。当照护对象感觉所拔部位发热、发紧、发酸、疼痛、灼热时，应取下重拔。

3. 留罐时应帮助照护对象盖好衣被以保暖。

4. 拔火罐时要避免灼伤皮肤。

（1）若烫伤或留罐时间过长而皮肤出现小水疱时，可外敷无菌纱布加以保护，以防止擦破感染。

（2）水疱较大时应经消毒后用无菌注射器将渗液抽出，再用无菌纱布覆盖以防感染。

5.注意观察有无晕罐先兆。

（1）当照护对象出现头晕、恶心、面色苍白等晕罐反应时，应立即停止拔罐，将罐具全部起下，使照护对象平卧，注意保暖。

（2）轻者仰卧片刻，给饮温开水或糖水后，即可恢复正常；重者要及时送医。

6.老年人、儿童、体质虚弱及初次接受拔罐者的拔罐数量宜少，留罐时间宜短。

7.使用过的罐具均应消毒后备用。

8.健康照护师需在中医专业医护人员的指导下进行操作。

学习单元 2　刮痧法协助照护

一、概述

刮痧法是使用边缘钝滑的器具，在人体一定部位的皮肤上反复刮动，使局部皮下出现痧斑或痧痕，以达到防治疾病目的的一种方法。

二、功效

通过刮痧使脏腑经络秽浊之气排出体外，促使周身气血通畅，达到疏通皮肤和肌肉纹理、清热解表、活血化瘀等目的。

三、适应证

刮痧法适用于外感湿邪所致的高热、头痛、恶心、呕吐及外感暑湿所致的中暑、腹痛、腹泻等证。

四、禁忌证

1.凡危重病证，如急性传染病、严重心脏病等；有出血倾向的疾病，如血小板减少症、凝血功能障碍等禁止刮痧。

2.皮肤有损伤、破溃及不明原因的包块，外伤骨折处禁止刮痧。

3.年老久病、过于消瘦者不宜刮痧，孕期妇女的腹部、腰骶部及一些穴位

（如三阴交、合谷、肩井、昆仑等）禁止刮痧，囟门未闭合的小儿头部禁止刮痧。

4.过饥、过饱、过度疲劳或过度紧张者禁止刮痧。

五、常用部位

1.头部：眉心、太阳穴。

2.颈项部：颈部、项部两侧。

3.胸部：肋间隙、胸骨中线。

4.肩背部：两肩部、背部脊柱两侧。

5.四肢：上臂内侧、肘窝、大腿内侧及腘窝。

六、操作前准备

1.环境准备

环境安静、整洁，光线充足，室温适宜。

2.用物准备

刮具（刮痧板或光滑的硬币、瓷匙等），小碗内放润滑剂（清水或香油等），纸巾。

3.操作者准备

操作者仪表整洁，洗净双手。

4.照护对象准备

衣着宽松、舒适。

七、操作步骤

1.备齐用物，携至照护对象床旁，解释操作时的注意事项。

2.根据病情，协助照护对象取舒适体位，暴露刮痧部位，注意保暖。

3.检查刮具边缘，确定光滑无缺损。

4.手持刮具，蘸润滑剂，在选定部位施刮。

（1）刮痧过程中，应保持刮具边缘湿润，刮具与刮拭方向皮肤呈45°~90°（见图6-7）。

（2）颈部脊柱旁从上至下，胸背部从内向外，单一方向刮拭皮肤，不可来回刮拭，用力均匀，力度适中，一般刮至局部皮下出现红色或紫红色痧痕为度。

（3）刮痧的条数应视具体情况而定，一般每次刮8~10条，每条刮20次左右，每条长度 6～15 cm。

5.刮痧结束，擦干油或水渍。协助照护对象整理衣着，选取安全舒适体位，整理床单位。

6.清理用物，洗手，观察并记录。

八、注意事项

1.保持室内空气新鲜、流通，避免直接吹风。

2.操作中注意观察照护对象局部皮肤颜色变化情况，随时询问其感觉，如

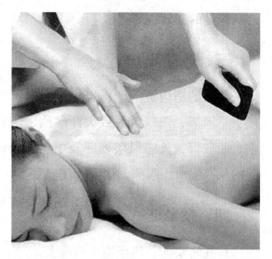

图 6-7　刮痧

照护对象出现疼痛异常、冷汗不止、胸闷烦躁等应停止刮痧。

3.刮痧时用力应均匀，力度要适中，以照护对象能耐受为宜，每次每个部位刮拭不超过 10 min，或以出痧为度，对不出痧或出痧少者不可强求出痧。

4.嘱照护对象在刮治期间注意休息，保持心情愉快；饮食清淡易消化，禁食生冷油腻的食物。

5.两次刮痧间一般间隔 3～6 天，以皮肤痧退为准，3～5 次为一疗程。

6.刮具一定要注意清洁，用后清洗并用 75% 的酒精消毒。

7.健康照护师需在中医专业医护人员的指导下进行操作。

学习单元 3　艾灸法协助照护

一、概述

艾灸法是将艾绒制成艾条或艾炷，点燃后悬置或放置在穴位或病变部位，进行烧灼、温熨，借灸火的热力给人体以温热性刺激，达到防病治病目的的一种方法，简称灸法。

二、功效

灸法有温经通络、行气活血、驱散寒邪、消瘀散结、温肾健脾、回阳救逆、

防病保健的功效。

三、适应证

灸法的适应证广泛，以虚证、寒证为主。如脾肾阳虚致久泄遗尿、遗精、阳痿、早泄等，阳气虚脱致大汗淋漓、四肢厥冷、脉微欲绝等，气虚下陷致内脏脱垂、脱肛等，外感风寒表证及中焦虚寒致呕吐、泄泻等，寒凝血滞、经络痹阻引起的风寒湿痹、腹痛、痛经、闭经等。

四、禁忌证

1.凡属实证、热证均不宜施灸。

2.心尖搏动处、大血管处、孕期妇女下腹部及腰骶部、睾丸、乳头、阴部不可灸。颜面部、关节活动处不宜瘢痕灸（灸后皮肤留下瘢痕）。

3.极度疲劳、过饥、过饱、醉酒、大汗淋漓、情绪不稳、有精神疾病者忌灸。

4.艾灸敏感者（闻到艾灸气味出现呕吐、憋气、头晕、连续打喷嚏、咳嗽等症状者）、皮肤过敏者不宜施灸。

五、常用穴位

1.颈椎病：风池、风府、大椎、肩井。

2.肩周炎：肩髎、肩髃、天宗、巨骨。

3.腰腿痛：腰眼、腰夹脊、环跳、承山。

4.膝关节炎：血海、阴陵泉、阴谷、委阳。

5.脾胃虚寒性胃痛：中脘、内关、足三里。

6.脾虚性腹泻：天枢、神阙、足三里、肾俞、脾俞。

7.虚寒型痛经：关元、中极、三阴交、足三里。

六、操作前准备

1.环境准备

环境安静、整洁、通风、光线充足、室温适宜，无吸氧装置及易燃物品。

2.用物准备

治疗盘、艾条或艾炷、火柴或打火机、污物盘，艾炷灸需备凡士林、镊子，间接灸需备姜片、蒜片、盐、粗针等，必要时备浴巾。

3. 操作者准备

操作者仪表整洁，洗净双手。

4. 照护对象准备

衣着宽松、舒适。

七、常用操作方法

1. 艾条灸

艾条灸是将艾条一端点燃，对准腧穴或患处施灸的一种方法，可分为温和灸、雀啄灸、回旋灸。

（1）温和灸（见图 6-8）。将艾条的一端点燃，一手持艾条与施灸部位皮肤保持 2～3 cm 距离进行熏灸，使局部皮肤有温热感而无灼痛为宜。一般每个部位施灸 10～15 min，至局部皮肤出现红晕为度。

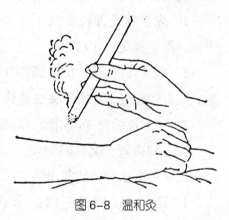

图 6-8　温和灸

（2）雀啄灸（见图 6-9）。将艾条的一端点燃，一手持艾条在距施灸部位皮肤 2～5 cm 范围，像鸟雀啄食一样一下一上不停移动施灸。一般每个部位施灸 5 min 左右。

（3）回旋灸（见图 6-10）。将艾条的一端点燃，一手持艾条在距施灸部位皮肤约 3 cm 处，左右来回或旋转移动施灸。一般每个部位施灸 20～30 min。

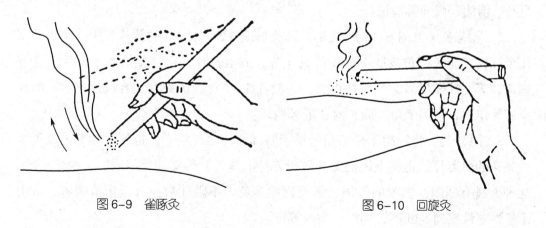

图 6-9　雀啄灸　　　　　　　　　　图 6-10　回旋灸

以上三种方法对一般的病症都可使用，温和灸常用于治疗慢性病症，而雀啄灸、回旋灸常用于急性病症。

2. 艾炷灸

艾炷灸是将点燃的圆锥形艾炷置于施灸部位施灸的一种方法。每燃烧一个艾炷，称为一"壮"，可分为直接灸和间接灸。

（1）直接灸（见图6-11）。又称为"着肤灸"，即将大小适宜的艾炷直接放在施灸部位的一种方法。根据灸后皮肤是否留有瘢痕，又分为瘢痕灸和无瘢痕灸两种，因瘢痕灸带来的痛苦较大，已很少使用，在此仅介绍无瘢痕灸。

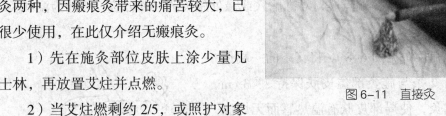

图6-11　直接灸

1）先在施灸部位皮肤上涂少量凡士林，再放置艾炷并点燃。

2）当艾炷燃剩约2/5，或照护对象感到微有灼痛时，用镊子夹去艾炷并置于污物盘内，换炷再灸。

3）一般连续灸3~7壮，以局部皮肤出现红晕但不起疱为度。

（2）间接灸。又称隔物灸，即在艾炷与施灸部位皮肤之间隔垫上某种物品而施灸的一种方法。一般常用的有隔姜灸、隔蒜灸、隔盐灸等。

1）隔姜灸（见图6-12）。将鲜姜切成直径2~3cm、厚0.2~0.3cm的薄片，中间用粗针刺几个孔，在施灸部位皮肤上涂少许凡士林，放上姜片，再将艾炷置于姜片上点燃施灸，等艾炷燃尽后，可换炷再灸。一般灸5~10壮，以局部皮肤出现红晕但不起疱为度。这种方法有散寒止痛、温胃止呕等作用，常用于虚寒性呕吐、泄泻、腹痛等病证。

2）隔蒜灸（见图6-13）。将鲜大蒜头切成0.2~0.3cm的薄片，中间用粗针刺几个孔，在施灸部位皮肤上涂少许凡士林，放上蒜片，再将艾炷置于蒜片上点燃施灸，等艾炷燃尽后，可换炷再灸，一般灸5~7壮。这种方法有清热解毒、消肿止痛等作用，常用于疖、痈、疽、疮等病证。

3）隔盐灸。将纯净干燥的精盐填于脐部，使之与脐平，也可在盐上再放置一片刺孔的薄姜片，再将点燃的艾炷置于姜片上施灸，等艾炷燃尽后，可换炷再灸。这种方法有回阳、固脱的作用，需要连续施灸，不限壮数，直至病情缓解，常用于急性寒性腹痛、吐泻、痢疾、中风等证。

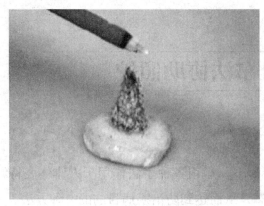

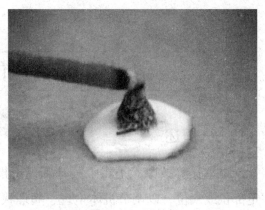

图 6-12　隔姜灸　　　　　　　　　　　图 6-13　隔蒜灸

八、操作步骤

1. 备齐用物，携至照护对象床旁，解释操作时的注意事项。

2. 根据病情，协助照护对象取合理舒适体位，暴露施灸部位，注意保暖。

3. 根据病情实施不同灸法。

4. 施灸完毕，协助照护对象整理衣着，选取安全舒适体位，整理床单位。

5. 清理用物，洗手，观察并记录。

九、注意事项

1. 施灸顺序一般宜先上部、后下部，先腰背部、后胸腹部，先头身、后四肢。

2. 施灸过程中，随时询问照护对象有无灼痛感。对于局部知觉减退者，操作者要将食中两指分开后置于施灸部位两侧来判断局部温度，以随时调整施灸的距离，防止烫伤。及时除去艾灰，以防脱落烫伤皮肤。

3. 污物盘内可盛少许水，施灸后将燃剩的艾灰放入，以防复燃。

4. 施灸后皮肤出现潮红或有灼热感属正常现象，无须处理。如局部灼伤起疱，小水疱可自行吸收；较大水疱可用无菌注射器抽出液体，消毒后覆盖无菌纱布，保持干燥，防止感染。

5. 一般晕灸者较少见，若发生晕灸，其症状与晕针相似，会出现突然头晕、眼花、恶心、颜面苍白、脉细、四肢厥冷、血压下降、心慌出汗甚至晕倒等症状，多因初次施灸时精神紧张，或空腹、疲劳、恐惧、灸量过大而造成。因此，在施灸时要细心观察照护对象面色，询问有无不适等，以便早发现、早处理。

6. 健康照护师需在中医专业医护人员的指导下进行操作。

学习单元 4　推拿法协助照护

一、概述

推拿又称按摩，是在中医基础理论指导下，运用各种手法作用于人体体表特定部位或穴位，以调节机体生理、病理状态，从而达到防治疾病目的的一种方法。

二、功效

推拿法具有疏通经络、滑利关节、强筋健骨、散寒止痛、健脾和胃、消积导滞、扶正祛邪等功效。

三、适应证

1. 骨伤科病证

颈椎病、落枕、颈肩综合征、肩关节周围炎、软组织扭伤、腰椎间盘突出症等。

2. 内科病证

感冒、头痛、便秘、腹泻、胃脘痛、失眠、高血压等。

3. 妇科病证

急性乳腺炎、月经不调、痛经、慢性盆腔炎等。

4. 儿科病证

咳嗽、哮喘、发热、鼻炎、近视、积食、厌食等。

四、禁忌证

1. 皮肤破溃、骨折、骨质疏松、骨关节结核、肿瘤、出血或有出血倾向者不宜推拿。

2. 心、脑、肺等重要脏器严重病变，急性传染病、精神病者不宜推拿。

3. 过饥、过饱、酗酒或过度疲劳时，不宜推拿。

4. 女性经期、怀孕期间、产后恶露未净时，小腹部不可推拿。

五、操作前准备

1. 环境准备

环境安静、整洁，光线充足，室温适宜。

2. 用物准备

推拿床或硬板床、靠背椅、大浴巾、润肤介质（松节油、滑石粉、麻油等）。

3. 操作者准备

操作者仪表整洁，洗净双手。

4. 照护对象准备

衣着宽松、舒适。

六、常用推拿手法

1. 摩擦类手法

（1）摩法（见图 6-14）。摩法是将指面或掌面附着在体表一定部位上，以腕关节带动前臂做有节律的环旋抚摩运动的手法，按附着部位分为指摩法、掌摩法。操作时关节自然屈曲，胸部放松，指掌自然伸直，动作缓和而协调，仅在皮肤上做有节律的环旋抚摩活动，而不带动皮下组织。摩法频率约为 120 次 / 分钟，适用于全身各部，尤其是胸腹、颜面部，常用于胃脘痛、食积腹胀、腹痛等病证。

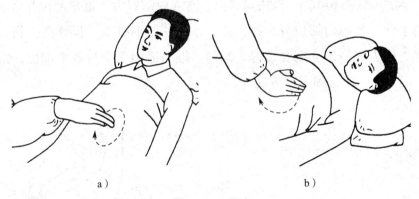

a ）　　　　　　　　　　　　　　　b ）

图 6-14　摩法

a ）指摩法　b ）掌摩法

（2）擦法（见图 6-15）。擦法是将手掌的大鱼际、小鱼际或掌根紧贴皮肤并做直线运动来回摩擦的手法。擦法频率为 100 ~ 120 次 / 分钟，适用于胸胁、腹部、肩背、腰臀及下肢，常用于内脏虚损和气血功能失常的病证。

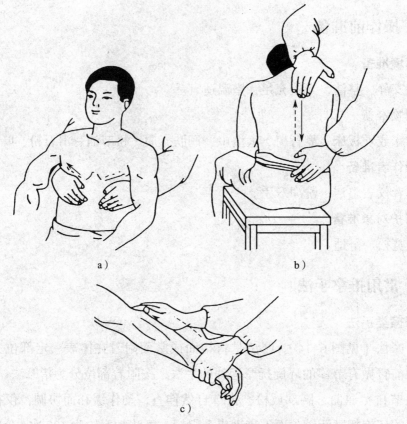

图6-15　擦法

a）掌擦法　b）小鱼际擦法　c）大鱼际擦法

（3）推法（见图6-16）。推法是将指、掌或肘部着力于推拿部位并做单方向直线移动的手法。按施力部位分为指推法、掌推法、肘推法。操作时，指、掌或肘紧贴体表，用力要稳，速度要缓慢、均匀。推法适用于全身各个部位，常用于肌肉劳损、颈椎病、肌腱周围炎等病证。

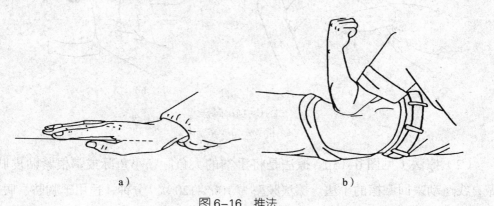

图6-16　推法

a）掌推法　b）肘推法

（4）抹法（见图6-17）。抹法是将单手或双手拇指螺纹面紧贴皮肤并做上下或左右往返移动的手法。抹法适用于头面及颈项部，常用于头晕、头痛及颈项强痛等疾病。

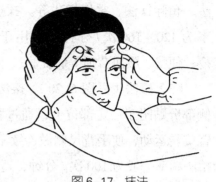

图6-17　抹法

2. 摆动类手法

（1）一指禅推法（见图6-18）。一指禅推法是将拇指指腹或指端着力于推拿部位，以肘部为支点，前臂做主动摆动，带动腕部摆动和拇指关节做屈伸活动的手法。一指禅推法频率为120～160次/分钟，适用于全身各个部位，常用于头痛、胃痛、腹痛及关节酸痛等病证。

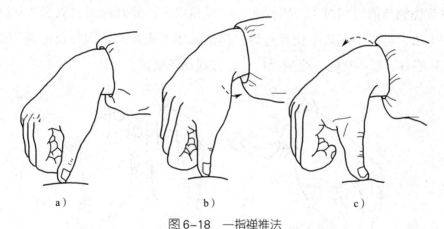

a）　　　　　　　　　b）　　　　　　　　　c）

图6-18　一指禅推法

a）垂肘悬腕、掌虚指实　b）腕部向内摆动　c）腕部向外摆动

（2）揉法（见图6-19）。揉法是将手指螺纹面、手掌大鱼际、掌根或全掌着力吸定于一定穴位或部位上并做轻柔和缓的旋转运动的手法。按着力部位分为指揉

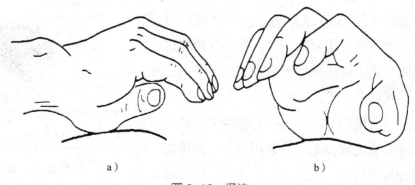

a）　　　　　　　　　　　　　　b）

图6-19　揉法

a）鱼际揉法　b）掌根揉法

法、鱼际揉法、掌根揉法等。揉法适用于全身各部，频率为 120～160 次/分钟，常用于胃炎、胃十二指肠溃疡、便秘、腰肌劳损等病证。

（3）擦法（见图 6-20）。擦法是将手掌背部近小指侧部分贴附于一定部位上，通过腕关节往返屈伸带动前臂旋转运动，使手背尺侧做连续不断的来回滚动的手法。

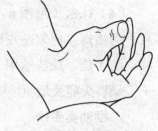

图 6-20　擦法

擦法频率一般为 100 次/分钟，适用于肩、背、四肢等肌肉较丰厚的部位，常用于关节、肌肉等软组织损伤以及颈椎病、肩周炎等病证。

3. 挤压类手法

（1）捏法（见图 6-21）。捏法是将拇指和食指、中指两指相对（三指捏法）或食指中节桡侧与拇指相对（二指捏法）以提夹皮肉，并对称用力以做连续转挤捏的一种手法，可单手或双手交替进行。捏法适用于头颈部、四肢及背脊等处，常用于伤风感冒、恶心呕吐、腹痛泄泻、跌打损伤等病证。

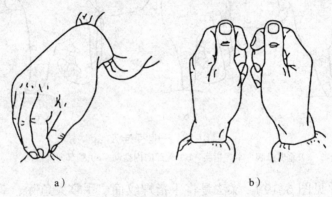

a）　　　　　　　　　　b）

图 6-21　捏法

a）三指捏法　b）二指捏法

（2）拿法（见图 6-22）。拿法是将拇指和食指、中指或其余四指相对用力在一定穴位或部位上进行节律性提捏的手法。拿法适用于肩颈、四肢等处，常用于颈椎病、肩周炎、感冒等病证。

（3）按法（见图 6-23）。按法是将指、掌或肘部用力在一定穴位或部位上并逐渐用力下压的手法。按施力部位分为指按法、掌按法、肘按法。操作时着力部位要紧贴体表，不可移动，用力要由轻而重。按法适用于全身各部，常用于头

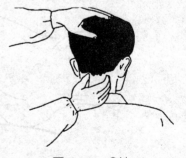

图 6-22　拿法

痛、胃痛、失眠、半身不遂等病证。

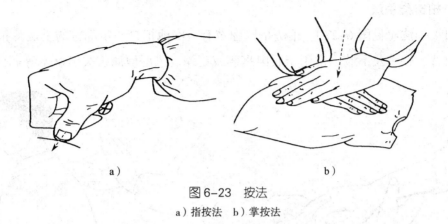

图6-23　按法
a）指按法　b）掌按法

（4）掐法（见图6-24）。掐法是将指端按压在穴位上的手法，其接触面小、刺激力量强，多用于痛觉敏感的人中穴及肢端穴位上，有开窍醒脑的作用，常用于惊厥、昏迷等病证。

（5）搓法（见图6-25）。搓法是将两手掌面夹住身体一定部位，并相对用力做快速往返搓动，同时可做上下往返移动的手法。搓法适用于腰、背、胁肋及四肢部，一般作为结束手法。

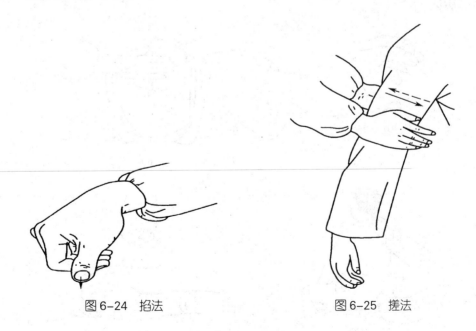

图6-24　掐法　　　　　　　　　图6-25　搓法

（6）捻法（见图6-26）。捻法是将拇指、食指指腹夹住一定部位并且两指相对做搓揉动作的手法。捻法适用于四肢小关节，常用于小关节疼痛、肿胀或屈伸不利等病证。

4. 拍击类手法

（1）拍法（见图6-27）。拍法是以虚掌有节奏地拍打一定部位的手法。拍法适用于肩背、腰臀及下肢，常用于肌肉痉挛或萎缩、风湿痹痛、关节麻木等病证。

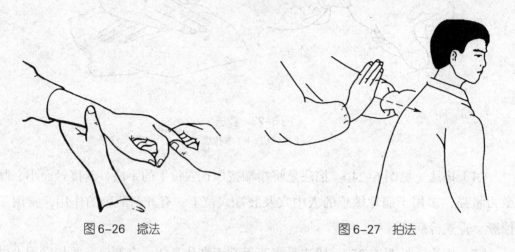

图6-26 捻法   图6-27 拍法

（2）击法（见图6-28）。击法是以拳背、掌根、掌侧小鱼际或指尖叩击一定部位的手法。击法适用于肩背、腰臀及四肢等部位，常用于头痛、风湿痹痛、脘腹疼痛等病证。

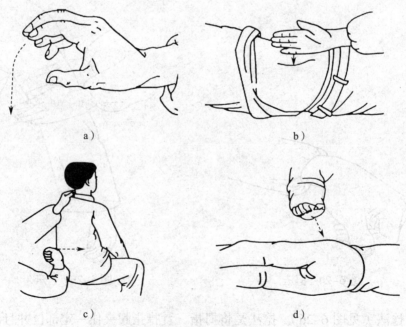

a）   b）

c）   d）

图6-28 击法
a）指尖击法 b）小鱼际击法 c）拳背击法 d）掌根击法

5. 运动关节类手法

运动关节类手法主要包括摇法（见图6-29）。摇法用一手握住（或扶住）被摇动关节近端的肢体，用另一手握住关节远端的肢体，以关节为轴，使肢体做被动的环旋动作。操作时动作要缓和，用力要稳，摇动的幅度要由小到大。摇法适用于四肢关节、颈项部，常用于肩周炎、四肢关节扭伤、半身不遂等病证。

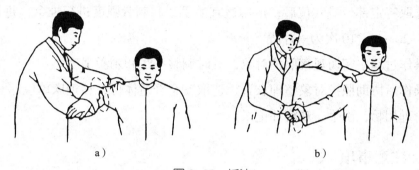

a)　　　　　　　　　　　　　　　　　b)

图6-29　摇法

a）托肘摇法　b）握手摇法

6. 振动类手法

（1）振法（见图6-30）。振法是将指端或手掌置于一定部位上，使前臂和手部肌肉产生震颤动作并传递到机体的手法。振法适用于全身各部，常用于失眠健忘、高血压、胸胁痛等病证。

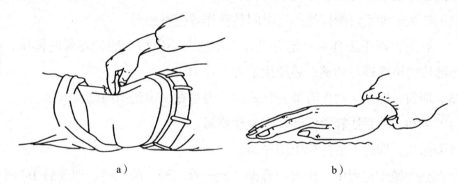

a)　　　　　　　　　　　　　　　　　b)

图6-30　振法

a）指振法　b）掌振法

（2）抖法（见图6-31）。抖法是以双手握住照护对象上肢或下肢远端并微用力做连续的小幅度上下颤动，使关节有松动感的手法。操作时的颤动幅度要小，频率要快。抖法适用于四肢部，尤其是上肢，一般作为结

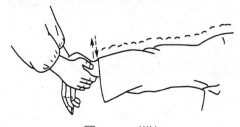

图6-31　抖法

束手法。

七、操作步骤

1. 备齐用物，携至床旁，解释操作时的注意事项。

2. 根据病情安置照护对象于安全舒适体位，暴露推拿部位，注意保暖。

3. 选取特定部位或穴位后，运用适宜的手法和刺激强度进行推拿。每日 1 次，每次 15 ~ 20 min，10 次为一疗程。

4. 操作过程中密切观察照护对象，及时调整手法和刺激强度。

5. 操作后协助照护对象整理衣着，选取安全舒适体位，整理床单位。

6. 清理用物，洗手，观察并记录。

八、注意事项

1. 操作前修剪指甲，以免损伤照护对象皮肤。

2. 实施腹部推拿手法前嘱照护对象提前排空大小便。

3. 操作过程中要注意保暖，并遮挡隐私部位。密切观察照护对象全身情况，如出现面白肢冷或剧烈疼痛，应立即停止操作。

4. 推拿手法要求持久、有力、均匀、柔和、深透。

（1）持久，即手法能持续一定时间且动作规范不变形。

（2）有力，即手法具有一定力量，力量的大小应根据照护对象的体质、病情和操作部位的不同进行调整，忌使用蛮力、暴力。

（3）均匀，即手法动作有节奏，速度、力量在一定范围内维持恒定。

（4）柔和，即手法轻柔缓和，不生硬粗暴。

（5）深透，即运力能达到组织深层。

5. 在整个操作过程中，施力应遵循"轻—重—轻"的原则，即前后 1/4 时间段手法刺激力量相对较轻，中间 1/2 时间段手法刺激力量相对较重。

6. 健康照护师需在中医专业医护人员的指导下进行操作。

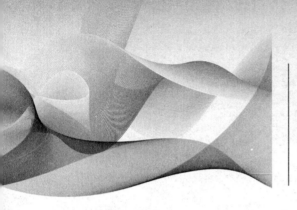

职业模块 **7**
运动与康复知识

培训课程 1　运动与康复基本知识

　　学习单元　运动与康复基本知识

培训课程 2　呼吸运动与康复

　　学习单元　呼吸运动与康复

培训课程 3　深静脉血栓形成的预防与康复照护

　　学习单元　深静脉血栓形成的预防与康复照护

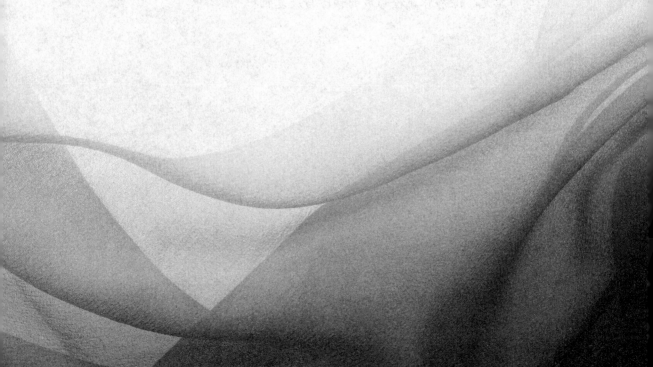

培训课程 ① 运动与康复基本知识

学习单元　运动与康复基本知识

一、运动与康复概述

1. 运动与康复的概念

（1）运动。狭义的运动是指体育的基本手段，包括各种游戏、专门运动项目和锻炼活动等。广义的运动是泛指身体活动的过程。合理的运动可以增强体质、改善功能、预防或治疗疾病、提高生活质量。

（2）康复。康复是指综合而协调地应用各种措施，消除或减轻疾病、伤残对个体生理、心理和社会功能的影响，使个体各方面功能达到或保持最佳状态，从而改变病伤残者的生活，增强其自理能力，使其重返社会，提高生活质量。康复采取的措施多样，其中运动是非常重要的一项措施。

2. 运动与健康的密切关系

（1）增强免疫力。运动可使人的免疫力增强，有助于延缓慢性疾病的发展，如肺炎、支气管炎、哮喘等疾病。

（2）维持人体骨骼、关节、肌肉的形态和功能。长期运动可以预防和延缓骨质疏松、软骨变性退化、肌肉萎缩、关节挛缩甚至变形，还能增强骨的支撑力和承重能力、改善软骨营养、提高肌力和耐力、改善关节活动范围。

（3）提高代谢能力。运动可以使人体肌肉收缩，消耗大量能量，提高机体的新陈代谢水平。如适当的运动有利于减轻体重，提高胰岛素的敏感性，改善血糖紊乱。研究表明，坚持长跑的人的血浆胆固醇、甘油三酯、低密度脂蛋白水平显著降低，且任何强度的持续运动如马拉松、越野、滑雪，甚至休闲性慢跑，都有降血脂效应。此外，运动还能促进骨对钙、磷的吸收。因此，适当运动已成为糖尿病、高血脂、骨质疏松症患者的基本治疗方法之一。

（4）改善心肺功能。运动时大量血液流向肌肉，为适应机体的需要，心跳加快、心肌收缩力增强、呼吸加深加快、胸廓与膈的活动幅度明显增加。因此，长期坚持运动，能使人体的心肺功能增强。

（5）促进生长发育。运动既可以促进骨骼对矿物质的吸收，使人体长高；也可以通过对骨骼肌的刺激，增加肌肉蛋白质的合成，改善肌肉细胞代谢，使肌肉更发达。

（6）提高神经系统的调节能力。运动能提高神经活动的兴奋性、灵活性和反应性，提高神经系统对全身脏器功能的协调能力，能使人迅速做出协调、准确的反应，减少跌倒的发生。

（7）延缓衰老。经常运动，特别是进行有氧运动（主要以有氧代谢提供运动中所需能量的运动方式，低强度、长时间的运动基本都是有氧运动）的人，其肌肉含量和力量并不会随年龄的增长而减少，脂肪和胆固醇水平也不会随年龄的增长而提高，免疫系统功能也不会衰退。

（8）改善情绪、调节精神和心理。运动可改善人的情绪，有助于睡眠；可使人保持健康的心态、增进沟通交流，更好地融入社会。

二、运动康复评定

1.运动康复评定概述

运动康复评定是指收集、评定照护对象的健康史资料，测定照护对象的运动功能，对结果进行比较、综合、分析、解释，最后形成结论和诊断的过程。运动康复评定的方法包括交谈、观察、填表（量表、问卷、调查表等）、仪器检测等。

运动康复评定是为照护对象制订运动康复训练计划的基础，有助于掌握照护对象运动功能障碍情况，指导制订运动康复治疗计划，确定运动康复训练项目，判断康复疗效和预后。

2.肌力评定

肌力是指肌肉收缩的力量。肌力评定方法包括徒手肌力检查、简单器械肌力测试、等速肌力测试，其中最为常用的是徒手肌力检查。

徒手肌力检查是指健康照护师在借助重力或徒手施加外在阻力的前提下，评定照护对象所测肌肉或肌群进行最大自主收缩时肌力大小的方法。该方法操作简单，易掌握。检查时，健康照护师指导照护对象处于不同的受检体位，然后让照护对象收缩受试肌肉或肌群，分别在将肢体置于滑板上或托住肢体以去除重力的情况下，抵抗肢体重力的情况下，或者在肢体上施加一定阻力的情况下，完成最大范围的关节活动（见图 7-1）。按肌力 6 级分级标准（见表 7-1）来评定肌力的级别。

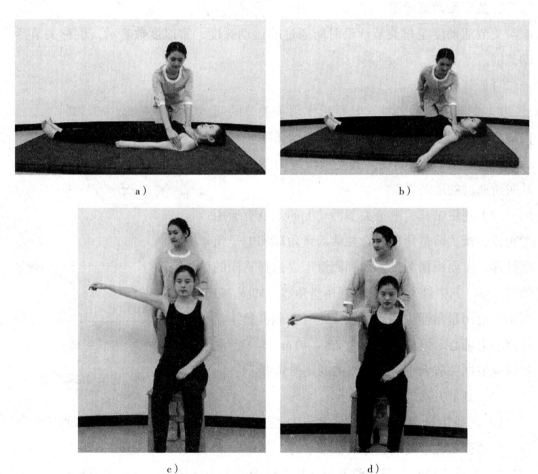

a）　　　　　　　　　　　　　　　　　b）

c）　　　　　　　　　　　　　　　　　d）

图 7-1　徒手肌力评定方法示例

a）0 级、1 级肌力评定　b）2 级肌力评定　c）3 级肌力评定　d）4 级、5 级肌力评定

表 7-1　肌力 6 级分级标准

级别	标准	相当正常肌力的百分比（%）
0	无可测知的肌肉收缩	0
1	有轻微收缩，但不能引起关节活动	10
2	在减重状态下能做关节全范围活动	25
3	能抗重力做关节全范围活动但不能抗阻力	50

续表

级别	标准	相当正常肌力的百分比（%）
4	能抗重力、抗一定阻力活动	75
5	能抗重力、抗充分阻力活动	100

3. 关节活动度评定

关节活动度是指关节活动时所通过的运动弧度，常以度数表示，也称关节活动范围。

（1）分类

1）主动关节活动度。其是指作用于关节的肌肉随意收缩使关节运动时所通过的运动弧度。

2）被动关节活动度。其是指由外力使关节运动时所通过的运动弧度。

（2）测量工具。测量关节活动度的工具有通用量角器、指关节量角器、脊柱活动量角器和电子角度计等，需要根据测量部位和测量需要选择不同的测量工具。其中最为常用的是通用量角器。如图7-2所示，通用量角器由移动臂、固定臂和刻度盘（盘的圆心为轴心）组成，长度为7.5～40 cm不等，测量时应根据关节大小选择适当的通用量角器。

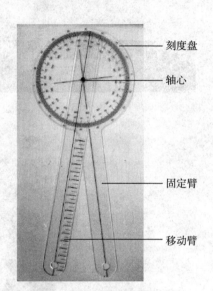

刻度盘
轴心
固定臂
移动臂

图 7-2　通用量角器构造

（3）测量方法（见图7-3）

1）使通用量角器的轴心与关节中心一致，固定臂与关节近端肢体的长轴平行，移动臂与关节远端肢体的长轴平行。

2）关节活动时，固定臂不动，移动臂随着关节远端肢体的移动而移动，移动臂移动到终末位置后所指向的读数即为该关节的活动度。

4. 手功能评定

手部疾病常常引起手功能障碍，给照护对象的生活和工作带来不便，甚至使照护对象丧失自理能力。

（1）目的。了解手功能障碍程度，为手的康复训练提供依据。

（2）内容及方法。手功能评定的内容包括手的握力、关节活动度、协调性、灵巧度等运动功能及感觉功能的评定。下面介绍握力及手的灵巧度的评定方法：

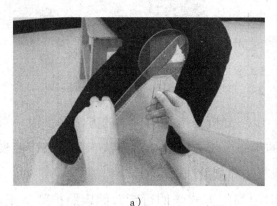
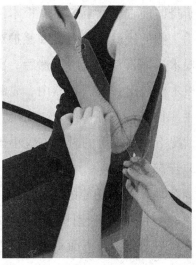

a）　　　　　　　　　　　　　　　　b）

图 7-3　关节活动度测量方法示例

a）髋关节内旋活动度测量方法　b）肘关节屈曲活动度测量方法

1）握力评定。可以采用握力器进行定量评定，也可以采用徒手握力评定法进行定性评估。

①握力器评定。照护对象将被测上肢自然下垂于躯体两侧，屈肘 90°，前臂肌不旋前，也不旋后，保持中立，手掌心朝向对侧，手握住握力器手柄，用最大力握 2~3 次，取最大值。握力大小以握力指数进行评定，握力指数 = 握力（kg）/ 体重（kg）× 100，大于 50 为正常值。

②徒手握力评定法。照护对象取坐位或站位，健康照护师面向照护对象，双手交叉，左手握照护对象左手，右手握照护对象右手，嘱照护对象用最大力量握健康照护师的手，判断双手握力是否对称以及握力的大小（见图 7-4）。

2）灵巧度评定

①工具。可采用 9 孔插板试验评定手的灵巧度。9 孔插板（见图 7-5）是一块尺寸为 13 cm × 13 cm 的木板，上有 9 个孔，孔的深度为 1.3 cm，每孔的直径为 0.71 cm，插棒为 9 根长 3.2 cm、直径 0.64 cm 的圆柱体。

②方法。试验时，照护对象取坐位，将插

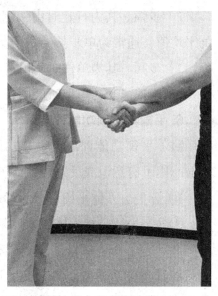

图 7-4　徒手握力评定法

板置于身体前方桌面上，将 9 根木棒放于被测试手一侧的浅口容器内，嘱照护对象分别将 9 根木棒插入 9 个孔中，然后一次一根地将 9 根木棒拔出并放回容器内。先测健手再测患手。比较两只手完成该项活动的时间。正常情况下，两只手的时间差应小于 3 s。

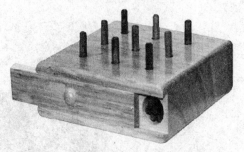

图 7-5　9 孔插板

5. 步态分析

步态是人行走功能的表现形式。步态分析是指采用科学的方法和手段，对照护对象的步行功能进行评定。常用的步态分析方法包括观察法、测量法、量表法和实验室步态分析。下面重点介绍观察法和测量法。

（1）观察法。让照护对象按平时习惯的方式来回行走，健康照护师从正面、背面、侧面观察照护对象全身的姿势和下肢各关节的活动，记录步态周期中存在的问题。此外，还可以让照护对象改变行走速度、转身行走、上下楼梯或斜坡、绕过障碍物、坐下和站起、原地踏步或原地站立、闭眼站立等，分别观察有无异常。

（2）测量法。让照护对象在规定距离的道路上行走，用滑石粉或墨水使照护对象行走时能在规定走道上或地面铺的白纸上留下足印，测定时间和距离参数。步态分析常用参数有：

1）步长。其为行走时一侧脚后跟着地点到紧接着的对侧脚后跟着地点之间距离的平均值。平地行走时，步长正常值为 50～90 cm。

2）步幅。其为行走时由一侧脚后跟着地点到该侧脚后跟再次着地点之间距离的平均值，通常为单步长的两倍。

3）步频。其为单位时间内行走的步数，正常人为 95～125 步／分钟。

4）步速。其为单位时间内行走的距离，正常人为 65～100 m/min。

6. 平衡与协调功能评定

（1）平衡功能评定。平衡功能是由于各种原因使身体重心偏离稳定位置时，四肢、躯干有意识或反射性地活动以恢复身体直立稳定的能力。

1）分类。人体平衡可分为静态平衡和动态平衡两大类。

①静态平衡是指人体或人体某一部位在无外力作用下处于某种特定的姿势。

②动态平衡包括自动态平衡和他动态平衡两个方面。自动态平衡是指人体在进行各种自主活动或姿势转换的过程中，能重新获得稳定状态的能力。他动态平衡是指人体在外力的作用下恢复稳定状态的能力。

2）评定方法。主要分为观察法、量表评定法及平衡测试仪评定法三类，平衡测试仪评定需到具备相应设备的医疗机构进行，下面介绍观察法。

普遍使用的观察法主要是闭目难立征检查法（见图 7-6），照护对象双足并拢站立，两手向前平伸，先睁眼后闭眼，维持 30 s，倾斜欲倒为异常。此外，还可以评定照护对象在活动状态下能否保持平衡，如在不同条件下行走，包括脚跟碰脚趾行走、足尖行走、侧方走、走圆圈及绕过障碍物行走等。

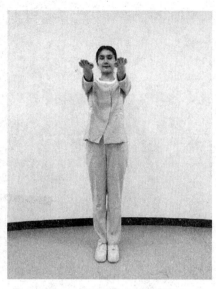

图 7-6　闭目难立征检查法

（2）协调功能评定。协调是指人体完成平稳、准确、有控制的运动的能力。主要采用观察法进行评定。观察照护对象在完成指定动作时是否直接、精确，时间是否正常，有无辨距不良、震颤或僵硬，增加速度或闭眼时有无异常等。评定时还需要注意协调功能异常是一侧性还是双侧性，什么部位最明显，睁眼、闭眼有无差别。

1）上肢协调功能评定方法（见图 7-7）

①指鼻试验。照护对象用自己的食指，先接触自己的鼻尖，再去接触健康照护师的食指。

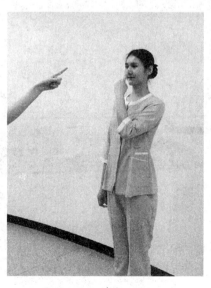 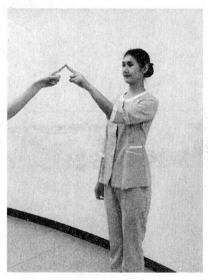

a）　　　　　　　　　　　b）

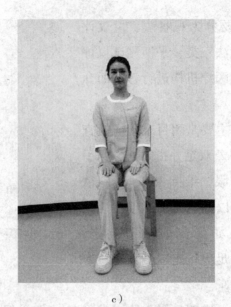

c）

图 7-7　上肢协调功能评定方法

a）指鼻试验　b）指对指试验　c）轮替试验

②指对指试验。健康照护师将食指放在照护对象面前，让其用食指去接触健康照护师的食指。

③轮替试验。照护对象双手张开，一手掌心向上，另一手掌心向下，两手交替进行。

2）下肢协调功能评定方法。常用的方法是跟—膝—胫试验（见图 7-8），照护对象仰卧，抬起一侧下肢，将足跟放在对侧下肢的膝盖上，再沿着胫骨前缘向下移动。

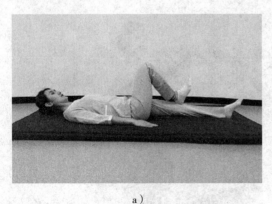
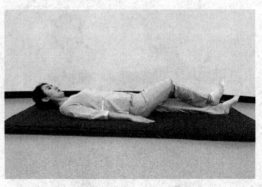

a）　　　　　　　　　　　　　　　　　　　b）

图 7-8　跟—膝—胫试验

a）一侧足跟放在对侧下肢膝盖上　b）一侧足跟沿对侧胫骨前缘向下移动

7. 日常生活活动能力评定

日常生活活动能力是指人们为了维持生存以及适应生存环境而每天必须反复进行的、最基本的、最具有共性的活动。

常用的评定方法是使用 Barthel 指数量表进行评定（见表 7-2）。总分 100 分为正常；60 分以上者为轻度功能障碍，提示生活基本自理；41~60 分者为中度功能障碍，生活需要帮助；21~40 分者为重度功能障碍，生活依赖明显；20 分及以下者为完全残疾，生活完全依赖。

表 7-2　Barthel 指数评定内容及计分法

日常生活活动项目	正常	中度功能障碍	重度功能障碍	完全残疾
进食	10	5	3	0
洗澡	5	0	0	0
修饰（洗脸、梳头、刷牙、刮胡子）	5	0	0	0
穿衣（包括系鞋带）	10	5	3	0
控制大便	10	5（偶失禁）	3（经常失禁）	0（完全失禁）
控制小便	10	5（偶失禁）	3（经常失禁）	0（完全失禁）
如厕（包括拭净、整理衣裤、冲水）	10	5	3	0
从床移动到座椅上或从座椅移动到床上	15	10	5	0
行走（平地行走 45 m）	15	10	5	0
上下楼梯	10	5	0	0
合计	100	50	25	

8. 心肺功能评定

心肺功能是指由肺呼吸摄取氧气和心脏活动推动血液循环，向机体输送氧气和营养物质，从而满足人体生命活动物质与能量代谢需要的生理过程，是人体新陈代谢和运动耐力的基础。最常用的评定方法是心电运动试验。心电运动试验通过观察照护对象运动时的各种反应，如呼吸、血压、心率、心电图、临床症状与体征等，来判断其心肺等的实际负荷能力和机体对运动的实际耐受能力，需到专业的医疗机构进行试验。

三、康复治疗技术概念

康复治疗技术是最大限度减小功能损害、尽可能恢复功能或建立最适合的代偿或替代途径的各种技术，包括物理治疗、作业治疗、言语治疗、心理治疗、中国传统康复治疗、康复照护和康复工程技术等。

1. 物理治疗

物理治疗是康复治疗的主要手段之一，包括运动疗法和物理因子治疗。

（1）运动疗法又称治疗性运动，是根据疾病的特点和照护对象的功能状况，借助治疗器械、治疗者的手法操作及照护对象自身的活动来改善人体局部或整体的功能，以提高身体素质、满足日常生活需求的一种治疗方法。

（2）物理因子治疗是将各种物理因子，如光、电、声、冷、热、磁等，作用于人体并引起一定反应，以防病治病、促进病体康复的治疗方法。

2. 作业治疗

作业治疗通过特殊的作业活动（如日常生活活动、园艺作业、手工艺作业、木工作业、编织作业等）来治疗身体和精神疾病，改善个体功能，使照护对象的功能和独立性在日常生活各方面均达到最佳水平。

3. 言语治疗

狭义的言语治疗是指恢复照护对象正常说话能力的治疗。广义的言语治疗是指通过各种训练，使照护对象可以借助于口语、书面语、手势语来表达自己的思想、感情、意见，以实现个体之间最大能力交流的一种治疗方法。

4. 心理治疗

心理治疗建立在良好治疗关系的基础上，由专业人员运用心理治疗的有关理论和技术，消除或缓解照护对象的心理问题或障碍，促进其人格健康、协调地发展。

5. 中国传统康复治疗

中国传统康复治疗是指针灸、中药、中医手法治疗、传统保健方法和功能训练（如太极拳）等中国传统医学的治疗方法。

6. 康复照护

康复照护是在康复计划的实施过程中，由照护师配合康复医师和治疗师等专业人员，对康复对象进行基础照护和实施各种康复照护的专门技术，以预防继发性残疾，减轻残疾的影响，使照护对象达到最大限度的功能恢复并重返社会。

7. 康复工程技术

康复工程技术是指借助工程学的原理和手段，将现代科学技术和产品转化为有助于改善病、伤、残者功能障碍的具体服务。

四、有氧运动与无氧运动

1. 有氧运动

有氧运动是指躯干、四肢等大肌肉群参与为主的、有节律、时间较长、能够维持在一个稳定状态下的身体活动，这类活动形式需要氧气参与能量供应，即氧气溶入细胞中，使体内的葡萄糖得到充分"燃烧"转化为能量，也叫耐力运动。有氧运动具有强度低、有节奏、不中断和持续时间长的特点。

（1）作用。有氧运动可消耗体内脂肪，控制体重；增强和改善心肺功能；预防骨质疏松；调节血糖血脂代谢，降低血压；改善心理和精神状态；提高机体抵抗力，抗衰老。

（2）适用人群。不同年龄层次的健康人群，各类亚健康状态人群，以及各种可以进行有氧运动的患病人群（如心血管疾病、代谢性疾病、慢性呼吸系统疾病等）。

（3）常见有氧运动方式。包括游泳、慢跑、骑自行车、快走、竞走、滑冰、打太极拳、跳健身舞、跳绳、做韵律操等。下面简单介绍游泳、慢跑、骑自行车这三种常见的有氧运动方式。

1）游泳

①作用。游泳能提高呼吸、血液循环、神经系统功能；改善体温调节能力，提高机体代谢能力，增强食欲。坚持游泳能达到减肥效果，冷水环境下游泳消耗热量更多，减肥效果更好。游泳还能使游泳者肌肤光滑红润，富有弹性。长期游泳锻炼还可以增强机体对外界的适应能力，抵御寒冷，预防疾病。

②特点。游泳时水的浮力使关节和脊柱的承重较小，有利于骨关节疾病和脊柱疾病患者的锻炼，运动损伤较少。温水游泳池的水温及水压对肢体痉挛者有良好的解痉作用，对于不适宜在陆地进行运动训练的肢体痉挛者可以通过游泳进行耐力训练。游泳运动的强度变异较大，运动时需特别注意观察照护对象的反应，运动前应在陆地上做好充分的准备活动。

③运动频率和时间。每周 3～4 次，每次 30～60 min。

2）慢跑

①作用。慢跑可以提高睡眠质量，缓解紧张和焦虑情绪，也可以改善心肺功能。

②特点。简单易学，容易控制运动强度和运动量，运动损伤较少。

③运动频率和时间。每周 3~4 次，每次 40~60 min。

3）骑自行车

①作用。骑自行车既可以提高心肺功能，也能锻炼下肢肌力、增强全身耐力。

②特点。骑自行车运动可分为室内和室外两种形式。室内主要采用固定功率自行车，室内骑车不受气候和环境影响，运动时易于监测心电与血压，安全性好，运动负荷容易掌握和控制，缺点是比较单调、枯燥；室外骑车趣味性更好，但是运动强度不易准确控制，易受室外环境的影响，发生训练损伤和意外的概率较高。

③运动频率和时间。每周 3~4 次，每次 40~60 min。

2. 无氧运动

无氧运动是指以无氧代谢为主要供能途径的身体活动形式，一般为肌肉的强力收缩活动。进行无氧运动时会产生大量的丙酮酸、乳酸，因此，无氧运动会使人感到疲乏、肌肉酸痛、呼吸与心率加快等。无氧运动具有强度高、瞬间性强、难以长时间持续等特点。

（1）作用。可以改善血糖调节能力，强壮骨骼、关节、肌肉，延缓运动功能减退，促进心血管健康，保持或增加非脂肪体重。

（2）适用人群。专业健身者、身体条件较好的人群。

（3）常见无氧运动方式。深蹲、俯卧撑、平板支撑、举重、跳高、跳远、投掷、拔河、潜水等。下面介绍深蹲、俯卧撑、平板支撑三种较为常见的无氧运动方式。

1）深蹲

①方法（见图 7-9）。先摆好准备姿势，抬头挺胸直腰，背部挺直；两脚呈自然站位，分开同肩宽，双脚与纵轴的夹角为 30°~45°。然后，在深吸气的同时慢慢屈膝控制下蹲，下蹲时膝关节的方向与脚尖的方向相同，蹲至大腿平行于地面或稍低于膝，这时背部挺直，臀部向后坐，重量落在脚后跟，保持 1~2 s。蹲起时，腿部用力，同时呼气，头要抬起，想象蹬腿用力而使头向上顶，而不是先抬起臀部后直腰。

②注意事项。下蹲和蹲起的速度不宜过快，掌握好节奏，整个蹲起过程要保持重心稳定，脚不能移动。

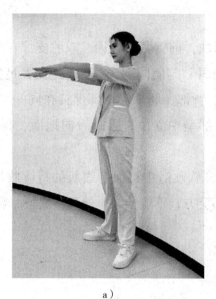
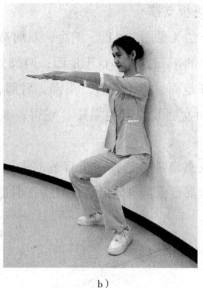

a）　　　　　　　　　　　　　b）

图 7-9　深蹲

a）准备姿势　b）下蹲

2）俯卧撑

①方法（见图 7-10）。先摆好准备姿势，双手掌按地，两手间距与肩部同宽或略宽，双手臂垂直于地面，两腿向身体后方伸展，依靠双手和两脚的脚尖支撑身体重量，保持头、脖子、后背、臀部以及双腿在一条直线上。然后，开始曲肘使身体平行下降，躯干与臀部、下肢呈挺直状态。待身体快要接触到地面的时候撑起并恢复到起初姿势。

②注意事项。全身挺直，平起平落，避免塌腰或臀部翘起。做此运动时要注意量力而行，防止肌肉拉伤。

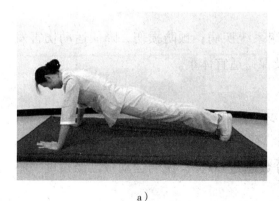
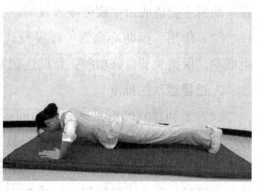

a）　　　　　　　　　　　　　b）

图 7-10　俯卧撑

a）准备姿势　b）曲肘使身体平行下降

3）平板支撑

①方法（见图7-11）。俯卧，双肘弯曲，前臂紧贴地面，双肘支撑在地面上，上臂在肩的正下方，垂直于地面；两脚分开，与髋同宽，垂直于地面，足尖承重；身体离开地面，躯干伸直，头部、肩部、背部、胯部和踝部保持在同一平面，收紧腹肌和盆底肌，避免塌腰、翘臀；头部呈中立位，眼睛看向地面，保持均匀呼吸。

②注意事项。选择一个合适的平板，软硬适中；保持腹肌的持续收缩发力，任何时候都要保持身体挺直；肩膀在肘部上方，不能抬头、耸肩、塌腰、翘臀。

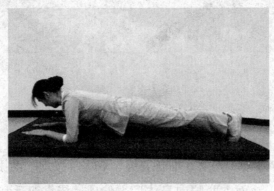

图7-11　平板支撑

五、适量运动

1. 概述

（1）定义。适量运动是指运动者根据运动场地、器材和气候条件及运动者个人的身体状况等情况，选择适宜的运动项目，使运动负荷不超过人体的承受能力，在运动后不会造成过度疲劳或者气喘。

（2）作用。预防心血管、呼吸及代谢系统疾病；预防损伤，降低运动伤害发生概率，保持关节良好功能；帮助达到及保持适宜体重。

2. 适量运动的标准

（1）运动量判断标准。根据不同运动项目运动一小时的得分来计算运动量，各项运动项目的分数加起来得到总分数，总分数为45～60分说明运动量合适；总分数在45分以下说明运动量不够；总分数超过60分，说明运动量已经过度。不同运动项目运动一小时的得分见表7-3。

表 7-3　不同运动项目运动一小时得分明细

运动项目	得分（单位：分）
睡眠	0.85
工作、阅读、吃饭、看电视、坐车等	1.5
散步、做体操、跳舞	3
骑自行车	4
快步走、家务劳动	5
慢跑	6
快跑	7
游泳、滑冰	8
球类运动、田径运动	9

（2）运动强度判断标准。运动强度主要通过运动者的自我感觉进行判断。

1）运动强度适宜。运动后运动者感觉轻度呼吸急促、心跳加快、周身微热、面色微红、津津小汗，表明运动强度适宜。

2）运动强度过大。运动后运动者如出现明显的心慌、气短、头晕、大汗、疲惫不堪，表明运动强度过大。

3）运动强度过小。如果运动者在运动过程中始终保持"面不改色"的状态，表明运动强度过小。

培训课程 ②

呼吸运动与康复

学习单元　呼吸运动与康复

一、呼吸运动基本知识

1. 概念

呼吸是指机体与外界环境之间进行气体交换的过程，通过呼吸机体从外界环境获取氧气、排出二氧化碳，以满足机体新陈代谢的需求。呼吸运动是指呼吸肌收缩和舒张引起胸廓节律性扩大与缩小的过程，是气体进出肺的原动力，是整个呼吸过程的基础，因此狭义的呼吸通常指的是呼吸运动。

2. 方式

呼吸运动方式包括腹式呼吸和胸式呼吸，两种呼吸运动均不同程度地同时存在。

（1）腹式呼吸。呼吸时以膈肌收缩舒张活动为主，造成腹部起伏，这种呼吸运动方式称为腹式呼吸，正常成年男性和儿童以腹式呼吸为主。

（2）胸式呼吸。呼吸时以肋间肌收缩舒张活动为主，主要表现为胸部起伏，这种呼吸运动方式称为胸式呼吸，正常成年女性以胸式呼吸为主。

3. 基本过程（见图 7-12）

呼吸运动包括吸气和呼气两个过程，需相应肌肉参与。参与吸气过程的为吸气肌，主要吸气肌包括膈肌和肋间外肌，辅助吸气肌为斜角肌和胸锁乳突肌。参与呼气过程的为呼气肌，包括腹肌和肋间内肌。

（1）吸气。平静呼吸时，主要吸气肌的收缩引起胸廓和肺的容积扩大，肺内压下降并低于大气压，气体通过气道进入肺泡，这一过程称为吸气。深呼吸时，辅助吸气肌参与吸气过程。

（2）呼气。平静呼吸时主要吸气肌舒张，胸廓和肺由于自身的弹性回缩力而回缩，引起肺容积的减小，使肺内压力高于大气压，肺内气体通过气道排出体外，这一过程称为呼气。深呼吸时，呼气肌收缩可加强呼气。

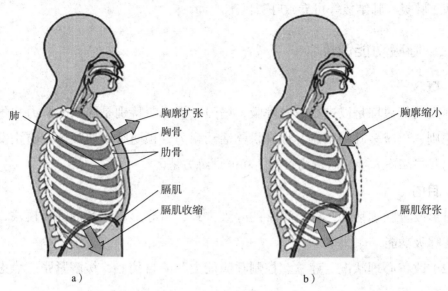

肺　　　　　　　　　胸廓扩张　　　　　　　　　　　　　　　　　　胸廓缩小
　　　　　　　　　　胸骨
　　　　　　　　　　肋骨
　　　　　　　　　　膈肌
　　　　　　　　　　膈肌收缩　　　　　　　　　　　　　　　　　　膈肌舒张
a）　　　　　　　　　　　　　　　　b）

图 7-12　呼吸运动的基本过程
a）吸气　b）呼气

4.影响因素

静息状态下，正常成人的呼吸频率为 16~18 次 / 分钟，儿童为 20~30 次 / 分钟，新生儿约为 44 次 / 分钟。呼吸运动受多种因素的影响。

（1）环境因素。环境温度升高，呼吸加深加快。

（2）生理因素。包括年龄、性别、活动和情绪、血压等因素。

1）年龄。年龄越小，呼吸频率越快，老年人稍慢。

2）性别。同年龄女性的呼吸频率比男性稍快。

3）活动。剧烈运动使呼吸加深加快，休息和睡眠时呼吸频率减慢。

4）情绪。紧张、恐惧、悲伤、害怕、愤怒等强烈情绪的变化可引起呼吸加快或屏气。

5）血压。血压大幅度升高，呼吸减慢减弱；血压大幅度降低，呼吸加快加强。

6）其他。呼吸的频率和深浅度还可受意识控制。

（3）疾病因素。以下疾病可导致异常呼吸。

1）频率异常。发热、疼痛、甲状腺功能亢进等可使呼吸频率加快，颅内压增高、苯巴比妥类药物中毒等可使呼吸频率减慢。

2）深度异常。糖尿病酮症酸中毒、尿毒症酸中毒等疾病可使呼吸深度异常。

3）节律异常。中枢神经系统疾病，如脑炎可使呼吸节律异常。

4）呼吸困难。各种呼吸系统疾病，如哮喘、气管炎、支气管炎、慢性阻塞性肺疾病、肺炎、肺结核等可导致呼吸困难。

二、呼吸功能锻炼

1. 概念

呼吸功能锻炼是以进行有效呼吸，增强呼吸肌，特别是膈肌的肌力和耐力为主要原则，以减轻呼吸困难，提高机体活动耐力，预防呼吸肌疲劳，防止发生呼吸衰竭及提高病人生活质量为目的的功能训练方法。

2. 目的

（1）改善胸廓活动，获得正常的呼吸方式，引导形成有效的呼吸模式，支持和改善呼吸功能。

（2）改善心理状况，建立"控制呼吸能力"的自信心，缓解紧张、焦虑、抑郁等心理问题。

（3）发掘呼吸功能潜力，预防并发症，消除后遗症，提高机体免疫力，改善全身状况，增强日常生活活动能力，提高生活质量。

3. 作用

（1）改善胸廓和肺组织的顺应性，促进肺复张。

（2）清除气道分泌物，减少肺部感染。

（3）放松过度紧张的辅助呼吸肌，减轻呼吸困难的症状。

（4）改善呼吸功能，提高氧气的摄入和二氧化碳的排出。

4. 适应证

（1）气道阻塞。如支气管哮喘、慢性阻塞性肺疾病、支气管肺癌等。

（2）急性或慢性肺部疾病。肺炎、肺不张、肺挫伤、肺栓塞、急性呼吸窘迫综合征等。

（3）胸廓及胸膜疾病。严重胸廓畸形、肋骨骨折、胸膜增厚、大量胸腔积液等。

（4）膈运动障碍。如膈麻痹、大量腹腔积液、腹腔巨大肿瘤等。

（5）神经肌肉疾病。重症肌无力、呼吸肌麻痹等。

5. 呼吸功能评定

呼吸功能评定包括主观评定法和客观评定法两大类。

（1）主观评定法。根据日常生活中出现气短、气促症状的情况评定，分为六个等级：

0级。虽存在不同程度的呼吸功能减退，但活动如正常人，日常生活不受影响，无气短、气促症状。

1级。一般劳动时出现气短，但平常尚未出现气短。

2级。平地步行不气短，速度较快或登楼、上坡时出现，同行的同龄健康人不感到气短而自己感到气短。

3级。慢走不到百步出现气短。

4级。讲话或穿衣等轻微动作时有气短。

5级。安静时也有气短，无法平卧。

（2）客观评定法。包括肺容积和肺容量评定，需到专业医疗机构进行。

6. 锻炼方法

（1）深呼吸

1）概念。机体在进行运动时或吸入空气中氧含量减少或通气阻力增高时，吸气过程还有斜角肌、胸锁乳突肌等辅助吸气肌的参与，吸气运动增强，此时呼气过程也有腹肌和肋间内肌等呼气肌的收缩，加强呼气，这种形式的呼吸运动称为深呼吸。

2）作用

①可以使呼吸肌运动幅度增大，能更多地吸入氧气、呼出二氧化碳。

②可以使心跳减慢、血压降低、解除疲惫。

③有助于放松身体、缓解紧张焦虑、转移对疼痛的注意力。

3）训练方法

①坐在一个没有扶手的椅子上，背部挺直，屈髋屈膝90°，使大腿与地面平行，两脚分开与髋同宽。

②两手分别放在大腿前部。

③用鼻子自然地深吸气，使腹部和胸部膨胀，达到极限后，屏气几秒钟。然后，通过鼻子缓慢地呼气，先使胸部回缩，再使腹部回缩，尽量排出肺内气体，呼气时间长于吸气时间。

④整个训练过程中身体放松，保持舒缓的节奏。每次 3~5 min，每日进行

2~3次。

在进行深呼吸训练的同时也可以进行有效咳嗽训练，以促使肺部清洁，增强免疫力。可以在每天清晨、午休起床后或睡前，在做深呼吸训练过程中，先缓慢深吸气，吸气后屏气 3~5 s，身体前倾，张口进行 2~3 次短促而有力的咳嗽，咳嗽时腹肌用力内缩，或用手按压上腹部，帮助咳嗽。

（2）缩唇呼吸

1）概念。缩唇呼吸是指用鼻子吸气，呼气时通过缩唇形成微弱阻力以延长呼气时间而慢慢呼气的方法。

2）作用。通过延长呼气时间，增加气道阻力，延缓气道塌陷，有利于肺泡内气体排出，促进气体交换，改善肺功能；减轻肺泡过度充气，延缓肺气肿的发生。

3）训练方法

①取端坐位，双手扶膝，全身放松。闭嘴经鼻吸气（见图7-13a），稍屏气片刻再进行呼气。

②呼气时，通过缩唇（吹口哨样）缓慢呼气（见图7-13b），同时收缩腹部，每次呼气持续 4~6 s。吸气和呼气的时间比为 1∶2 或 1∶3，也可以在吸气时默数 1、2，呼气时默数 1、2、3、4，以保证呼气时长。

③缩唇的程度，以能使距口唇 15~20 cm 处、与口唇等高水平的蜡烛火焰随气流倾斜而又不至于熄灭为宜。按以上方法每天练习 3~4 次，每次 15~20 min。

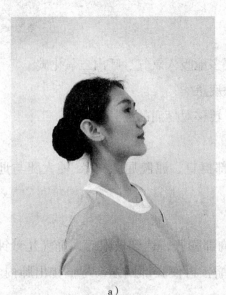
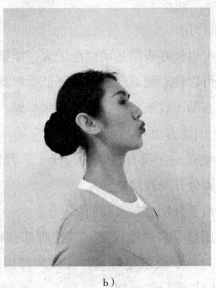

a)　　　　　　　　　　　　　　b)

图 7-13　缩唇呼吸

a）经鼻吸气　b）缩唇呼气

（3）腹式呼吸

1）概念。腹式呼吸又称膈式呼吸，是指主要依靠腹肌和膈肌收缩来进行呼吸，吸气时腹部凸起，呼气时腹部凹陷的方法。

2）作用

①使胸廓得到极大限度的扩张，能够吸入更多的氧气，可改善心肺功能。

②促进腹部脏器活动，有助于舒肝利胆、改善脾胃功能。

③降血压、安神益智。

3）训练方法

①取仰卧或舒适的坐姿，放松全身。

②双手分别放在腹部肚脐和胸部。用鼻缓慢吸气时，膈肌最大程度下降，腹肌松弛，使腹部凸出，手感觉腹部向上或向前抬起。

③呼气时，经口呼出，腹肌收缩，膈肌松弛，膈肌随腹腔内压力增高而上抬，使肺内气体排出，手感到腹部下降或回缩。

④注意避免用力呼气或呼气过长，以免发生喘息、憋气。如有呼吸困难或胸闷憋气等不适症状应暂停练习。每天练习 1 ~ 2 次，每次 5 ~ 15 min。

三、家庭肺功能康复照护

1. 概念

家庭肺功能康复照护是指照护对象在家中进行的、以改善呼吸功能障碍者躯体和心理功能，提高照护对象康复训练的依从性，增强照护对象的运动能力及自理能力，促进长期健康行为的综合干预照护措施。

2. 目的

（1）减轻呼吸困难症状，改善心肺功能，增强活动耐力，提高生活自理能力及参与社会活动的能力。

（2）改善心态，促进长期健康促进行为的养成，提高生活质量。

3. 肺功能康复适应人群

肺功能康复主要适用于存在呼吸困难、活动耐力减退或活动受限的呼吸功能障碍人群，包括慢性阻塞性肺疾病、间质性肺疾病、支气管扩张、支气管哮喘、肺癌、肺移植术前及术后、肺动脉高压、囊性肺间质纤维化、神经—肌肉疾病、心功能不全、精神异常等。

4. 呼吸功能障碍评定方法

呼吸功能障碍评定的目的是了解照护对象运动能力的大小，其在运动时是否需要氧疗，指导制定安全、适宜、个体化的运动康复方案。最为常用的呼吸功能评定方法是 6 min 步行试验。具体方法如下：

（1）试验时间。应选择在一天中的相同时间进行评定，以方便比较评定结果。

（2）试验前准备

1）试验前照护对象应坐在起点旁的椅子上休息至少 10 min。

2）评估照护对象有无试验的禁忌证，告知照护对象试验的目的、注意事项、配合要点。

3）测量照护对象的血压、心率和血氧饱和度（有条件时）。

4）试验开始前让照护对象站起，阅读博格指数评分表（见表 7-4），并说出呼吸困难或疲劳的级别。

表 7-4　博格指数评分表

项目	得分
非常非常轻微的呼吸困难或疲劳，几乎难以察觉	0.5 分
非常轻微的呼吸困难或疲劳	1 分
轻度的呼吸困难或疲劳	2 分
中度的呼吸困难或疲劳	3 分
略严重的呼吸困难或疲劳	4 分
严重的呼吸困难或疲劳	5 分
非常严重的呼吸困难或疲劳	6~8 分
非常非常严重的呼吸困难或疲劳	9 分
极度的呼吸困难或疲劳，达到极限	10 分

（3）步行试验

1）计时器设定为 6 min。

2）请照护对象站在起点上，照护对象开始行走时立即启动计时器。

3）请照护对象在活动区间内尽自己的体能往返行走，健康照护师不能伴随照护对象行走。

4）照护对象在行走过程中不能说话、不能跑跳、折返处不能犹豫。必要时照护对象可以放慢速度，但健康照护师要鼓励照护对象尽量继续行走。

5）健康照护师每分钟报时 1 次，并说："您做得很好，坚持走下去，您还有几分钟。"如照护对象中途需要休息，可以说："如果需要，您可以靠墙休息一会，一旦感觉可以走了就请继续行走。"

6）试验结束前 15 s 告知照护对象："试验即将结束，听到停止后请原地站住。"

7）试验结束时标记好停止的地点，祝贺照护对象完成试验。

（4）评估及记录

1）用博格指数评分表评价照护对象的呼吸困难和疲劳情况，询问并记录照护对象感觉不能走得更远的最主要原因。

2）记录照护对象行走的圈数及总步行距离。

3）监测并记录照护对象的血压、心率和血氧饱和度（有条件时）。

4）如提前终止试验，则要照护对象立即休息并记录提前终止的地点、时间和原因。

5.家庭肺功能康复方法

（1）运动锻炼。运动锻炼是家庭肺功能康复最基本的方法。运动锻炼主要是通过一些适宜的有氧运动，改善呼吸功能障碍者的心肺功能，提高运动耐力，缓解呼吸困难状况；还可以改善心态，提高生活质量。

1）步行锻炼。步行锻炼是一种最常见、最简便易行的有氧运动。步行锻炼不仅能使照护对象获得精神上的愉快感，消除消极情绪，还有助于降血压、降血脂，并能起到减肥、助眠、增强精力和体力等作用。

①运动量。步行锻炼的运动量应根据照护对象的体力进行选择。照护对象的体力可根据 10 min 步行体力评价表（见表 7-5）进行评估。优秀体力者的运动量见表 7-6，良好体力者的运动量见表 7-7，中等体力者的运动量见表 7-8，较弱体力者的运动量见表 7-9，弱体力者的运动量见表 7-10。

表 7-5　10 min 步行体力评价表

体力等级	步行距离（m）
优秀	1 200 以上
良好	1 000～1 199
中等	800～999
较弱	600～799
弱	600 以下

表 7-6　优秀体力者的运动量

运动频率（天／周）	步行速度及时长
2	用 90～100 m/min 的速度，步行 10 min
3	用 100～120 m/min 的速度，步行 10 min
3	用 120～140 m/min 的速度，步行或慢跑 15 min
2	用 140 m/min 的速度，慢跑 15 min
2	用 150 m/min 的速度，慢跑 15～20 min

表 7-7　良好体力者的运动量

运动频率（天／周）	步行速度、时长及频率
2	用 80 m/min 的速度，步行 15 min，每天 2 次
3	用 85 m/min 的速度，步行 10 min，每天 2 次
3	用 85 m/min 的速度，步行 15 min，每天 2 次
2	用 90 m/min 的速度，步行 10 min，每天 2 次
2	用 90 m/min 的速度，步行 15 min，每天 2～3 次

表 7-8　中等体力者的运动量

运动频率（天／周）	步行速度、时长及频率
2	用 70 m/min 的速度，步行 10 min，每天 2 次
3	用 75 m/min 的速度，步行 10 min，每天 2 次
3	用 75 m/min 的速度，步行 15 min，每天 2 次
2	用 80 m/min 的速度，步行 10 min，每天 2 次
2	用 80 m/min 的速度，步行 15 min，每天 2 次

表 7-9　较弱体力者的运动量

周次	步行速度、时长及频率
1～2	用 60 m/min 的速度，步行 10 min，每天 2 次
3～5	用 65 m/min 的速度，步行 10 min，每天 2 次
6～8	用 65 m/min 的速度，步行 15 min，每天 2 次
9～10	用 70 m/min 的速度，步行 10 min，每天 2 次
11～12	用 70 m/min 的速度，步行 15 min，每天 2 次

表 7-10 弱体力者的运动量

周次	步行速度、时长及频率
1~2	用 50 m/min 的速度，步行 10 min，每天 2 次
3~5	用 50 m/min 的速度，步行 10 min，每天 3 次
6~8	用 55 m/min 的速度，步行 10 min，每天 2 次
9~10	用 60 m/min 的速度，步行 10 min，每天 3 次
11~12	用 60 m/min 的速度，步行 15 min，每天 2 次

②注意事项。步行锻炼的时间一般以清晨和傍晚较佳，应避免饭后立即进行步行锻炼。地点选择在公园或者林荫道等环境幽静、空气新鲜处。步行时，要目视前方，抬头挺胸收腹，全身放松，两臂自然摆动，步伐稳健，身体重心落在脚掌前部，呼吸自然。运动后应做放松活动 5~10 min。

在步行过程中，如果感觉身体稍有不适，应暂停运动并进行观察；如果出现胸闷或绞痛、严重呼吸困难、恶心、眩晕、心慌等症状应立即停止运动。

2）骑自行车。骑自行车运动是患有心肺疾病的照护对象最佳的运动锻炼方式之一。骑自行车锻炼时，应注意以下几方面：

①调整好自行车座椅的高度，座椅高度应该为腿长的 3/4 左右。座椅过高，会导致探着脚骑车，容易造成股二头肌、腓肠肌和胫骨前肌肌肉疲劳；座椅过矮，则会导致窝着腿骑车，容易导致臀大肌、股直肌、股外肌疲劳。

②注意使用正确的骑车姿势：身体前倾，两臂伸直，腹部收紧，两腿和车的纵轴平行，膝关节和髋关节保持协调，配合腹式呼吸法骑行。

③为了起到锻炼心肺功能的目的，应选择中速骑行，即 16~19 km/h。

④骑行时间不可太长，开始进行骑自行车锻炼时，一般进行 10~20 min，然后根据情况逐渐延长锻炼时间到 30 min 或更长。

⑤骑行过程中注意休息，避免长时间保持同一姿势，否则会使局部压迫时间太长，造成血液循环不畅。

⑥骑行前做好热身活动，结束后做好放松活动。

3）游泳。游泳是一种安全有效的有氧运动锻炼方式，可显著提高呼吸功能。游泳可以锻炼呼吸肌，使其收缩力增加，从而扩大肺活量。进行游泳锻炼时应注意以下几方面：

①呼吸功能障碍者应根据自身疾病的情况选择锻炼的强度及频率，在疾病的

急性期禁止游泳。

②游泳前要先做好热身活动，一般热身 10～15 min，活动各关节、拉伸各部位肌肉。

③忌空腹游泳。空腹游泳有可能导致血糖过低，特别是糖尿病病人，容易发生低血糖昏迷。因此，在游泳之前，可以吃一些水果、牛奶、糖果之类的食物补充能量。

④游泳时间不宜过长，一般不应超过 1.5～2 h。

⑤游泳后要做好放松活动，适当补充运动饮料。

（2）抗阻运动锻炼。这是一种肌肉在克服外来阻力时进行的主动运动锻炼方式，主要目的是增强肌肉力量。适合呼吸功能障碍者的抗阻运动锻炼方式有：

1）持哑铃屈肘（见图 7-14）。站立，两脚分开与肩同宽，手持哑铃（水瓶、沙袋、弹力带等健身器械均可），置于大腿前，掌心向前。上身挺直，两肩不动，两臂交替屈肘。手臂向上发力时吸气，放松还原时呼气。

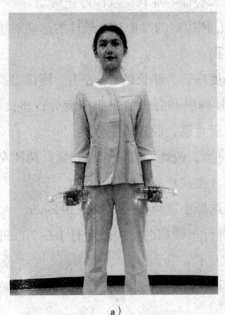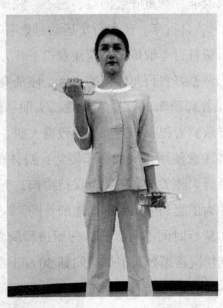

a)　　　　　　　　　　　　　　　　b)

图 7-14　持哑铃屈肘

a）准备姿势　b）两臂交替屈肘

2）扩胸运动（见图 7-15）。将手臂抬高，两手平举成一水平线，双手握拳并摆在胸前，两手不能分开，胸大肌用力，使手臂往上抬高。手臂往上抬时要吸气，放松时要呼气。

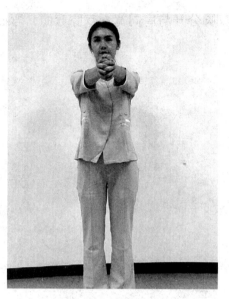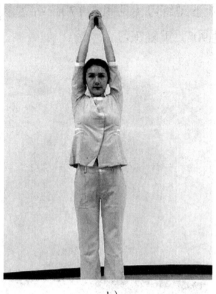

图 7-15　扩胸运动

a）准备姿势　b）胸大肌用力使手臂往上抬高

3）推墙（见图 7-16）。面向墙壁站立，身体倾斜向墙上靠，双手推墙面使身体直立，保持脚部离墙的距离。

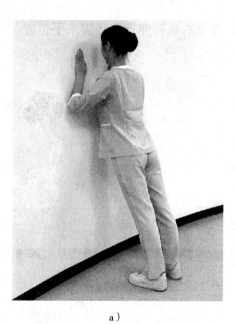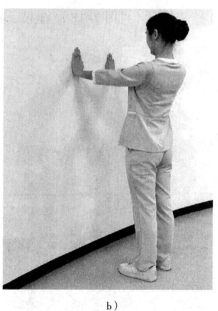

图 7-16　推墙

a）身体倾斜靠墙　b）双手推墙使身体直立

4）坐站练习。坐在椅子的边缘，然后站立，重复练习，尽量不使用手臂支撑。

5）下蹲练习（见图 7-17）。站立，双脚分开与肩同宽，双膝弯曲，弯曲幅度不超过 90°，重复练习。

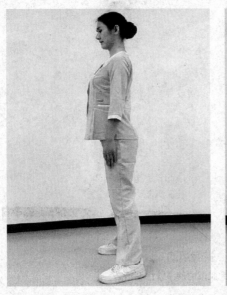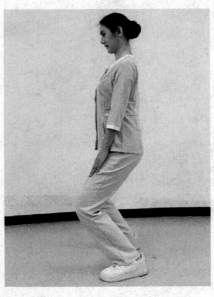

a）   b）

图 7-17　下蹲

a）双脚分开与肩同宽站立　b）双膝弯曲下蹲

6）蹬腿练习（见图 7-18）。坐位，将弯曲的双腿伸直至膝盖水平位置。

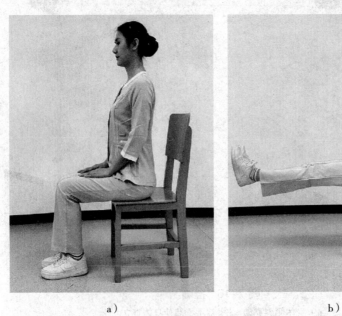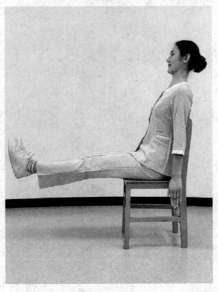

a）   b）

图 7-18　蹬腿

a）准备姿势　b）伸直双腿至膝盖水平

7）弓步练习（见图 7-19）。双腿前后大步分开站立，后腿伸直，前腿屈膝至大腿与地面平行，交替双腿练习。

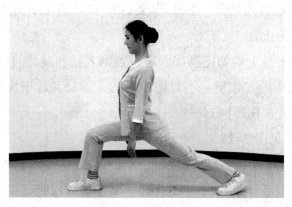

图 7-19　弓步

注意事项：锻炼时应根据自身的情况选择合适的运动项目；疾病急性期、呼吸衰竭时禁止进行抗阻运动锻炼。

（3）呼吸肌训练。可通过仰卧起坐、仰卧卷腹、仰卧侧卷腹等方法进行腹肌锻炼，也可使用呼吸训练器进行呼吸肌训练。

1）仰卧起坐（见图 7-20）

①身体仰卧于地垫上，屈膝成 90° 左右，脚部平放在地上，根据自身腹肌的力量而决定双手安放的位置，双手越是靠近头部，进行仰卧起坐时便越会感到吃力。初学者可以把手靠于身体两侧，当适应了或体能改善后，便可以把手交叉贴于胸前。

②呼气时，以较缓慢的速度收缩髋部、腿部及腹部肌肉使上半身向上拉起，

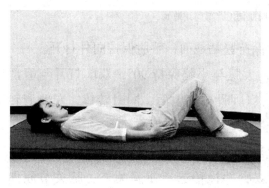

a）

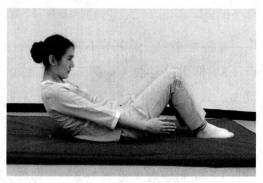

b）

图 7-20　仰卧起坐

a）准备姿势　b）上半身向上拉起

整个背部升起离开地面后，应收紧腹部肌肉并稍作停顿，然后慢慢让身体下降回原位。当背部着地的时候，便可以开始下一个循环的动作。初学者最初可以尝试先做5次，然后每次练习增加一次，直至达到15次左右，这时便可尝试多做一组，直至达到3组为止。

③注意事项。平地上切勿把脚部固定，否则大腿和髋部的屈肌便会加入工作，从而降低了腹部肌肉的工作量；不要把双手的手指交叉放于头后面，以免用力时拉伤颈部的肌肉或者损伤颈椎。

2）仰卧卷腹（见图7-21）

①身体平躺在垫子上，双腿弯曲踩地，可以由其他人固定腿部。

②双臂屈肘，双手半握拳并分别放到耳侧，然后深吸气，呼气时，腹肌充分发力使上背部离开地面，想象脊椎一节一节地离地起身，卷起到最高点停顿2 s，身体下落时吸气。

③下落到肩部着地、头部不贴地的程度再起身，然后反复进行练习。

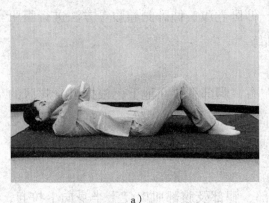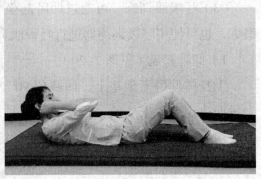

a）　　　　　　　　　　　　b）

图7-21　仰卧卷腹

a）准备姿势　b）收缩腹肌使上背部离开地面

④注意事项。髋关节不屈曲，下背部保持紧贴地面，手肘保持向外打开。

3）仰卧侧卷腹（见图7-22）。仰卧，大腿与小腿保持90°，双脚打开与肩部同宽，双手交叉搭在肩部。呼气时头部、肩胛骨抬离地面，同时转体，左侧肩转向右膝方向。

注意事项：手臂不要用力抱头以避免对颈椎造成压力，抬起时控制肌肉用力。

4）反向卷腹（见图7-23）。仰卧，双脚并拢抬起，使髋关节、膝关节屈曲90°，双手放于身体两侧。抬臀使身体向前上方卷动抬离地面，腰椎下半部分抬离地面。

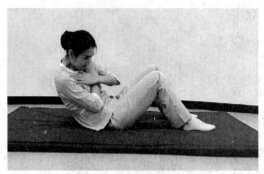

图 7-22　仰卧侧卷腹

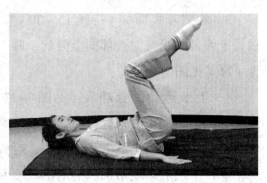

图 7-23　反向卷腹

注意事项：腰椎不能过分离开地面，避免对其产生过大的压力。

5）呼吸训练器。呼吸训练器是进行吸气和呼气训练的简单仪器。通过呼吸训练器进行呼吸训练可锻炼辅助吸气肌及呼气肌，改善呼吸肌耐力、肺活量，有效促进肺部扩张，改善及预防肺不张。呼吸训练器主要用于腹部及胸部术后呼吸训练以及慢性阻塞性肺疾病等通气功能障碍者。

①操作方法。照护对象取坐位，背靠椅子或床头，上半身保持直立状态，身体放松，尽量处于最舒服的状态，术后可将毛巾置于手术伤口之下，以免伤口疼痛和裂开。将呼吸训练器垂直平放于与照护对象眼睛同高的位置。让照护对象含住训练器咬嘴，缓慢最大呼气后，以最大力量快速持续均匀吸气，使训练器内的球体升起，并于吸气后屏气 3～5 s 以维持球体上升状态，然后松开咬嘴缓缓地将气体排出，再调整呼吸，每次 10～15 次。

②注意事项。使用前，检查并清洁训练器；将管路与训练器接口连接牢固，确定无漏气。需在照护对象清醒状态下练习，训练过程中如果感到眩晕或疲惫，则暂时停止练习，休息一下即可。一个训练器应只供一人使用，以免交叉感染，咬嘴及管路使用后以温水清洗并干燥后存放。

（4）呼吸体操。呼吸体操是一种结合了体能和呼吸功能的锻炼方式，可以有效地改善肺功能，主要通过加强呼吸控制、腹式呼吸、呼吸肌刺激，以及加强胸廓顺应性来增加肺部通气功能、改善呼吸效率。具体做法如下：

1）放松训练（持续 15～30 s）。坐位，全身放松，身体向前倾斜，双肘均匀地支撑在双膝上，眼睛看向脚尖，放松肩部和上胸部，平静呼吸（见图 7-24）。

2）呼吸调整（持续 15～30 s）。一只手放置于胸前，另一只手放置于腹部，感受呼吸时胸廓和腹部均匀地起伏，调整吸气和呼气的比例为 1：2（如吸气 3 秒，呼气 6 秒）（见图 7-25）。

3）腹式呼吸训练（持续 15～30 s）。双手放置于腹部，吸气时腹部向上隆起，呼气时腹部下降（见图 7-26）。

4）上肢运动配合呼吸（见图 7-27）。双上肢分开与肩同宽，双肘伸直，向前平举与地面平行，吸气时双上肢上举至头顶，呼气时放下，通过上肢的运动增加胸廓的活动度和进气量。该动作 3 次为 1 组，共做 3 组。

5）躯干运动配合呼吸（见图 7-28）

①第一步（见图 7-28a、b）。双上肢分开与肩同宽，双肘伸直，向前平举与地面平行，吸气时身体向侧方旋转至侧面，呼气时身体回到原来的位置。该动作 3 次为 1 组，左右两侧各做 3 组。

②第二步（见图 7-28c、d）。双上肢分开与肩同宽，双肘伸直，向前平举与地面平行，吸气时身体向前弯曲，呼气时身体回到原来的位置。该动作 3 次为 1 组，共做 3 组。

③第三步（见图 7-28e、f）。双上肢分开与肩同宽，双肘伸直，举过头顶，吸气时身体向侧方弯曲，呼气时身体回到原来的位置。该动作 3 次为 1 组，左右两侧各做 3 组。

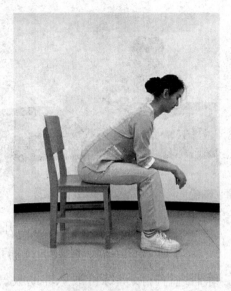

图 7-24　放松训练

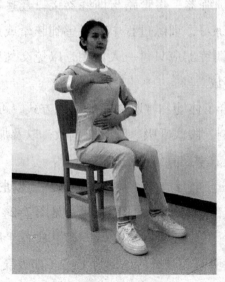

图 7-25　呼吸调整

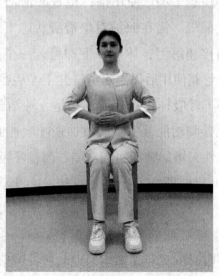

图 7-26　腹式呼吸训练

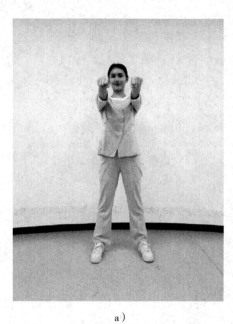
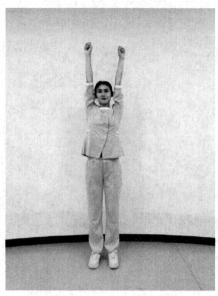

a）　　　　　　　　　　　　　　　　b）

图 7-27　上肢运动配合呼吸

a）双上肢向前平举与地面平行　b）吸气时双上肢上举至头顶

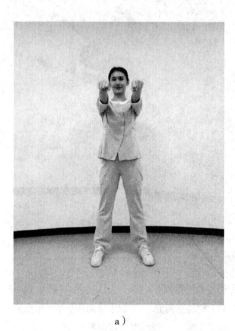
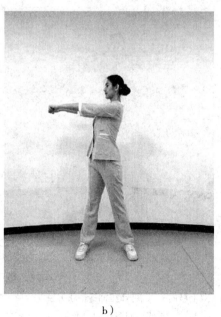

a）　　　　　　　　　　　　　　　　b）

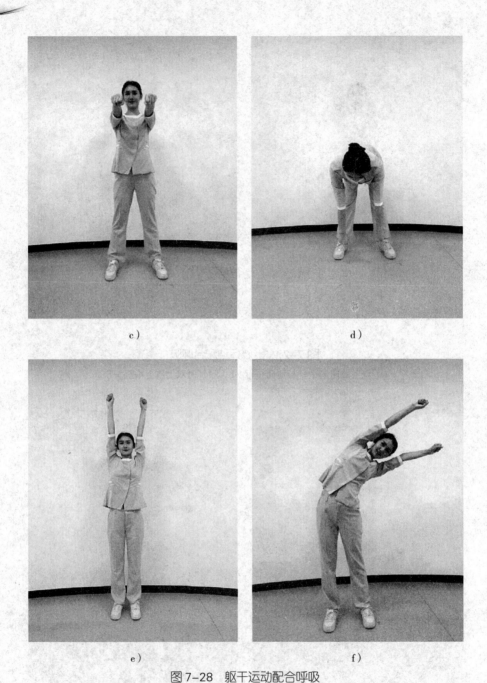

c)　　　　　　　　　　　　　　d)

e)　　　　　　　　　　　　　　f)

图7-28　躯干运动配合呼吸

a）双上肢向前平举与地面平行　b）吸气时身体向侧方旋转至侧面　c）双上肢向前平举与地面平行
d）吸气时身体向前弯曲　e）双上肢上举至头顶　f）吸气时身体向侧方弯曲

培训课程 ③

深静脉血栓形成的预防与康复照护

学习单元　深静脉血栓形成的预防与康复照护

一、深静脉血栓形成的概述

深静脉血栓形成是指血液非正常地在深静脉内形成固体质块，导致静脉回流障碍的疾病，好发于下肢深静脉，左下肢多见。深静脉血栓形成具有高发病率、高致残率、高死亡率、高误诊率和高漏诊率的特点，是全球主要的致死、致残病因之一。对高危人群采取血栓预防干预措施，在减少深静脉血栓形成发生率方面是安全、有效和经济的。

1. 发生机制

（1）血管内皮细胞损伤。缺氧、理化因素、生物学因素及免疫性因素等都可以引起血管内皮细胞损伤。

（2）血液凝固性增高。遗传、应激反应、妊娠及分娩前后、严重肝脏疾病、消化道疾病、口服避孕药、肾病综合征、严重烧伤、维生素 K 缺乏等因素导致血液处于高凝状态。

（3）纤溶活性降低。过量或不适当使用 6- 氨基乙酸、对羟基苄胺等抗纤溶药物，将使机体纤溶活性降低。

（4）血液流变学改变。血液浓缩、血浆黏稠度增加、红细胞聚集使血流变缓，血流变缓或出现涡流使正常血流分层消失。

以上四个因素往往同时存在，以其中某一因素为主，进而导致血栓形成。

2. 高危人群

（1）人口学因素。高龄、肥胖人群。

（2）生理及行为因素。妊娠及产褥期、口服避孕药、长途航空或乘车旅行。

（3）疾病或治疗因素。下肢肿胀、下肢静脉曲张、长期激素治疗、输注刺激性液体的人群，患有严重肺病、恶性肿瘤的人群，凝血功能检查异常、遗传性或获得性血栓形成倾向人群，有血栓家族史、血栓病史的人群，1个月内患有充血性心力衰竭、急性心肌梗死、脓毒症、严重创伤和（或）骨折、需长期卧床的脑卒中、急性脊髓损伤（瘫痪）等疾病的人群，1个月内做过外科手术、因各种原因需制动或长期卧床、植入人工假体、中心静脉置管的人群。

3. 常见临床表现

1/3～1/2 的病人无症状，有症状者常出现以下临床表现：

（1）症状

1）患肢肿胀，行走后患肢易疲劳或肿胀加重。

2）局部感疼痛，轻者局部仅有沉重感，站立时症状加重。

（2）体征

1）患肢周径增粗，可有凹陷性水肿、软组织张力增高。

2）压痛。小腿后侧和（或）大腿内侧三角区及患侧髂窝部位有压痛。

3）皮肤温度增高。

4）浅静脉显露或曲张。发病1～2周可见，由于深静脉阻塞致浅静脉压力增高导致。

5）血栓位于小腿肌肉静脉丛时，直腿伸踝实验阳性（病人仰卧，膝关节伸直，小腿略抬高，健康照护师手持足部并用力使踝关节背屈，牵拉腓肠肌，小腿深部肌肉疼痛）、压迫腓肠肌试验阳性（压迫小腿后侧肌群，引起局部疼痛）。

6）严重时，可伴有皮肤色素沉着，瘀滞性皮炎甚至静脉性溃疡。

二、深静脉血栓形成的预防措施

深静脉血栓形成的预防措施主要包括基本预防、药物预防和机械预防。基本预防是基础，药物预防是关键，机械预防是辅助。

1. 基本预防

（1）适用对象。所有具有深静脉血栓形成危险因素的人群。

（2）方法

1）加强健康教育。针对高风险人群做好深静脉血栓形成预防知识教育。

2）避免脱水，保证有效循环血量。养成多饮水的习惯，特别是出汗多时应及时补充水分。

3）改善生活方式。戒烟戒酒，控制血糖、血脂，低脂高纤维素饮食，避免久坐不动，需长时间处于坐位时应定时做下肢运动。

4）卧床休息时应抬高下肢 15°~30°，以利于下肢静脉回流，减轻水肿，禁止在腘窝及小腿下单独垫枕。

5）保护血管。尽量减少穿刺血管的次数，避免在下肢静脉输液。

6）规范使用止血带。绑止血带时避免过久、过紧。

7）规范使用化疗药、高渗药等对血管壁刺激性大的药物。

8）制动时尽早开始下肢主动或被动活动，鼓励勤翻身、早期下床活动，进行功能锻炼等。

9）预防下肢静脉血栓康复操（见表 7-11）。

表 7-11　预防下肢静脉血栓康复操[1]

项目	方法
踝泵运动[2]（见图 7-29）	屈伸动作：躺或坐在床上，下肢伸直，大腿放松，缓缓背曲踝关节至最大限度，保持 10 s，缓缓跖曲踝关节至最大限度，保持 10 s。每次做 20~30 组 环绕运动：躺或坐在床上，以踝关节为中心，脚做 360° 环绕。每个环绕动作维持 3 s，每次做 20~30 组
股四头肌功能锻炼	绷腿练习：仰卧或坐在床上，绷直双腿，保持 10 s，放松 10 s，10 次为 1 组、共做 10 组 抬腿练习（见图 7-30）：伸直下肢并抬高 20 cm，维持 10 s，缓缓放下放松 10 s，10 次为 1 组、共做 10 组
抬、提腿运动（见图 7-31）	取坐位，患肢伸展，健肢垂直放于地面支撑，抬起患肢，保持 10 s，缓慢放下放松 10 s，10 次为 1 组，共做 10 组
足抬起运动（见图 7-32）	取坐位，双脚垂直放置于地面上，与肩同宽，足跟充分抬起，感觉小腿肌肉绷紧，足尖着地保持 10 s，足跟放下放松 10 s，10 次为 1 组，共做 10 组
足背曲运动（见图 7-33）	取坐位，双脚垂直放置于地面上，与肩同宽，足尖充分抬起，感觉小腿胫前肌、腓肠肌收缩绷紧，足跟着地保持 10 s，足尖放下放松 10 s 为 1 组，共做 10 组
原地踏步练习	站位，左右两腿交替抬离地面，屈髋屈膝 90°

注：①预防下肢静脉血栓康复操每日可做 3~4 次。
②踝泵运动通过踝关节的跖屈、背伸和环绕运动，像泵一样促进下肢血液循环和静脉回流。

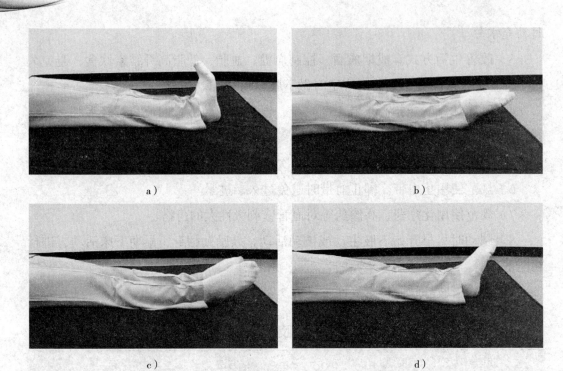

图 7-29　踝泵运动
a）背曲踝关节　b）跖曲踝关节　c）踝关节环绕 1　d）踝关节环绕 2

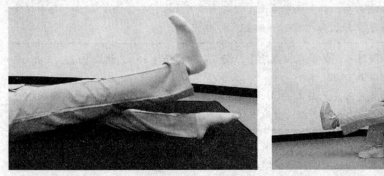

图 7-30　抬腿练习

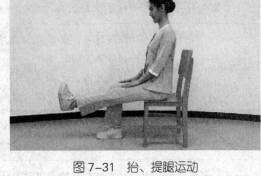

图 7-31　抬、提腿运动

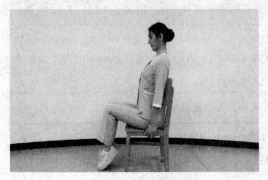

图 7-32　足抬起运动

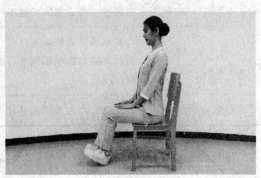

图 7-33　足背曲运动

2. 药物预防

（1）适用对象。深静脉血栓形成风险较高而出血风险较低的人群。脑卒中病人深静脉血栓形成的风险很高，基本预防和机械预防措施对深静脉血栓形成可能达不到预防效果，因此抗凝治疗是首选方案。

（2）常用药物。肝素（低分子肝素和普通肝素）、磺达肝葵钠、华法林、阿司匹林、氯吡格雷、双嘧达莫、达比加群酯、比伐芦定、利伐沙班等。

（3）用药注意事项

1）在医生指导下服药，不得私自停服、漏服、多服、更改药物等。

2）用药期间注意观察有无出血倾向，如鼻出血、牙龈出血、血尿、皮下出血、黑便等，一旦发生上述情况，应立即到医院就诊。

3）定期监测血常规、凝血功能、血栓弹力图等化验指标。

4）有胃溃疡病史应避免口服阿司匹林，可选用肠溶阿司匹林。

3. 机械预防

（1）适用对象。主要适用于深静脉血栓形成风险较高、同时存在活动性出血或出血风险较高的人群。

（2）方法。包括梯度压力弹力袜和间歇充气加压泵法。

1）梯度压力弹力袜（见图 7-34）：梯度压力弹力袜是一种依靠逐渐递减的压力变化促进下肢静脉血液回流的医用产品，脚踝部压力最大，顺着腿部向上逐渐递减。

①类型。有长筒袜、短筒袜、连裤袜等不同型号，也有一级压力、二级压力和三级压力等不同压力等级。

②注意事项。使用梯度压力弹力袜前，应注意有无禁忌证，根据自身情况选择合适的型号和压力等级；测量脚踝和小腿肚最大周长的尺寸，选择合适的尺码；争取日夜均穿着；观察皮肤颜色、温度、感觉、足背动脉搏动情况，每日至少 2～3 次。

2）间歇充气加压泵（见图 7-35）。间歇充气加压泵是一种具有定标梯度压力的循环气体加压装置，由充气主机和多腔袖（腿）套两部分组成，通过主机调节袖（腿）套各腔的压力大小和充气循序，形成定向、渐进的压力运动，从而加速静脉和淋巴回流，改善局部循环。使用时应注意：

①使用前应评估是否有禁忌证，检查装置是否安全可用。

②使用过程中，装置出现问题应立即停止使用。

③治疗过程中出现不适，需密切观察，必要时停止使用。

④每天治疗2次，每次15 min以上，不能超过规定时长。

⑤治疗部位有人工关节或金属等材料时，应在医生的指导下治疗。

⑥初次使用应从低级压力开始，适应后再逐渐增加压力。

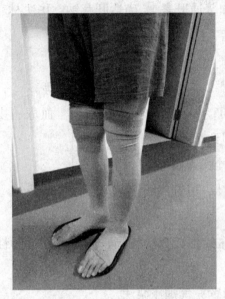 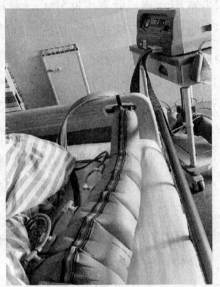

图7-34　梯度压力弹力袜　　　　　　　图7-35　间歇充气加压泵

（3）禁忌证。充血性心力衰竭；下肢局部情况异常，如皮炎、坏疽、近期接受皮肤移植手术等；下肢血管严重动脉硬化或其他缺血性血管病及下肢严重畸形等。下列情况禁用间歇充气加压装置（可使用梯度压力弹力袜）：肺水肿或下肢严重水肿，下肢深静脉血栓形成、血栓（性）静脉炎或肺栓塞。

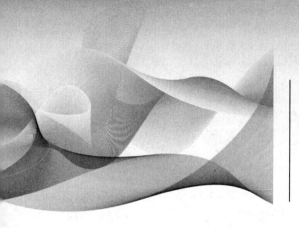

职业模块 ⑧
护理基础知识

培训课程 1　环境与健康

学习单元 1　环境与健康的关系

学习单元 2　室内物理环境

学习单元 3　社会环境

培训课程 2　安全与防护

学习单元 1　安全防护常识

学习单元 2　职业安全防护

培训课程 3　人体营养需求

学习单元 1　营养基础知识

学习单元 2　饮食种类

培训课程 4　人的基本需求与自我照护

学习单元 1　需求层次理论

学习单元 2　自理护理模式

培训课程 5　心理照护与人文关怀

学习单元 1　心理照护

学习单元 2　人文关怀

培训课程 ① 环境与健康

学习单元 1　环境与健康的关系

人类的生存、发展离不开环境，环境与人类相互影响。随着社会经济的发展，环境污染遍及全球，对人类生存和健康产生了严重威胁，因而环境保护越来越受到人们的重视。健康照护师有必要掌握有关环境与健康的知识，宣传环境因素对健康的影响，消除和改善环境中的不利因素，努力为照护对象创造一个适宜身心健康和休养的环境，从而达到帮助照护对象促进健康、预防疾病、恢复健康和减轻病痛的照护目的。

一、环境的概念

环境是人类进行生产和生活活动的场所，是人类生存和发展的基础，包括内环境和外环境。

1. 内环境

内环境包括生理环境和心理环境两个方面。

（1）生理环境是指组成人体的各个系统，包括呼吸系统、消化系统、循环系统、内分泌系统、泌尿系统和神经系统等。为了维持人体生理的平衡状态，各系统之间相互作用，并持续与外环境进行物质、能量和信息交换。

（2）心理环境是指对人的心理状况发生实际影响的环境。心理环境会对人的健康产生影响，一般来说，患病会对人的心理活动产生负面影响，如恐惧、焦虑、抑郁等，这些负面影响会加重病情，不利于疾病的康复。同时，一些负面因素也是许多疾病的致病或诱发因素，如溃疡病、高血压等，导致机体出现一系列病理生理变化。此外，心理环境会影响照护对象所患疾病的病程、治疗配合度、治疗效果和疾病预后，以及照护对象、家属的生活质量。

2. 外环境

外环境包括自然环境和社会环境两个方面。

（1）自然环境是指人类周围的各种自然条件的总和，是人类赖以生存和发展的物质基础，包括生活环境和生态环境。

1）生活环境是指与人类的社会生活相距较近且关系最为密切的自然条件和人工条件，如水、大气、交通、城市、乡村等。

2）生态环境是指影响人类生存与发展的水资源、土地资源、生物资源及气候资源的数量与质量的总称，是关系到社会和经济持续发展的复合生态系统。

（2）社会环境是指人类在生产、生活和社会活动中所形成的关系与条件的总和，包括社会交往、风俗习惯、经济、法律、政治、文化、教育和宗教等。人类不能脱离社会而生存，社会环境与人类的生存密切相关，并影响个体和群体的心理及行为。

人是一个整体，人的生理环境、心理环境、自然环境和社会环境之间密切相关、相互影响、相互制约，其中任何一个方面出现问题，都会对人的健康产生影响。如环境污染可导致疾病，而人因为疾病又可能导致心理问题、人际关系变化或社会隔离，因此，在为照护对象提供服务时，需考虑多种因素对人的整体影响。

二、自然环境对健康的影响

良好的自然环境是人类生存和发展的物质基础，若自然环境遭到破坏，则会对人类的健康造成直接或间接的影响。因此，保护自然环境具有重要意义。

1. 气候的影响

自然环境的变迁和灾害，会给人类的生存、健康带来严重威胁，如雾霾、洪水、地震、火山爆发、干旱、沙尘暴等。另外，暑湿、燥热、风寒等气候的变化是引起某些疾病发生和流行的诱因。不同的季节对人体产生的影响不同。

（1）春季。因气温回升，有利于病毒、细菌等微生物的生长繁殖，增加了传染性疾病传播的机会。此外，春季也是花粉过敏的高发季节，对花粉过敏的人可能出现打喷嚏、清水样鼻涕及鼻、眼、耳痒等症状，并可伴有呼吸困难或荨麻疹、湿疹等。从新生儿到中老年人的各年龄阶段人群都有可能发生花粉过敏。

（2）夏季。因环境温度高，人体出汗并消耗机体大量的水分和盐分，使人体出现脱水、中暑等情况，同时增加高血压、心脏病和脑卒中等疾病发生的风险。

（3）秋季。因昼夜温差较大，气候变化无规律，秋季是胃肠道疾病和呼吸道疾病的多发季节，同时也是花粉过敏的高发季节。

（4）冬季。环境温度较低，增加了呼吸道疾病和皮肤冻伤发生的危险，尤其是我国北方地区冬季空气干燥，呼吸道疾病、肺心病发生率较高。

2. 地质的影响

自然环境中地质成分的不同及各种化学元素含量过高或过低，都会对人类健康产生不同程度的影响。当超出人体的适应和调节范围时，就会威胁人类健康，引起特异性地方病的发生，如水源、土壤环境中氟含量过高，会导致地方性氟骨病；食物和水中缺乏碘时，会导致地方性甲状腺肿。此外，克山病、地方性心肌病、地方性砷中毒、克汀病和大骨节病等都与地质中某些元素的含量有关。

3. 空气污染的影响

空气污染又称大气污染，是指因人类活动或自然过程引起某些进入大气的物质，达到足够的浓度和时间后，危害人类的舒适、健康、福利或环境的现象。

（1）室外空气污染。大气中污染物质的浓度达到有害程度，会对人类生存、发展和健康造成危害。其危害程度与大气中有害物质的种类、性质、浓度和持续时间及个体的敏感性有关，主要引起呼吸道疾病及眼、皮肤等器官和组织的刺激与损伤。

大气中烟尘、硫酸雾、氯气、二氧化碳和二氧化硫等有害气体会刺激呼吸道黏膜，引起支气管反射性的收缩、痉挛，人会出现咳嗽和打喷嚏等症状。在低浓度有害气体的长期作用下，呼吸道抵抗力会逐渐下降，从而诱发慢性呼吸道疾病。

（2）室内空气污染。室内环境是人们接触最密切、时间最长的外环境之一，尤其是老、弱、病、幼者待在室内环境的时间更多，室内空气质量的优劣直接关系到人的健康，其影响远远超过室外环境。

随着人们生活方式的改变，室内空气污染物的来源和种类日趋增多，如烹调时食用油释放的烟雾、装饰材料挥发的有害物质、空调的使用导致室内通风换气受限等因素，都会对人的健康产生影响，可使人出现头痛、头昏、疲劳、呼吸不畅和皮肤刺激等不适症状。

吸烟污染也是空气污染的一种形式，呼吸道疾病的增加与其密切相关。烟草中的尼古丁毒性很大，是吸烟导致疾病的主要因素。吸烟不仅直接影响吸烟者的健康，室内残留的"二手烟"也危及周围的人。生活和工作在吸烟者周围的人不自觉地吸入烟雾尘粒和各种有害物质，称为被动吸烟，也称为吸"二手烟"。被动吸烟严重危害人的健康，是癌症、心血管疾病、慢性支气管炎和肺气肿等多种疾病的危险因素，尤其是对婴幼儿、青少年及妇女的危害更为严重。

4. 水污染的影响

水污染是指有害化学物质污染水而造成水的使用价值降低或丧失的现象。水是生命的源泉，是人们生产和生活不可缺少的物质。水污染会对人类健康产生危害，当人饮用或接触被人畜粪便等污物污染的水后，可发生痢疾、伤寒、甲型肝炎、霍乱等疾病；当水中含有有害、有毒物质时，可直接或间接危害人的健康，导致急慢性中毒、致癌、致畸、致突变等。

5. 土壤污染的影响

土壤污染是指土壤存积的有机废弃物或含毒的废弃物过多，影响或超过了土壤的自净能力，造成土壤的组成、性质和结构发生变化。土壤受到病原体污染后，可通过多种途径传播疾病。

（1）人→土壤→人途径。这一途径可传播肠道传染病和寄生虫病，当人体排出含有病原体的粪便污染了土壤，人直接食用在这种土壤中生长的未洗净的蔬菜、瓜果后，容易感染疾病。

（2）动物→土壤→人途径。这一途径可传播钩端螺旋体病和炭疽病，当含有病原体的动物粪便污染土壤后，病原体通过人的皮肤或黏膜进入人体而致病。

（3）土壤→人途径。这一途径可引起破伤风和肉毒毒素中毒，天然土壤中常含有破伤风杆菌和肉毒杆菌，人的伤口因接触土壤后而感染疾病。

6. 噪声污染的影响

噪声是指引起人们生理和心理不适的一切声音。噪声对人体的危害主要包括影响睡眠和休息、造成暂时性或永久性听力损害等。噪声污染环境可使人产生不良情绪、精神不易集中，从而降低工作和学习效率。人在长期的强噪声环境中，会出现头痛、头晕、血压升高、心律不齐、记忆力减退、失眠、耳鸣、食欲减退、胃液分泌减少等症状，诱发神经和消化等系统病变。

7. 辐射污染的影响

常见的辐射包括日光辐射；医学诊断或治疗，以及通信、工业等领域涉及的电磁辐射；以及热辐射。人体在辐射源下的暴露时间、辐射强度决定了辐射对人体的危害程度。人体长时间暴露在这些强辐射源下，会出现灼伤、癌症、新生儿畸形及其他潜在的危害。

环境污染是一个世界性问题，日益受到人们的重视。当人类赖以生存的环境发生变化后，需要人类持续不断地评估、认识及调整人与环境的关系，提高环境保护意识，做到人与环境和谐共生，从而促进人类健康。

三、社会环境对健康的影响

1. 社会经济的影响

社会经济是满足人们生活基本需求、文化教育和卫生服务的基础。社会经济的发展不仅是提高人民健康水平的根本保障，而且是促进人民健康水平提高的先决条件，因此社会经济与人民的健康水平密切相关，两者相互影响、相互促进。统计显示，人的平均寿命长短与社会经济水平呈正相关。

2. 社会关系的影响

人生活在由一定社会关系结合而形成的社会群体之中，包括家庭、朋友、工作团体、同事等，这些社会群体共同构成了社会网络。社会网络中人与人之间相互关系的协调度、支持度、相处方式和社会联系等均与健康密切相关。

3. 文化因素的影响

文化与人类的生活方式和民族习惯有关，对人类健康产生一定的影响。不同的文化背景、不同的民族风俗形成不同的生活、饮食和卫生习惯，影响着人们的健康状况和疾病的模式。

4. 生活方式的影响

生活方式是人们长期受到一定文化、民族、经济、社会、风俗、规范及家庭的影响，而形成的一系列生活习惯、生活制度和生活意识。生活方式是个人先天和习惯的倾向，受社会环境的影响与调节，对健康可产生积极或消极的影响。

（1）积极影响。合理膳食、适量运动、戒烟限酒和保持心理平衡等生活方式会对人的健康产生积极影响。

（2）消极影响。不良饮食习惯、运动不足、心理失衡、生活不规律等生活方式对人的健康产生消极影响。

学习单元 2　室内物理环境

一、室内温度

适宜的室内温度会让照护对象感到舒适、安宁，不仅有利于机体散热，减少机体消耗，减轻肾脏的负担，而且有利于照护对象的休息、睡眠和生活及照护工作的实施。

1. 室温正常范围

一般室温以 18 ~ 22 ℃为宜，新生儿、老年人的室温以保持在 22 ~ 24 ℃为宜。

2. 异常室温对人体的影响

（1）室温过高，会影响人体力的恢复，因为室温过高时，人的神经系统受到抑制，干扰呼吸和消化功能，不利于体热的散发。

（2）室温过低，会使人活动功能下降、肌肉紧张，容易受凉，诱发感冒。

3. 照护措施

（1）备好室温计，随时评估室内温度。

（2）调节室温

1）炎热夏季。室温较高时，使用空气调节器调节室温，或者打开门窗增加室内空气流动，以加快体热的散发速度。

2）严寒冬季。室温较低时，使用空气调节器或暖气设备等调节室温，以保持室内温度。

（3）增减衣被。注意根据气温变化增减照护对象的衣物和盖被。

（4）注意保暖。为照护对象实施照护时，应尽量避免不必要的暴露，保护照护对象的隐私，注意保暖，防止照护对象受凉、感冒。

二、室内相对湿度

湿度是指空气中含水分的程度。室内湿度一般是指相对湿度，即在单位体积的空气中，在一定温度条件下，所含水蒸气的量与其达到饱和时含量的百分比。湿度会影响皮肤蒸发及散热速度。

1.室内相对湿度的正常范围

一般室内相对湿度以 50%～60% 为宜。

2.异常相对湿度对人体的影响

（1）相对湿度过高，会使人感到潮湿、胸闷，主要是因蒸发作用减弱，抑制人体出汗，尿液排出量增加，加重肾脏的负担。

（2）相对湿度过低，会使人出现口干舌燥、咽痛、烦渴等症状，主要是因空气干燥，使人体蒸发大量水分，对患有呼吸道疾病者和气管切开者极为不利。

3.照护措施

（1）备好湿度计，随时评估室内的湿度。

（2）调节湿度

1）相对湿度过高。使用空气调节器或打开门窗使空气流通，以降低湿度；并注意清洁照护对象皮肤，让照护对象更加舒适。

2）相对湿度过低。使用加湿器或在地上洒水，冬季可在暖气或火炉上安放水壶、水槽等以蒸发水汽，提高室内湿度；给照护对象皮肤上涂抹润肤乳液，以减轻皮肤干燥。

三、通风

通风 30 min 可达到置换室内空气的目的，通风的效果与通风面积、室内外温差、通风时间及室外气流速度有关。

1.通风的意义

（1）通风有利于室内空气交换，保持空气新鲜，降低空气中微生物的密度，减少室内空气污染，是预防呼吸道传染病的有效措施。

（2）通风可调节室内的温度和湿度，刺激皮肤的血液循环，有利于汗液蒸发及热量散失，增强照护对象的舒适感。

2.通风不良对人体的影响

当室内通风不良致空气污浊时，会干扰人的生理及心理状态，使人出现烦躁、头晕、倦怠和食欲减退等症状，甚至引起呼吸道传染病的传播。

3.照护措施

（1）定时通风。室内应定时通风，通风时间以每天两次、每次 30 min 为宜。在通风时应避免照护对象吹对流风，注意保暖。

（2）新风系统。有条件者在室内可安装新风系统，以保持室内空气清新。使用时注意关闭门窗，以保证新风效果。

四、光线

光线分为自然光线和人工光线。自然光线主要来源于日光照射，日光是维持人类健康的重要因素之一。太阳辐射的各种光线，根据波长不同，分为可见光、红外线和紫外线等。

1.适宜光线的意义

（1）自然光线。适量的日光照射，有利于升高照射部位温度、扩张血管、加快血流和增进食欲，使人舒适愉快。此外，日光中的紫外线有强大的杀菌作用，能促进机体合成维生素 D，从而促进钙的吸收。

（2）人工光线。人工光线可满足夜间照明和自然光线不足时的照明，保证实施照护操作。室内吊灯、壁灯、地灯等可以满足照护对象在不同情况下活动时对光线的需求。

2.光线不适宜对人体的影响

（1）自然光线

1）日光照射缺乏。长时间缺乏适度的日光照射，人会出现乏力、食欲减退症状，机体维生素 D 合成不足，不能满足人体生长发育的需要，导致小儿患佝偻病，出现身体畸形；也可导致成人患骨软化病，出现骨质疏松，严重者可出现骨折。

2）日光照射过度。长时间的强日光暴晒，可引起日光性皮炎，增加患皮肤癌的风险。

（2）人工光线。人工光线的设计及照明亮度的不合理，会影响健康照护师操作的实施及照护对象活动时的安全。

3.照护措施

（1）开启门窗。居室应经常开启门窗，确保阳光直接射入，注意避免光线直射照护对象的面部。

（2）户外照射。在阳光充足时，每日定时协助照护对象到户外活动，接受阳光照射，增强照护对象身心的舒适感。

（3）光源应用。根据不同需要进行调节。室内除设置吊灯外，还应有床头灯或地灯等，必要时准备柔光手电筒，做到既方便照护对象活动，也不影响照护对象睡眠，又可保证照护工作的进行。

五、环境噪声

环境噪声使人感到不愉快，且对健康有不利影响。噪声危害的程度与音量大小、频率高低、持续时间和个体的耐受性有关。人对噪声的耐受性与其性格、职业、心理状态和既往经验等有关，噪声会使人产生生理上和心理上的应激反应。

1. 正常范围

环境噪声的单位是分贝，世界卫生组织指出，白天较为理想的噪声强度是35～40分贝。

2. 异常噪声对人体的影响

（1）噪声强度达50～60分贝，干扰人的正常生活。

（2）长期暴露于90分贝以上的环境下，人会出现耳鸣、血压升高、血管收缩、肌肉紧张、焦躁、易怒、失眠和头痛等症状。

（3）虽然突发性的爆炸声、鞭炮声和警报声等高频率、大音量的噪声持续时间短，但噪声强度达到120分贝以上时，可造成听力损害，甚至导致永久性失聪。

3. 照护措施

（1）环境管理。在居家照护过程中，应尽可能为照护对象创造安静舒适的环境。避免高强度、高频率的噪声影响照护对象。若遇到此情况时，应及时关闭门窗或将照护对象转移至安静环境，必要时征得照护对象同意并用隔音耳塞塞住其双耳。

（2）落实"四轻"原则

1）说话轻。说话时注意声音不可过大，应保持适当的音量。但同时也要注意，同事之间讲话不可耳语，以免照护对象产生怀疑、误解和恐惧。

2）走路轻。走路时需穿软底鞋，脚步要轻，防止走路时发出不悦耳的声音。

3）操作轻。照护时动作应轻柔，避免物品相互碰撞，推车需定期滴润滑剂，以减少不必要的噪声。

4）关门轻。房间的门、桌椅脚应钉橡皮垫，开关门窗时，要随时注意轻开轻关，以减少噪声。

六、安全环境

安全是人的基本需求，保护照护对象的安全是健康照护师的重要职责，是评价照护机构及健康照护师的标准之一。

1. 安全环境的意义

安全的环境有利于防止照护对象发生意外伤害，是优质照护的基础，有利于提高照护质量。

2. 不安全环境对人体的影响

不安全的环境会导致照护对象出现撞伤、跌倒、坠床、烫伤、烧伤；或因昆虫叮咬、刺蜇影响照护对象休息，导致过敏性疾病，甚至感染疟疾、乙型脑炎等疾病。

3. 照护措施

（1）评估。随时评估环境中是否有现存或潜在的影响照护对象安全的因素，并评估照护对象的自我保护能力及其影响因素。

（2）措施

1）对照护对象进行安全知识教育，定期检查室内的电路及电器，应用冷、热疗时严格遵循操作规程。

2）帮助照护对象避开有危险的场所，如高压电、火源、大风、寒冷的场所等，确保照护对象安全。

3）根据昆虫种类采取相应措施予以消灭或进行防范，如室内喷洒灭虫药、使用蚊帐等，以防昆虫叮咬、刺蜇。

4）室内地面注意防滑，减少障碍物，保持地面干燥、整洁，防止照护对象撞伤或滑倒。

5）浴室、卫生间安装扶手、呼叫系统，以便于照护对象扶持及寻求帮助。

学习单元 3　社会环境

在照护过程中，健康照护师应与照护对象建立良好的照护关系，为照护对象营造一个安全、舒适、满足需求的社会环境。

一、家庭关系

家庭关系是指基于婚姻、血缘或收养关系而形成的家庭成员之间的特定关系。家庭关系以主体为标准可以分为夫妻关系、亲子关系和其他家庭成员之间的关系。

1. 家庭关系对健康的影响

家庭关系的好坏与家庭成员的身心健康、疾病的发生及预后密切相关。良好的家庭关系可以满足家庭成员的生理、心理和社会的需求，有利于家庭的稳定。在家庭中，夫妻恩爱、母慈子孝、和睦相处、互帮互爱、尊老爱幼，每个人的关系都非常融洽，会促进家庭中每个成员的健康。相反，夫妻不和，家庭成员互不沟通，甚至经常吵架、钩心斗角，会导致家庭中的成员产生紧张、焦虑、痛苦不安等负面情绪，从而影响家庭成员的身心健康及家庭关系的稳定。

2. 照护措施

在工作中，健康照护师应尊重每个家庭及其成员，熟悉照护对象及家庭成员的特点，正确处理不同类型家庭成员的关系，协助照护对象与家庭成员之间建立良好的家庭关系，从而促进照护对象的身心健康。

二、雇佣关系

雇佣关系是指健康照护师与照护对象、照护对象家属在工作中形成的工作性、专业性和帮助性的人际关系。

1. 雇佣关系对健康的影响

良好的雇佣关系不仅有助于照护对象身心健康，而且有助于健康照护师更好地实施照护计划。反之，雇佣关系不好，照护对象会产生焦虑、恐惧、孤独等不良情绪，对其身心健康产生不利影响。

2. 照护措施

健康照护师在工作中应注意自己的语言、行为举止、工作态度和情绪，对照护对象一视同仁，一切从照护对象利益出发，与照护对象建立良好的雇佣关系。

（1）语言。语言是人类重要的交际工具，是健康照护师与照护对象之间沟通的桥梁。古希腊著名医生希波克拉底曾说过："有两种东西能治病，一是药物，二是语言。"因此，健康照护师在工作中应发挥语言的积极作用，根据照护对象的年龄、个性、心理特征来调整说话的方式、语气、语速，让照护对象感受到健康照护师的友好、真诚与善意，以建立良好的信任关系，促进照护对象健康。

（2）行为举止。行为是人在思想支配下所产生的活动，是思想的外在表现及人际交往的一种方式。工作中健康照护师的照护操作及行为受到照护对象的关注，因此，健康照护师应注意自身的行为举止，做到精神饱满、亲切自然、着装得体、举止大方，操作时要稳、准、轻、快，从而取得照护对象的信任，带给照护对象心理安慰。

（3）工作态度。健康照护师的工作态度直接关系到照护对象的身心健康及雇佣关系的发展。在工作中，健康照护师应通过自己热情友善、严谨认真的工作态度，取得照护对象的信任，使照护对象感到安全、温暖与支持，从而促进雇佣关系的良性发展。

（4）情绪。情绪具有传播性和感染力，良好的情绪可使人乐观，消极的情绪会使人感到悲观、焦虑。在工作中，健康照护师应学会控制情绪，掌握自我调整和自我安慰的方法，在工作中以积极乐观的情绪感染照护对象，为照护对象创造一个轻松愉悦的心理环境。

三、邻里关系

邻里关系是住地毗连的人们形成的密切互动关系，是现代社会中一种十分重要的人际关系，它承载着情感沟通和社会支持的重要功能。

1. 邻里关系对健康的影响

邻里之间相互帮助与照顾，有利于增进邻里间的友谊与团结。和谐的邻里关系是社区、社会和谐的基石，有利于每个家庭成员的生活、工作、学习，使人感受到幸福愉快。邻里关系淡薄，会导致人的心理健康水平下降，尤其是对老年人、儿童的伤害较大，容易使他们出现孤独感，由此引发各种心理问题；反之，与邻居保持良好关系可以大大改善人的心理状态，降低心脏病、脑卒中的发病风险。

2. 照护措施

健康照护师应熟悉与照护对象关系密切的邻居，协助照护对象适应周围环境，与邻居和睦相处、宽容谦让，建立良好的社会活动关系。

培训课程 2

安全与防护

学习单元 1 安全防护常识

一、防火知识

我国每年发生的火灾中，家庭火灾占 80% 左右，家庭火灾已成为幸福生活的最大杀手之一。

1. 家庭火灾原因

用火不慎，如蜡烛、蚊香、香火、油锅、取暖炉；电线火灾，如电线短路、线路过载、接触不良；电器火灾，如照明灯具、计算机、手机；吸烟导致的火灾，如床头吸烟、随意丢弃未熄灭烟头；玩火导致的火灾，如火柴、打火机、室内燃放烟花爆竹；爆炸起火导致的火灾，如煤气爆炸、锂电池、蓄电池、化学危险品（酒精、汽油等）。

2. 家庭火灾预防

根据不同的火灾原因，采取适当的措施以防止火灾的发生。

（1）注意用火安全。生活用火周围不要放置碎纸、塑料袋、泡沫、酒精、消毒液等易燃物品。

（2）注意吸烟安全。不在沙发上、床上吸烟，卧床照护对象吸烟时应由专人看护，划过的火柴梗、烟蒂、不吸的烟头及时熄灭后放置在用不易燃材料做成的烟灰缸中。

（3）加强安全教育。家长从小教育儿童不能玩火，同时将引火物品（如打火机）、易燃物品（如烟花爆竹、塑料纸）妥善放置；有些老年人喜欢囤积废旧物品（如纸盒、塑料瓶、老旧电器）极易带来安全隐患，应积极劝导老年人将上述物品妥善放置并尽早处理。

（4）防止爆炸起火。微波炉、烤箱、燃气灶等家用电器应严格按照说明书使用，手机、播放器、电动车等蓄电池不要过度充电，充电过程中四周勿放置碎纸、塑料袋、泡沫等易燃物，同时不可将易燃物靠近灶火、电暖器等明火及高温物体。

二、安全用电知识

1. 家庭用电事故原因

（1）电器火灾。事故的主要原因有线路超负荷、用电设备的保护装置失效、违规操作电器设备引发火灾。

（2）人员触电事故。主要原因有缺乏相应的电气安全知识、家用电器设备不合格或者缺乏维护、日常维护工作不到位。

2. 家庭用电事故预防

（1）购置合格电器。选择家用电器、电线、开关时，首先注重其安全性能，应该选择合格的产品。家用电器使用前应认真阅读使用说明书，按照正确的方法使用。

（2）避免超负荷运行。在购置家用电器时需考虑到用电容量和线路承载能力，不要在同一时间使用全部家电。

（3）定期检修维修。定期检查线路是否露出线芯、连接部位是否紧固、接触是否良好、局部是否烧毁或老化，若发现有安全隐患，应该及时进行维修或更换。

（4）学习用电安全知识。组织家庭成员学习并掌握必备的用电安全知识，避免发生触电事故。例如，不能用其他胶布代替绝缘电胶布，不能用湿抹布擦拭电器外壳、灯泡、灯头等，检修电器时须断电。

三、防盗、防骗知识

1. 防盗窃知识

随身携带的钱包和物品，不要放在视线外；大量现金和贵重物品不要放在家里，也不要随身携带；存折、银行卡、手机等密码要与身份证、电话号码有区别；身份证和存折不要放在一起；车辆停放时要上好锁，最好停放在停车场或托人看管。

2. 防扒窃知识

合理背挎包，包要背挎在胸前或侧身前，不要背挎在视线以外如背后及侧身后；合理放置财物，钱及贵重物品要放在内口袋，不要放在外口袋；在车站、公交车、商场、菜市场等人群拥挤的场所要提高警惕，手可紧贴身上的钱和贵重物品并观察周边的可疑人员。

3. 防诈骗知识

（1）面对陌生人时。不轻易与陌生人搭话；不轻易食用陌生人提供的食品、饮品等；不轻易相信、同情陌生人的病痛与灾难；对陌生人涉及转账、汇款、交费或要求提供手机验证码、账号密码等，做到不轻信、不汇款、不透露、不扫码；对上门推销物品的陌生人，应提高警惕，尽量不要让其进入房屋内。

（2）当有人冒充领导、熟人时。面对陌生人搭讪并声称领导、熟人时，一定要保持警惕，勿轻易露财及勿将其带至家中，与家人或朋友核实其真实身份后才可以相信。若遇到不法侵害，应及时向公安机关求助（如拨打"110"报警电话）。

（3）面对陌生电话、短信、链接时：

1）养成不轻易接听陌生人电话的习惯。

2）收到陌生短信（如无息贷款）时不轻信其内容，更不能贪图小利，否则极易陷入骗子设计好的圈套中。

3）收到不明链接时不要点击（如钓鱼网站），也不要回复其邮件，在提交任何信息之前均需确保网址的安全性。

（4）熟悉多种骗术，明辨是非。多关注新闻报道、社区宣传内容，增加对骗术的了解，做到心中有数，防患于未然。常见的骗术有神医消灾、兜售抵押、虚拟投资平台诈骗、刷单诈骗、网络购物、飞来大奖、专利转让等。面对骗术的时候，注意理清、辨别事情的来龙去脉，不急于下定论，不急于采取行动，要保持冷静，以及与家人或朋友商量后再做决定，在不确定事情真假时，可及时拨打公安机关及金融部门电话查证核实。若发现已上当受骗，要及时报警并保留相关证据。

四、意外事件的处理原则

1. 提高认识，加强预防

掌握日常安全防护常识，做好安全防护工作，消灭隐患，减少突发意外事件的发生，如及时擦拭卫生间地面水渍以防止照护对象发生跌倒，同时增强安全忧患意识，时刻保持危机感和责任感。

2. 快速处理，有效控制

一旦发生突发意外事件，健康照护师需迅速到位，首先保持镇静，避免引起照护对象及其家属的恐慌，然后第一时间有序地做出相应处理，在处理过程中随时应对变化，必要时请求救援，如拨打急救电话"120"、火警电话"119"。

3. 以人为主，减少伤亡

人的生命是最重要、最珍贵的，所有处理措施的重点均以保全和抢救人的生命为主，其次才考虑减少财物损失，如火灾袭来时要迅速逃生，不要贪恋财物。

学习单元2　职业安全防护

一、感染防护知识：清洁、消毒、灭菌、隔离的概念

1. 清洁的概念

清洁是指除去一切污垢和尘埃的过程，目的是减少微生物的数量。适用于物体表面的处理，如地面、家具、墙壁、医疗用品等。常用的清洁方法有清水洗、清洁剂或去污剂去污、机械或超声清洗（如清洁清洗机）等。

2. 消毒的概念

消毒是指清除或杀灭除细菌芽孢以外的所有病原微生物的方法。常用的消毒方法有物理消毒法、化学消毒法。

3. 灭菌的概念

灭菌是指杀灭所有病原微生物的方法，包括细菌芽孢。经过灭菌处理且未被污染的物品称为无菌物品，经过灭菌处理且未被污染的区域为无菌区域。常用的方法有化学灭菌法（如环氧乙烷）、照射灭菌法（如 γ 射线）、热力灭菌法（如高压蒸汽、燃烧）等。

4. 隔离的概念

隔离是采用多种方法和技术防止病原微生物从传染源传播给他人的措施。隔离分两类：切断传播途径的隔离，保护易感人群的隔离。

二、标准预防

1. 标准预防的内涵

（1）照护对象的血液、体液（如胃液）、分泌物（如唾液、鼻涕）、排泄物（如大小便）均具有传染性，需进行隔离。

（2）注意双向防护。防止疾病从照护对象传至健康照护师，也防止疾病从健

康照护师传至照护对象，以及从照护对象传至健康照护师再传至其他照护对象。

（3）在标准预防基础上还应采取接触隔离、空气隔离和飞沫隔离。

2. 标准预防的主要内容

（1）牢记洗手时机。有以下情况时需立即使用洗手液或速干手部消毒液洗手：直接接触照护对象前后，从同一照护对象身体的污染部位到清洁部位时，接触照护对象的黏膜、破损皮肤、伤口前后，接触照护对象的血液、体液、分泌物、排泄物及伤口敷料后，穿脱隔离衣前后，摘除手套后，处理药物或配餐前，接触可能被污染的环境或物品时。

（2）注意佩戴手套。接触照护对象的血液、体液、分泌物、排泄物及伤口敷料（如更换尿垫、擦口水）、污染物品（如洗漱用品）、黏膜（如辅助刷牙）、非完整皮肤前均应戴手套；接触同一个体的清洁部位和污染部位时应更换手套；对不同照护对象进行照护时一定要更换手套。手套不能代替洗手，因此，操作完毕应立即摘下手套，正确洗手后才可以接触清洁物品和其他人员。

（3）选用防护用具。根据暴露情况（如可能有喷溅）正确使用眼罩、口罩、防护衣，防止照护对象的体液、血液或分泌物等传染性物质飞溅到健康照护师的口腔、鼻腔及眼睛。

（4）清洁、消毒、灭菌。重复使用的医疗仪器、日用品应及时进行清洁、消毒或灭菌处理。同时，做好环境及物品（如床栏杆、床头桌、轮椅、洗手池、门把手）表面的清洁、消毒工作。

（5）预防锐器伤。加强培训，提高自我防护意识。接触锐利器械和针头时应按规范处置，以防被刺伤。

3. 标准预防的隔离措施

因标准预防不能预防通过空气和飞沫途径传播的疾病，因此，对某些具有传染性的疾病需根据其传播途径采取相应的接触、空气、飞沫隔离措施。

（1）接触隔离。其是预防病原体经手、媒介物直接或间接进入体内所采取的隔离方法，适用于甲型肝炎、婴儿肠道病毒感染、破伤风、狂犬病、性传播疾病等。具体措施包括：单独隔离室；正确洗手和戴手套；穿隔离衣；可重复使用的物品被污染后，在他人使用前应清洗干净并消毒灭菌。

（2）空气隔离。其是预防病原微生物的微粒（直径≤5 μm）通过空气流动导致疾病所采取的隔离方法。此微粒可在空气中悬浮较长时间并随气流飘浮到较远处，因此易造成多人感染。空气隔离适用于水痘病毒、麻疹病毒、结核分枝杆菌等。空气隔离需满足两个要求：照护对象所处的环境应通风和做适当处理（如消毒），健康照护师或家属进入时应采用呼吸道保护装置。

（3）飞沫隔离。其是预防病原微生物的飞沫微粒（直径 >5 μm）在空气中近距离（1 m 内）移动到易感人群的口鼻黏膜、眼结膜等导致疾病所采取的隔离方法。此微粒在空气中悬浮的时间较短，飞沫喷射距离 1 m 左右。飞沫隔离适用于流行性感冒、流行性腮腺炎等。因此，照护期间若需要近距离（1 m 内）照护，必须佩戴口罩或使用其他屏障。

三、自我安全防范知识

1. 重视个人保健

加强职业防护相关知识与技能的培训和学习，做到"知晓、理解、执行"。均衡的饮食、充足的睡眠、规律的体育锻炼是增强健康照护师的身体素质、提高自身抵抗力的有效手段。此外，建议有条件者每年定期进行一次体检，必要时进行预防接种。

2. 采取多种防护措施

（1）物理性因素的防护。搬运照护对象时，采取正确的搬运姿势，掌握搬运技巧，遵循节力安全原则，避免肌肉韧带损伤；正确使用具有辐射的仪器设备，如使用紫外线灯消毒时严禁进入消毒区域，消毒后立即通风。

（2）化学性因素的防护。健康照护师需掌握消毒液的浓度及正确的使用、配制方法。使用、配制消毒液及消毒物品时需戴手套操作，消毒后的环境应注意通风换气。

（3）生物性因素的防护。根据暴露情况采取有效的防护措施，如正确洗手，戴手套、面罩、脚套，穿防护罩、防护衣。环境中应配备洗手设施、洗手液、纸巾。采用通俗易懂的方式向照护对象、家属以及探视者宣传呼吸卫生及咳嗽礼仪。当要咳嗽或打喷嚏时，采用纸巾、手绢、双手或衣袖捂住口鼻部，尤其是在狭小的密闭空间中更需注意，咳嗽或打喷嚏后要立即洗手。

3. 人际交往防护

人是具有情感的，时间相处久了可能会产生感情，因此在人际交往（尤其是异性交往）过程中需保持一定原则，掌握适当的分寸。

（1）自我保护意识。做到尊重自己、尊重他人和让他人尊重自己。在与照护对象（尤其是异性）单独相处时，既要有保护自己不受侵犯的意识，同时也不要过度警惕，以免引起不必要的误会和尴尬。

（2）把握好男女交往的尺度。谈话内容不超出工作内容，健康照护师在照护期间避免过多地泄露自己的家庭、社会生活等私密事情，如主动向异性照护对象诉说私事会使照护对象误以为对其有意，从而产生不必要的误会。遇到照护对象向自己倾诉私事时，若属于工作范围，应尽可能帮助其解决；若超出工作范围，则浅"听"辄止，不妄加评论，更不要帮其拿主意、做决定，尤其涉及家庭矛盾、夫妻关系等需更加注意。讲话要有分寸，如说玩笑话时，男士避免出现脏话连篇，女士避免出现矫揉造作、嗲声嗲气等，以免引起照护对象的厌恶或误解。健康照护师在照护异性照护对象时，需摆正心态，大方、成熟、稳重地开展工作，保持正常的异性相处关系。

（3）防止性骚扰、性侵犯。一般骚扰者初次只是轻微试探，并观察被骚扰者的反应，然后决定下一步行动，因此，若被骚扰者态度坚决地及时表达出自己的不快，可既不伤和气，又能使骚扰行为停止，切勿采取忍气吞声、逃避的态度。若遇到照护对象眼神专注于自己的身体或用露骨的语言进行暗示，此时健康照护师的态度一定要坚决，要用庄严冷峻的态度表明自己不喜欢这种行为，决不可以做出暧昧的举动。若对方要进行进一步的骚扰，一定要严厉警告、大声斥责，也可以告诉其家人或报警处理。

培训课程 ③

人体营养需求

学习单元 1 营养基础知识

一、营养素知识

营养素是为维持机体生长发育、繁殖和生存等一切生命活动，需要从外界摄取的物质。营养素需要从食物中摄取，来自食物的营养素种类繁多，根据其性质及生理作用可将营养素分为六大类，即蛋白质、脂肪、碳水化合物、矿物质、维生素和水。

1. 蛋白质

蛋白质是组成人体一切细胞、组织的重要成分，成人体内约含有 16.3% 的蛋白质，蛋白质对人的生长发育非常重要，它是人体组织更新和修补的主要原料。组成蛋白质的基本单位是氨基酸，人体所需的 20 多种氨基酸可分为两大类，即 8 种必需氨基酸和 12 种非必需氨基酸。必需氨基酸是一些人体自身不能合成或合成速度不能满足人体需要、必须从食物中获取的氨基酸，包括赖氨酸、色氨酸、苯丙氨酸、甲硫氨酸、苏氨酸、异亮氨酸、亮氨酸、缬氨酸 8 种。非必需氨基酸是人体可以通过体内合成或从其他氨基酸转化而得到，不一定非从食物中摄取的氨基酸。食物蛋白质的氨基酸模式越接近人体蛋白质的氨基酸模式，越容易被人体吸收利用，这种蛋白质被称为优质蛋白质，如动物蛋白质中的蛋、奶、肉、鱼等及大豆蛋白质。

（1）蛋白质的生理功能

1）构成和修复组织。人体的任何组织和器官都是以蛋白质作为重要物质组成的，损伤后的修复等都需要蛋白质，人体每天有 3% 的蛋白质在代谢更新。

2）调节生理功能。蛋白质在体内是构成多种重要生理活性物质的成分，参与调节生理功能，如携带、运送氧的血红蛋白，维持机体免疫功能的免疫蛋白等。

3）供给能量。蛋白质是人体能量来源之一，每天所需能量的 10%～15% 由蛋白质提供，1 g 蛋白质可产生 4 kcal 能量。

（2）蛋白质的食物来源。蛋白质的食物来源可分为两大类：动物性蛋白质和植物性蛋白质。补充蛋白质时，要适当增加优质蛋白质的摄入，包括动物蛋白质中的肉、鱼、蛋、奶类，以及植物中的大豆蛋白质，以保证膳食蛋白质的质量，从而补充身体发育所需的充足营养，维持身体健康。蛋白质的分类、食物来源及营养价值见表 8-1。

表 8-1　蛋白质的分类、食物来源及营养价值

蛋白质分类	蛋白质食物来源	蛋白质含量	蛋白质营养价值
植物性蛋白质	谷类	4.5%～15%	属限制氨基酸，赖氨酸含量较少
	豆类	35%～40%	属优质植物蛋白质，氨基酸组成接近人体需要，富含赖氨酸，利用率高
	富含油脂的坚果类	15%～30%	蛋白质营养价值高，富含人体必需氨基酸，利用率高
动物性蛋白质	蛋类	12% 以上	是优质蛋白质的重要来源
	奶类	2.5%～3.0%	是婴幼儿蛋白质的最佳来源，必需氨基酸品种较齐全，蛋白质消化率及生理价值都较高
	禽肉类、水产品	10%～20%	属优质蛋白质，蛋白质组成比较符合人体对氨基酸的要求，利用率高

2. 脂肪

脂肪是油、脂肪、类脂的总称。脂肪是人体细胞组织的组成成分，供给机体所需的能量、提供机体所需的必需脂肪酸。人体内的脂肪包括两大类，一类为中性脂肪，也叫甘油三酯，人体储存的脂肪中甘油三酯高达 99%；另一类是类脂，包括磷脂、固醇类等。

（1）脂肪的生理功能

1）供给能量。脂肪分解产生的能量比蛋白质或碳水化合物高一倍多，1 g 脂肪能产生 9 kcal 能量。

2）构成重要的生理物质。在磷脂、胆固醇组成细胞膜的类脂层中，胆固醇是

合成类固醇激素（如性激素、维生素 D 和胆汁酸）的原料。

3）供给必需脂肪酸。必需脂肪酸缺乏，可引起生长迟缓、生殖障碍、皮肤受损（出现皮疹）等症状，以及肝脏、肾脏、神经等多种疾病。必需脂肪酸参与体内胆固醇的正常代谢，如缺乏必需脂肪酸，过多的胆固醇会沉积在血管壁上，并发展成动脉粥样硬化。

4）维持体温、保护脏器。皮下脂肪能够维持体温，既可防止体温过多向外散失，也可防止外界温度对机体的影响。脏器周围的脂肪组织像软垫，有缓冲机械性摩擦和冲击的保护作用，可保护体内的器官。

5）促进脂溶性维生素的吸收和利用。如鱼肝油和奶油富含维生素 A、维生素 D，麦胚油富含维生素 E，多种植物油富含维生素 K。

6）增加饱腹感。脂肪在胃内停留时间较长，使人不易感到饥饿；同时能够增加膳食的美味，促进食欲。

（2）脂肪的食物来源。食物中的油性物质主要是油和脂肪，一般把常温下是液体的称作油，而把常温下是固体的称作脂肪。脂肪的主要来源是烹调用油脂和食物本身所含的油脂，可分为动物性来源和植物性来源两类。除食用油脂含 100% 的脂肪外，含脂肪丰富的食物为动物性食物和坚果。

1）动物性来源。动物体内储存的脂肪，如猪油、牛油、羊油、鱼油、骨髓、肥肉、鱼肝油等；动物乳的脂肪，如奶油等。

2）植物性来源。植物性脂肪主要从植物的果实内提取，如花生油、芝麻油、葵花籽油、豆油、亚麻籽油、玉米油、核桃油、椰子油、菜籽油等。

3. 碳水化合物

碳水化合物是人类能量的主要来源，俗称"糖"，每日膳食中最重要的碳水化合物是淀粉。

（1）碳水化合物的生理功能

1）热量来源。碳水化合物是人体最重要的热量来源，特别是葡萄糖能够很快氧化，供给能量，满足机体的需要。60% 以上的人体热量来源于碳水化合物。

2）节约蛋白质。当机体的碳水化合物供给量不足时，只能通过转化蛋白质来供给热量的需要。因此，足量的碳水化合物供给能够节约体内的蛋白质。

3）构成细胞和组织。人体每个细胞都含有碳水化合物，其含量为 2% ~ 10%。

4）维持脑细胞的正常功能。葡萄糖是维持大脑正常功能的必需营养素，血糖下降，可使脑细胞功能受损，并出现头晕、心悸等症状。人体每天至少需要

50～100 g 碳水化合物。

（2）碳水化合物的食物来源。植物是碳水化合物的主要来源，是人类的主要食物。

1）粮谷类。粮谷类食物中的碳水化合物是以淀粉的形式提供热量，中国以水稻和小麦为主要粮食食品，其他一些粗粮如玉米、小米、高粱米也是碳水化合物来源之一。粮谷类含碳水化合物为 60%～80%。

2）薯类。有些地区也将薯类作为提供碳水化合物的常用食物，薯类食物中含碳水化合物为 15%～29%。

3）豆类及干果类。干果具有更高的含糖量，为 40%～60%。

4）水果。水果中含水量较大，故碳水化合物的含量比谷类少。例如，香蕉的含糖量在 20% 左右。

5）蔬菜。蔬菜可提供少量碳水化合物，用作食物的蔬菜是植物的叶、茎、种子、果荚、花、果实、块根和块茎。其中，后两者含淀粉较多；其他含糖量较低，为 3%～5%。

4. 矿物质

矿物质又称无机盐，它们本身并不供能，只是在构成身体结构和调节体内生理、生化供能方面发挥着重要作用。按照在人体内的含量，矿物质分为宏量元素和微量元素两类，体内含量大于 0.01% 体重的元素称为宏量元素，包括钙、磷、镁、钾、钠、氯、硫；体内含量小于 0.01% 体重的元素称为微量元素，维持正常人体生命活动不可缺少的必需微量元素有 10 种，分别是铁、锰、铜、碘、锌、钴、钼、硒、氟和铬。其中铁、碘、锌缺乏症是最主要的微量营养素缺乏病。

（1）钙。钙在人体内含量较多，占体重的 1.5%～2.0%，成人体内含有 1 200 g 钙。

1）钙的生理功能

①钙是构成骨骼和牙齿的主要成分，起保护和支持作用。人体内 99% 的钙集中于骨骼和牙齿中。因儿童生长发育旺盛，对钙的需要量较多，严重缺钙可影响骨骼发育，发生佝偻病。

②钙与牙齿发育密切相关。钙和磷是构成牙齿的主要原料，缺钙会使牙齿变得疏松，易被口腔中的细菌腐蚀而发生龋坏。

③钙是细胞内的信使，参与肌肉纤维、心肌、骨骼肌收缩的神经传导过程。血浆中含钙量若低于正常量的 10%，就会引起心跳加快、心律不齐，神经肌肉应激性加强，出现手足搐搦症等。

④钙可促进体内某些酶的活性及激素的分泌。

⑤钙离子可促使血液凝固，同时调节体内酸碱平衡等也需要钙。

2）钙的食物来源。中国营养学会推荐成人的钙供给量标准为 800 mg/d。

①奶及乳制品、豆类及大豆制品（含钙量丰富，吸收率也高）。

②坚果类食物、海藻类食物、可连骨吃的小鱼虾及一些绿色蔬菜。

③常见食物的钙含量见表 8-2。

表 8-2　常见食物的钙含量　　　　　　单位：mg/100 g

食物名称	钙含量	食物名称	钙含量
人奶	34	牛奶	120
虾皮	2 000	猪瘦肉	11
海带	1 177	大豆	367
白芝麻	620	黑芝麻	780
腐竹	280	青菜	93～163

（2）磷。正常人体内含磷量为 600～700 g，仅次于钙，约占体重的 1%。

1）磷的生理功能

①磷是骨骼、牙齿和神经组织的重要构成成分，85%～90% 体内的磷存在于骨骼和牙齿中，其余散在分布于全身各组织及体液中，其中的一半存在于肌肉组织中。

②磷是构成人体中核酸、磷蛋白、多种酶等的重要成分。

③磷参与体内能量代谢及调节酸碱平衡。

④磷能刺激神经肌肉，使心脏和肌肉有规律地收缩。

2）磷的食物来源

①瘦肉、蛋、奶、动物的肝脏。

②海带、紫菜、芝麻酱、花生、豆类、坚果、粗粮等。

（3）镁。正常人体内含镁为 20～30 g，镁主要分布在细胞内，所以，细胞多的组织和器官镁含量高。

1）镁的生理功能

①镁可使肌肉放松，解除随意肌的痉挛，消除抽搐，因此，镁是治疗子痫抽搐时解痉、镇静用药的主要成分。

②人体内的镁参与和能量代谢有关的多种酶的合成和激活。若人体内镁元素

缺乏，就会出现肌肉无力、手足抽搐、痉挛或心律失常、情绪不稳定、易激惹、血压升高等症状。

③镁与人体运动功能关系密切。由于运动后消耗及汗液中会丢失镁，如果不注意及时补充，运动中就会发生腿部抽筋、肌肉痉挛现象。所以，长期参加体育运动的人，应每日补充 300 mg 镁。

④镁能维持正常心肌功能，对缺血性心脏病有治疗作用。

2）镁的食物来源。镁的主要来源是饮食和水，后者约占 18%。

①大麦、荞麦、黑米、大黄米、黄豆等粗杂粮是镁的丰富来源。

②镁的良好来源有核仁类、菌类食物及绿叶蔬菜。

（4）钾。钾是生命所必需的元素之一，正常人体内钾含量约 50 mmol/kg。

1）钾的生理功能

①人体内 98% 的钾存在于细胞内，能维持细胞内渗透压及酸碱平衡。

②钾主要参与碳水化合物、蛋白质的代谢，能促使糖原及蛋白质合成。

③钾可维持神经肌肉的应激性和正常功能，以及维持心肌的正常功能。若人体内钾元素不足，就会出现肌肉无力或瘫痪、心律失常、横纹肌裂解症及肾功能障碍等病症。

2）钾的食物来源。钾广泛存在于各类食物中，正常成人每日需钾 2.5 g。

①蔬菜和水果是钾最好的来源。

②菌类、豆类、鱼类、肉类等食物中钾含量非常丰富。

（5）钠。钠是食盐的成分，氯化钠是人体最基本的电解质。

1）钠的生理功能

①钠可维持血压，调节体内水分与渗透压，保持体液的酸碱平衡。

②钠是人体肌肉组织和神经组织的重要成分。若人体缺钠，就会出现肌无力、肌肉痉挛、倦怠、血压下降、眩晕，甚至休克昏迷等症状。吃盐太多，钠摄入过量，则可引起小动脉痉挛，加速肾小动脉硬化而使血压升高。

③钠还有通便的作用。

2）钠的食物来源

①食盐是人体获得钠的主要来源。每克食盐中含钠 393 mg，世界卫生组织建议每人每日食盐用量以不超过 6 g 为宜。

②加工、制备食物过程中加入的钠或含钠的复合物（如谷氨酸、小苏打等）。

③酱油及用盐腌制的咸菜、咸鱼、咸蛋等。

（6）铁。人体内铁的含量有很大的差异，总量为 3~5 g，是人体极为重要的必需微量元素之一。

1）铁的生理功能

①铁是人体必需微量元素，60%~75% 的铁存在于血红蛋白中，人体长期缺铁或铁的吸收受到限制，就会产生缺铁性贫血，出现面色苍白、疲劳乏力、头晕、心悸、指甲脆薄、儿童少年身体发育受阻等症状。

②铁参与血红蛋白、肌红蛋白及许多酶的合成。缺铁除导致贫血外，还会使运动能力低下、体温调节不全、智能障碍、免疫力下降等。

2）铁的食物来源。每日膳食中铁的供应量为 15 mg 左右。孕妇和乳母在特殊的生理期，对铁的需求量增加，供应量增加为 28 mg。

①动物肝脏、动物全血、畜禽肉类、鱼类等动物性食物中含铁丰富，且吸收率较高。

②干果、全麦面粉和面包。

③菠菜、油菜等绿叶蔬菜中也含铁。

（7）锌。锌是人体的必需微量元素，广泛分布在人体所有组织、器官中，是人体中 200 多种酶的组成成分。

1）锌的生理功能

①锌是很多重要代谢过程中酶的组成成分。

②儿童缺锌会出现生长停滞、智力发育迟缓。严重缺锌的孕妇还会使胎儿发生畸形。

③锌能促进食欲，锌缺乏会导致食欲减退、味觉下降、厌食、口腔溃疡、胃肠道功能紊乱、贫血及创伤愈合不良等症状。

④锌在保持免疫功能中起重要作用，缺锌会降低机体抵抗力。

2）锌的食物来源

①贝壳类海产品、鱼类、红色肉类、动物内脏类都是锌的极好来源。

②粗粮、干豆、硬果、蛋中含锌量也较高。

（8）碘。碘是最先被确认为人体所必需的微量元素，对人体营养极为重要，人体内的碘绝大部分存于甲状腺中。

1）碘的生理功能

①主要用于合成甲状腺素。人体内一旦缺碘，就会给甲状腺素的合成带来困难，出现一系列的甲状腺疾病。

②促进神经系统、组织及智力的发育。孕妇缺碘会使胎儿生长迟缓，造成智力低下、聋哑、骨骼和生殖系统发育障碍而发生呆小病。

2）碘的食物来源

①海盐及海带、紫菜，海产鱼、虾、蟹、干贝等海产品中都含有丰富的碘，是碘的良好来源。

②最方便、经济、安全、有效的办法是食用碘盐。

（9）硒。硒在人体的新陈代谢中具有很重要的作用，是人体的必需微量营养素之一。硒遍布于人体各组织器官和体液中，尤以肌肉、肾脏、肝脏和血液中含量最多，硒是构成含硒蛋白与含硒酶的成分。

1）硒的生理功能

①维持机体正常的免疫功能，具有抗氧化作用及抗肿瘤作用。

②维持生殖功能，促进机体的生长和繁殖。

③能保护细胞膜、心肌和血管壁。缺硒时，会出现微血管出血、心肌坏死等病症。

④硒可以保护视力，改善糖尿病人的失明症状。硒缺乏会导致视力减退。

2）硒的食物来源

①海产品、动物的肝脏及肾脏、瘦肉等动物性食物是硒的很好来源。

②富硒谷物和蔬菜也是硒的良好来源。

5. 维生素

维生素是维持人体健康的必需元素，在人体内不能合成或合成的数量不能满足人体需要时，必须从食物中获得维生素。一旦缺乏维生素，人体便会出现相应的疾病。维生素可分为脂溶性维生素和水溶性维生素两大类。

（1）脂溶性维生素。这类维生素不溶于水而溶于脂肪及有机溶剂，吸收后可储存在人体内，排泄量少，摄入过多可致中毒。脂溶性维生素主要包括：维生素 A、维生素 D、维生素 E、维生素 K 等。

1）维生素 A。维生素 A 又名视黄醇，主要生理功能与视觉有关，主要包括动物性食物中的维生素 A 和植物性食物中的维生素 A 原（类胡萝卜素）。

①维生素 A 的主要生理功能。维生素 A 是抗氧化剂，可清除体内自由基，具有抗癌功能。维生素 A 能促进人体生长发育，维持上皮组织的完整和正常的生殖、视觉功能，维持和促进免疫功能。

若人体缺乏维生素 A，则会出现视物模糊、夜盲、结膜干燥、食欲下降、皮肤瘙痒、脱皮、头发枯干、脱发、记忆力减退等多种病症。

②维生素 A 的食物来源。动物的肝脏、蛋黄、奶类、鱼肝油等动物性食物是维生素 A 的主要来源。西蓝花、胡萝卜、菠菜、油菜等深色蔬菜，以及杧果、柑橘、枇杷等水果富含维生素 A。

2）维生素 D。维生素 D 包括维生素 D_2 及维生素 D_3。

①维生素 D 的主要生理功能。维生素 D 可以促进身体对钙和磷的吸收与利用，有助于构成健全的骨骼和牙齿。一般成年人经常接触太阳光，在保证日常膳食的条件下是不会缺乏维生素 D 的。

如果维生素 D 不足，肠道吸收钙磷的能力就会降低，儿童会发生佝偻病，孕妇和乳母则易患骨软化症或骨质疏松症，所以维生素 D 又被称作"抗佝偻病维生素"。

②维生素 D 的来源。主要包括外源性和内源性两类。

外源性：通过食物摄取，如蘑菇、蕈类含有维生素 D_2，鱼肝油、动物肝脏、蛋黄、奶类、牛肉、黄油、咸水鱼中富含维生素 D_3。

内源性：通过阳光（紫外线）照射由人体皮肤产生。

3）维生素 E。维生素 E 又名生育酚，是极有效的抗氧化剂。食物经过长期反复加热可导致维生素 E 失活。

①维生素 E 的主要生理功能。维生素 E 有很强的抗氧化性，能够清除自由基，可延迟细胞衰老，维持机体正常的免疫功能、生殖机能和胚胎发育，能促进人体新陈代谢。

人体一旦缺乏维生素 E，就会引起生殖障碍，导致肌肉、肝脏、骨髓和脑功能异常，红细胞溶血等症。孕妇缺乏维生素 E 还会使胚胎发生缺陷，导致流产。

②维生素 E 的食物来源。小麦胚芽是维生素 E 最丰富的来源，谷胚、蛋黄、豆类、坚果、绿叶蔬菜中也有一定含量。

4）维生素 K。维生素 K 是脂溶性维生素，又被称为凝血维生素。

①维生素 K 的主要生理功能。维生素 K 是肝脏中凝血酶原和其他凝血因子合成必不可少的物质。缺乏维生素 K 会使凝血过程发生障碍，使凝血时间延长，容易出血。

②维生素 K 的食物来源。在正常情况下，组织中许多的维生素 K 来源于肠内细菌，另外，也可以通过膳食获取。菠菜、甘蓝菜、生菜等新鲜绿叶蔬菜中维生素 K 含量最为丰富，奶类、肉类、蛋类、谷类、水果和其他蔬菜中也含有少量维生素 K。

（2）水溶性维生素。溶于水，排泄率高，一般不在体内蓄积，大量服用也很少发生中毒。主要包括：维生素 C、B 族维生素（维生素 B_1、维生素 B_2、维生素 B_6、维生素 B_{12}）和叶酸等。

1）维生素 C。维生素 C 又称抗坏血酸，是一种活性很强的还原性物质，参与体内重要的生物氧化还原过程。

①维生素 C 的生理功能。维生素 C 能够促进钙和铁的有效吸收利用，促进叶酸的利用，提高机体的免疫力；消除自由基，阻断致癌物亚硝胺的形成，具有抗氧化、抗肿瘤作用；促使细胞间质的形成，维持牙齿、骨骼、血管、肌肉的正常功能和促进伤口愈合。

人体若缺乏维生素 C 就会感到身体乏力、肌肉关节疼痛、食欲减退，全身任何部位均可出现大小不等和程度不同的出血，如出血点、瘀斑、血肿。小儿如缺乏维生素 C，则会出现生长迟缓、烦躁和消化不良，逐渐出现牙龈萎缩、牙龈炎、水肿及出血等。

②维生素 C 的食物来源。新鲜蔬菜、酸味水果中维生素 C 含量最为丰富，动物的内脏中也含有少量的维生素 C。

2）维生素 B_1。维生素 B_1 又称硫胺素、抗脚气病维生素，属于水溶性维生素，易受热和氧化而被破坏，在碱性溶液中很容易被破坏。

①维生素 B_1 的主要生理功能。维生素 B_1 在维持神经、肌肉、心肌的正常功能，以及维持正常食欲、胃肠蠕动和消化液分泌方面起着重要作用。

人体若缺乏维生素 B_1，则极易引起脚气病，严重缺乏时还会出现脚气病性心脏病，甚至出现心力衰竭。

②维生素 B_1 的食物来源。谷类的谷皮和谷胚、豆类、坚果类食物中维生素 B_1 的含量最为丰富，动物肝脏、瘦猪肉中含量也较多。

3）维生素 B_2。维生素 B_2 又称核黄素，是许多重要辅酶的组成成分，在碱性溶液中很容易被破坏，对紫外线敏感，可迅速被破坏。

①维生素 B_2 的主要生理功能。维生素 B_2 参与生物氧化过程，在氨基酸、脂肪酸和碳水化合物的代谢中均起重要作用。维生素 B_2 可以促进生长发育，维持皮肤和黏膜的完整性。

人体一旦缺乏维生素 B_2，就会引起胃肠道功能、激素及代谢紊乱，出现消化不良、腹泻、口角炎、舌炎、唇炎和阴囊炎等症状。

②维生素 B_2 的食物来源。动物内脏、蛋类、奶类、瘦肉等动物性食物中含量

最为丰富，谷类的谷皮和胚芽、豆类、新鲜绿叶蔬菜、啤酒中含量也较多。

4）维生素 B_6。维生素 B_6 是一组含氮化合物，主要以天然形式存在，是很多酶系统的辅酶。

①维生素 B_6 的主要生理功能。维生素 B_6 参与体内多种物质的代谢，尤其是参与所有氨基酸的代谢。它还具有维持免疫功能、调节神经系统功能、防治动脉硬化等作用。

人体缺乏维生素 B_6 会引起小细胞性贫血、脂溢性皮炎、癫痫样惊厥、抑郁及精神错乱等症。

②维生素 B_6 的食物来源。肉类、全谷类（特别是小麦）、蔬菜和坚果类食物中含量最高，其中动物性来源的食物中维生素 B_6 的生物利用率优于植物性来源的食物。

5）维生素 B_{12}。维生素 B_{12} 又称氰钴胺素。

①维生素 B_{12} 的主要生理功能。它能促进细胞的发育和成熟，并作为多种辅酶参与体内的生化反应。

如果人体缺乏维生素 B_{12}，就会出现恶性贫血、脊髓变性及消化道黏膜炎症。

②维生素 B_{12} 的食物来源。肉类、动物内脏、鱼、禽、贝壳类及蛋类等动物性食物中含量较高。

6）叶酸。叶酸的水溶液容易被光解破坏，在酸性溶液中对热不稳定。

①叶酸的主要生理功能。叶酸参与脱氧核糖核酸的合成与细胞分裂，参与嘌呤的合成，作用于氨基酸之间的相互转变，还有促进正常红细胞再生的作用。

人体一旦缺乏叶酸，就会出现巨核红细胞贫血、白细胞减少症，以及舌炎、腹泻、食欲不振等消化系统症状。孕妇如缺乏叶酸，则可能导致先兆子痫、胎盘早剥、胎儿神经管畸形等症。

②叶酸的食物来源。动物肝、肾，鸡蛋、酵母中富含叶酸。含维生素 C 的新鲜绿色蔬菜、水果中都含有叶酸。

6. 水

水是"生命之源"，是人体需要量最大、最重要的营养素。水也是人体中含量最大的营养素，成人体内水分含量占体重的 60% 左右。

（1）水的生理功能

1）体内的水分主要分布于组织细胞内外，构成人体的内环境，参与体内物质代谢和运输。

2）水可以调节体温。血液中 90% 是水，水随着血液循环达到调节全身体温的目的。高温时，水分经皮肤蒸发散热。

3）水还有润滑作用，对器官、关节、肌肉、组织能起到缓冲、润滑、保护的作用。

（2）水的需要量与代谢

1）体内水的来源包括饮水、食物中的水及内生水三大部分。水排出量每日维持在 2 500 mL 左右。通常每人每日饮水约 1 200 mL，食物中的水约为 1 000 mL，每天人体产生内生水约 300 mL。

2）体内水的排出以经肾脏产生的尿液为主，约占 60%。在特殊情况下，如高温、高原环境及胃肠道炎症引起的呕吐腹泻时，可发生大量失水。全身水分消耗 10% 可导致死亡。成人体内水代谢情况见表 8-3。

表 8-3　成人体内水代谢情况

来源	摄入量 /mL	排出途径	排出量 /mL
饮水或饮料	1 200	肾脏（尿）	1 500
食物	1 000	皮肤（蒸发）	500
内生水	300	肺（呼气）	350
		大肠（粪便）	150
合计	2 500	合计	2 500

二、热量知识

1. 热量的平衡

热量也称能量，人的一生每时每刻都在消耗能量，这些能量需要从食物中的产热营养素摄取，食物中能产生热量的营养素有蛋白质、脂肪、碳水化合物。它们经过氧化产生热量以供人体的生长、发育、维持正常生理功能和体力活动等的需要。

人体的能量消耗包括三个部分，第一部分是基础代谢率，占人体总热量消耗的 65% ~ 70%；第二部分是身体活动，占总热量消耗的 15% ~ 30%；第三部分是食物的生热效应，所占的比例约为 10%。

人体一方面通过进食摄取能量，另一方面从事各项活动消耗能量，只有当摄入的能量与消耗的能量相平衡时，人体才处于健康的状态。如果长期进食过多而活动量少，即摄入量大于消耗量，则多余能量以脂肪形式储存于体内，使体重增加，形成肥胖。反之，长期能量摄入不足会引起体重减轻、身体消瘦，出现各种营养缺乏病。

标准体重也称为理想体重，测出身高体重，按公式计算出标准体重，并计算实测体重占标准体重的百分数。百分数差在 10% 之内为正常范围，增加 10%~20% 为超重，超过 20% 为肥胖，减少 10%~20% 为消瘦，低于 20% 为明显消瘦。我国常用的标准体重计算方法为：

$$标准体重（kg）= 身高（cm）-105$$

实测体重占标准体重的百分数计算公式：

$$\frac{实测体重 - 标准体重}{标准体重} \times 100\%$$

2. 每天需要多少热量

热量的法定计量单位是焦耳（J），日常生活中常用的热量计量单位是卡（cal）和千卡（kcal），1 cal=4.184 J。1 g 碳水化合物可产生 4 kcal 的热量，1 g 脂肪可产生 9 kcal 的热量，1 g 蛋白质可产生 4 kcal 的热量。

热量的需要和人体不同的生理状况、生长时期、劳动强度、周围环境等因素有关。以从事脑力劳动的白领人群为例，其体力消耗不大，如体重为 65 kg 的男性每天需摄入 2 600 kcal 的热量，而体重为 55 kg 的女性则每天需摄入 2 300 kcal 的热量。

三、平衡膳食

1. 平衡膳食的概念

平衡膳食是指选择多种类食物，经过适当搭配做出的营养均衡的膳食，这种膳食能满足人们对能量及各种营养素的需求。这些食物的营养素之间能相互配合，促进营养的吸收及利用，使食物中营养素的营养效能得到更好的发挥。

2. 平衡膳食调配原则

（1）保证三大营养素摄入的合理比例。碳水化合物占总热量的 60%~70%，蛋白质占 11%~14%，脂肪占 20%~25%。

（2）碳水化物主要由谷类、薯类、淀粉食物供给，控制饮酒、食糖及其制品。

（3）脂肪则要以植物油为主，减少动物脂肪。

（4）蛋白质的供给量：成年人占总热量的 11%~12%；儿童和青少年为 13%~14%，以保证生长发育的需要。其中优质蛋白质应占到蛋白质总量的 30%~50%。

（5）维生素尽可能按供给量标准配膳。

（6）注意无机盐及必需微量元素之间的供给平衡。

3.平衡膳食宝塔

平衡膳食宝塔是中国营养学会根据《中国居民膳食指南》，结合中国居民膳食结构的特点提出来的，它用直观的宝塔形式把平衡膳食的原则转化成各类食物的重量，以便于人们理解和在日常生活中实行。中国居民平衡膳食宝塔如图 8-1 所示，平衡膳食宝塔的应用方法如下。

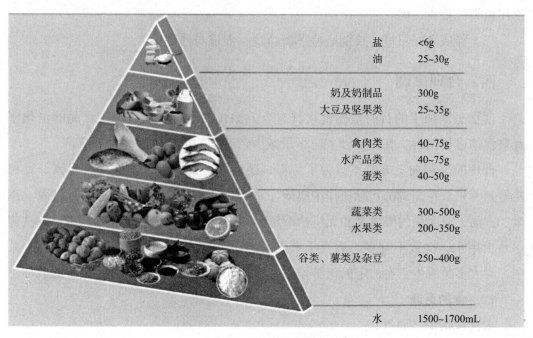

盐	<6g
油	25~30g
奶及奶制品	300g
大豆及坚果类	25~35g
禽肉类	40~75g
水产品类	40~75g
蛋类	40~50g
蔬菜类	300~500g
水果类	200~350g
谷类、薯类及杂豆	250~400g
水	1500~1700mL

图 8-1　平衡膳食宝塔

（1）确定适合自己的能量水平。平衡膳食宝塔中建议的每人每日各类食物摄入量范围适用于一般健康成人，在实际应用时要根据个人年龄、性别、身高、体重、劳动强度、季节等情况适当调整。能量是决定食物摄入量的首要因素，体重是判定能量平衡的最好指标。

（2）根据自己的能量水平确定食物需要。一般健康成年人要根据自身的能量需要进行食物选择，对图中建议的食物总量作相应的增减。如年轻人、身体活动强度大的人需要的能量高，应适当多吃些主食；老年人、活动少的人需要的能量少，可少吃些主食。

（3）食物同类互换，调配丰富多彩的膳食。平衡膳食宝塔中各类食物的重量不是指某一种具体食物的重量，而是一类食物的重量，可以按照同类互换、多种多样的原则调配一日三餐。

（4）各餐适宜分配。定时定量进餐，两餐之间间隔以 4~6 h 为宜；早餐占全天总热量的 25%~30%，午餐占 40%，晚餐占 30%~35%。

（5）因地制宜充分利用当地资源。我国各地的饮食习惯及物产不尽相同，只有因地制宜充分利用当地资源才能有效地应用平衡膳食宝塔。例如，牧区奶类资源丰富，可适当提高奶类摄入量；渔区可适当提高鱼及其他水产品摄入量；由于地域、经济或物产所限无法采用同类互换时，也可以暂用豆类代替乳类、肉类，或用蛋类代替鱼、肉。

（6）养成良好习惯，长期坚持平衡膳食，促进身体健康。

四、合理烹调

食物烹调加工的目的是使食物具有令人愉悦的感官性状，提高食品的消化率及对食物进行消毒，在此基础上应尽量减少营养素的损失，即为合理烹调。

合理的烹调加工方法不只为了可口，还应该考虑到有效地保存维生素、无机盐等营养素。在烹调的实际操作中应该注意：有水参与的加工过程中，如洗菜、淘米、煮汤，有大量的维生素和无机盐溶解于水中，所以应注意米类的加工，淘洗应尽量少用水，次数不宜多，不要搓米或浸泡后再行淘洗。烹调中酸性的醋加入菜中，对大多数维生素有一定的保护作用，而加入碱则会加速许多种维生素的破坏。

1. 主食的烹调

主食包括米、面等。

（1）米。米在淘洗过程中开始损失水溶性维生素和无机盐，蛋白质、糖和脂肪也随之有一些损失。米在水中浸泡时间越长、淘米水的温度越高、淘米的次数越多，营养素的损失也越多。因此，米不要过度淘洗。

（2）面。面粉中营养素的损失因面食制作方法的不同而有很大的差异。一般馒头、面条、烙饼等的蛋白质、脂肪、糖、无机盐的损失很少，B 族维生素有程度不等的损失。用面粉炸制油条时，因加碱和高温油炸，面粉中的维生素 B_1 全部损失，同时约损失半数的核黄素，所以，每天早餐吃油条不是好的饮食习惯。

2. 副食的烹调

副食包括绿色蔬菜和肉、蛋类食品等。

（1）蔬菜。蔬菜烹调时，应尽量先洗后切，及时下锅，要急火快炒，这样做出来的菜色泽鲜嫩，吃起来味脆可口，维生素损失亦少。各种烹调用具对维生素 C 的影响不同，铜锅炒、熬蔬菜比其他锅多损失维生素 C 2~6 倍，铁锅次之，铝锅损失最少。

（2）肉类。肉类的部分营养溶于汤中，如连汤同食，营养素损失较少。肉中的维生素随不同的加热方法而有不等量的丢失，红烧、清炖猪肉时损失 60%～65% 维生素 B_1，蒸、炸时损失 45%，炒时损失 13%。

（3）蛋类。炒蛋或煮蛋时，维生素 B_1、核黄素的损失较少，仅 5% 左右。煮蛋时需掌握火候，以煮熟为限，如煮得过老，鸡蛋中有些营养素因受热被破坏。

五、不合理营养

科学合理的营养是保证生命机体正常运转的先决条件；反之，有悖于科学的膳食和饮食习惯则无异于是在慢性透支身体的健康。

1. 不合理营养的危害

（1）不合理的营养会导致机体营养不足或营养过剩。如果膳食不合理，会影响到机体的内环境，体内的新陈代谢受到饮食质和量的影响，使营养失去平衡。如果营养过剩，不仅会引起肥胖，还会导致心脑血管疾病及糖尿病等的发生。

（2）不合理营养会增加发生癌症的概率。大量的实验调查和动物试验表明，许多消化道癌症的发生与饮食有密切的关系，长期不良的饮食习惯是致癌的最直接因素。例如，食管癌可能与铁缺乏有关；患有萎缩性胃炎并且长期吃一些较咸的腌制品可能会导致胃癌；饮酒过度不仅容易导致肝硬化，也能引起肝癌、胃癌、结肠癌、直肠癌等的发生。

（3）短时的营养不平衡往往会使人处在亚健康状态，长期营养不平衡最终会使人患上各种各样的疾病。营养不平衡的根本原因是各种营养素摄入的比例和量的关系失衡。常见的营养素失衡有以下两种情况。

1）营养素缺乏。其是指其中一种或数种营养素长时间摄入不足，达不到机体需要量所引起的营养素失衡。由此造成的疾病有佝偻病（维生素 D 缺乏）、夜盲症（维生素 A 缺乏）、各种营养不良性贫血（叶酸、维生素 B_{12}、铁等的缺乏）、缺碘性侏儒症、坏血病（维生素 C 缺乏）等。

2）营养素过剩。其是指其中一种或数种营养素长时间摄入过多，超过机体需要量所引起的营养素失衡，如单纯性肥胖症。治疗方法是调节饮食习惯，改变不合理的饮食嗜好，削减多余的摄入。

2. 常见不合理的饮食习惯

良好的进食习惯有助于维持健康，提高工作效率；而不科学的进食习惯会使劳动能力降低，学习注意力不持久，甚至造成疾病、肥胖症和低血糖等。

（1）暴饮暴食。此种偏激的饮食方式是现代社会营养失调的最大起因。平时粗茶淡饭，或找一些营养素单一的食物来打发一日三餐，造成营养不足。在度过紧张而疲惫的一周工作生活后，或到过年过节，借着假期放松身心的机会，摄入过量的肉类及碳水化合物，导致消化不良。

（2）餐餐过饱。人的消化系统每天大约分泌 6~8 L 消化液，以消化食物。如果每顿都吃得太饱，不仅胃过于撑胀，蠕动减慢，而且消化液也会供不应求，食物得不到充分消化，不消化的食物会积储在大肠里腐败发酵，产生大量的气体和毒素，从而有害健康。

（3）矮桌或蹲着进食。无论是矮桌进餐还是蹲着吃饭，都不符合生理卫生要求。因为腹部受挤，胃肠不能够正常蠕动而影响消化吸收。此外，腹主动脉受压，胃部毛细血管得不到足够的新鲜血液补充，最终可导致消化功能减退。

3. 不合理的配餐

（1）饮食偏嗜，摄入饮食的品种不全。人体需要各种不同的营养素，如果喜欢什么就经常吃什么，不喜欢就一点不吃，会影响身体健康，严重的还可出现营养素缺乏病。有些地区的成人饮食习惯仍偏重于谷物类食物的单方面摄取，而对于乳酪类与肉类的摄取则极度缺乏。有些成人对肉类、油脂类食物的摄入有过度的倾向，而对蔬菜、水果类的摄入则严重不足，时间长了，就会造成维持健康所必需的营养素失调。

（2）过量摄入蛋白质。虽然蛋白质是人体不可缺少的营养成分，但也无须大量摄取，蛋白质过量，无法在人体内积存，必须转化为脂类或糖，从而加重肝功能转化的负担，对人体健康并无好处。

（3）早中晚三餐摄入量安排不合理。一般家庭易犯的错误就是，晚餐时摄入多，且多偏重于鱼、肉类食物的摄取，早餐及中餐的摄取量明显不足。

学习单元 2　饮食种类

根据不同病情的需要，饮食种类可为基本饮食、治疗饮食和试验饮食。

一、基本饮食

基本饮食包括普通饮食、软食、半流质饮食和流质饮食四种。

1. 普通饮食

普通饮食简称普食，是膳食中最常见的一种类型。能量及各类营养素应充分均匀地供给，从而达到平衡饮食的要求。

（1）适用范围。普食与健康人的饮食基本上相似，主要适用于无饮食限制、体温正常、无咀嚼困难、消化功能正常者及疾病恢复期的患者。

（2）饮食原则。平衡饮食，能量充足，营养均衡，食物品种应多样化，美观可口，合理分配，避免刺激性食物。

（3）食物选择。根据需要摄入，所有食物均可采用。

（4）用法。每日总热量应达到 2 200 ~ 2 600 kcal，蛋白质 70 ~ 90 g，脂肪 60 ~ 70 g，碳水化合物 450 g，水分 2 500 mL；每日三餐各餐按比例分配，早餐为 25% ~ 30%，中餐为 40% 左右，晚餐为 30% ~ 35%。

2. 软食

软食指质软而烂的食物，比普食更易消化。

（1）适用范围。软食主要适用于低热、消化不良、肠道疾病恢复期、口腔疾病患者，以及咀嚼不便者、幼儿和老年人。

（2）饮食原则。在营养均衡的基础上食物应细碎、软、烂，易消化、易咀嚼，少油腻、少粗纤维及少刺激。

（3）食物选择。禁用粗、硬、不好消化的主食及含粗纤维较多的食物（如韭菜、芹菜等）。

（4）用法。所有绿叶菜均要切成 1 cm 左右长，制软；肉类切成丝、肉丁、肉末等，制作时用淀粉浆包裹后用油滑炒，可使肉质软嫩。烹调避免用油煎、炸、爆炒等方法，避免用醋、辣椒、芥末等酸、辛辣刺激食品及调味品。每日总热量为 2 200 ~ 2 400 kcal，蛋白质 60 ~ 80 g。餐次为每日 3 ~ 4 餐。

3. 半流质饮食

半流质饮食俗称半流食，是一种比较细软、易消化、含粗纤维少的半流体状态的食物，是介于软食与流质饮食之间的一种饮食。

（1）适用范围。半流食主要适用于中等发热、体质虚弱、口腔及急性消化道疾病及手术后患者。

（2）饮食原则。食物呈半流质状，营养素丰富，无刺激性，易于咀嚼、吞咽和消化。胃肠功能紊乱者禁用富含膳食纤维或易引起胀气的食物。

（3）食物选择。禁用粗、硬、不好消化的主食，禁用大块肉类、大块蔬菜、含粗纤维较多的食物（如韭菜、芹菜、藕等）以及油炸食品等。

（4）用法。蔬菜应制碎制软，肉类给予肉末肉泥，烹调避免用油煎、炸、爆炒等方法，避免用醋、辣椒、芥末等酸、辛辣刺激食品及调味品。每日总能量为1 500 ~ 2 000 kcal，蛋白质为50 ~ 70 g。餐次为每日5餐。

4. 流质饮食

流质饮食也称流食，是一种将全部食物制成流体状态或在口腔能融化为液体状态的饮食，较半流食更易吞咽和消化。

（1）适用范围。流食主要适用于高热，消化道急性炎症，食道狭窄，胸、腹部大手术后，口腔、面颊、耳鼻喉部手术后患者。

（2）饮食原则。饮食制成糊体或液体状态，入口即可吞咽，此种饮食所提供的能量、蛋白质及其他营养素均较少，营养不平衡，不宜长期食用，故仅能短期作为过渡性膳食应用，或者在长期食用过程中辅以肠内或肠外营养。

（3）食物选择。可制作成流体性状的一切食物，如米糊、各种汤类、蛋羹、豆腐脑、藕粉、黑芝麻糊、米粉、营养粉、匀浆膳等。

（4）用法。各种原料食物蒸熟煮透后，研磨或用绞碎机制成糊状，食用前需再次蒸煮消毒。各种汤类需煲成浓汤。成品粉剂按说明书冲调。每日总能量830 ~ 1 200 kcal，蛋白质40 ~ 50 g。每2 ~ 3 h进食1次，餐次为每日6 ~ 7餐。主餐全量为400 mL/餐，加餐全量为200 mL/餐。

二、治疗饮食

治疗饮食是指在基本饮食的基础上，调节热量和营养素，以达到辅助治疗、促进康复的目的的饮食。

1. 高热量饮食

所有含油量高的和油炸过的食物都属于高热量食物。

（1）适用范围。高热量饮食适用于热量消耗较高的甲状腺功能亢进、结核病、烧伤、肝炎、胆道疾病患者，以及体重不足者、营养不良者及产妇等。

（2）饮食原则及用法。每日在基本饮食的基础上加餐两次，可进食牛奶、豆浆、鸡蛋、藕粉、蛋糕、巧克力及甜食等。总热量约为3 000 kcal/d。

（3）食物选择。可选用核桃、花生、芝麻、动物内脏、奶油制品及油炸食品等。

2. 高蛋白饮食

高蛋白饮食是指日常饮食中含蛋白质较多的食品。

（1）适用范围。高蛋白饮食适用于各种消耗性疾病如甲亢、结核病、贫血、恶性肿瘤患者，以及低蛋白血症患者和孕妇、乳母等。

（2）饮食原则及用法

1）在供给充足热量的基础上，可通过加餐方式增加膳食中蛋白质含量，例如在原饮食基础上，早餐加煮鸡蛋一个，晚餐加牛奶 200 mL，但以不超过摄入能量的 20% 为原则。

2）其中蛋、奶、鱼、肉、大豆制品等优质蛋白质，应占总蛋白质的 1/3 ~ 2/3；同时应增加维生素 A、胡萝卜素、钙的摄入量。

3）食欲欠佳者可采用高蛋白配方制剂，如酪蛋白、乳清蛋白、大豆分离蛋白制品。

4）平均每日蛋白质摄入量为 1.2 ~ 2 g/kg，总量不超过 120 g/d。少量多餐，总热量为 2 500 ~ 3 000 kcal/d。

（3）食物选择。推荐选择牛奶、鸡蛋、瘦肉、鱼肉、虾、豆制品等高蛋白食物。

3. 低蛋白饮食

低蛋白饮食是一种控制饮食中蛋白质含量的饮食，以减少含氮代谢产物，减轻肝、肾负担。

（1）适用范围。低蛋白饮食适用于限制蛋白质摄入的急性肾炎、肝肾功能衰竭等患者。

（2）饮食原则及用法

1）适当多进食糖类和蔬菜，必要时可摄入纯淀粉，以维持正常热量。

2）成人蛋白质摄入量不超过 40 g/d；在控制蛋白质摄入量的前提下，提供充足的能量和其他营养素。

3）肾脏疾病患者可适当增加烹调油用量，以提高能量摄入，但若血脂异常，则需限制油的用量；肾功能不全者应摄入动物性蛋白，忌豆制品；肾功能衰竭患者应摄入无蛋白饮食；肝功能衰竭者应以豆类蛋白为主，避免动物类食物。

（3）食物选择。在限量范围内要求适当选用优质蛋白，如牛奶、鸡蛋、瘦肉、鱼虾等；肾脏病患者可选择动物蛋白丰富的食物，如瘦肉、鱼、鸡肉等。

4. 低脂饮食

低脂饮食是指减少摄入含甘油三酯、胆固醇食物的比例，以利于改善脂肪代谢紊乱和吸收不良而引起的各种疾患。

（1）适用范围。低脂饮食适用于高血压、高脂血症、冠心病、动脉硬化、糖尿病、肝硬化等患者。

（2）饮食原则及用法

1）食物配制应清淡少油，脂肪占总能量的25%以下，摄入脂肪总量小于50 g/d（按疾病的不同和病情发展情况，摄入脂肪总量可分别小于50 g/d、40 g/d、20 g/d、10 g/d），尤其应限制动物脂肪的摄入。

2）高胆固醇者食用蛋黄每周不超过3个，禁食肥肉、动物内脏、鱼子、肉汤等；禁用油炸食品及过油食物，如炸里脊、鸡勾肉、狮子头等。烹调油要选择植物油，全天不超过25 g；炒肉丝、肉片均不用过油，改为过水焯后以少量烹调油翻炒；烹调时多采用蒸、煮、炖、烩、拌等方法。

（3）食物选择。适用食物包括各种主食、蔬菜和豆制品，少量瘦猪肉、瘦牛肉、鸡肉（去皮）、鱼、虾、贝类、鸡蛋清等。

5. 低胆固醇饮食

低胆固醇饮食特指含胆固醇低的食物。

（1）适用范围。低胆固醇饮食主要用于高胆固醇、高脂血症患者，以及动脉硬化、高血压、冠心病患者。

（2）饮食原则及用法。胆固醇摄入量少于300 mg/d，禁食或少食动物内脏、脑、鱼子、蛋黄、肥肉、动物油等含胆固醇高的食物。

（3）可选食物。包括鱼、瘦肉，也可多选蔬菜、水果、五谷类、豆类、豆制品及粗粮等不含胆固醇的食物。

6. 低盐、无盐饮食

根据24 h尿钠排出量、血钠、血压等指标来调整膳食中钠的摄入量，纠正水、钠潴留，达到维持机体水、电解质平衡的目的。低盐饮食：全日供钠2 000 mg左右，食盐用量约2 g。无盐饮食：全日供钠1 000 mg左右。

（1）适用范围。低盐饮食主要适用于中重度高血压、心脏病、急慢性肾炎、肝硬化腹水等患者，无盐饮食主要适用于水肿较重患者。

（2）饮食原则及用法

1）低盐饮食。食盐量小于 2 g/d，不包括食物内自然存在的氯化钠；禁用腌制食品，如咸菜、腌肉、香肠、皮蛋等。

2）无盐饮食。控制摄入食物含钠量小于 500 mg/d，烹调中不要使用食盐及酱油（1 g 盐 =393 mg 钠，1 g 盐 =5 mL 酱油）。

3）烹调时为了提高色、香、味，可适量加糖、醋、胡椒调味。

（3）食物选择

1）禁用食物包括：各种酱菜、酱豆腐、泡菜、咸菜、川冬菜、榨菜等；咸蛋、松花蛋，腌制的肉类，如酱肉、肉肠等；含盐较多的海米、虾皮等。

2）限制加碱的发面食品，如馒头、发面饼；限制加发酵粉制作的饼干、点心等。

3）限制每 100 g 含钠高于 50 mg 的蔬菜，如油菜、茴香、芹菜、菠菜、蒿子秆等。

7. 高纤维素饮食

高纤维素饮食是指富含膳食纤维的食物，经常食用对人体健康有益。

（1）适用范围。高纤维素饮食主要适用于便秘、肥胖症、高脂血症、糖尿病等患者。

（2）饮食原则及用法。减少脂肪的摄入量及含甘油三酯高的食物，适当增加蔬菜、水果的比例。

（3）食物选择。饮食中应多选用韭菜、芹菜、藕、卷心菜、豆芽、粗粮、竹笋等含膳食纤维高的食物。

8. 少渣饮食

少渣饮食即低膳食纤维饮食。需选择含极少量膳食纤维且易于消化的食物，减少膳食纤维对消化道的刺激。

（1）适用范围。少渣饮食适用于消化道溃疡、慢性肠炎、食管胃底静脉曲张、胃肠道手术后恢复期、伤寒病恢复期患者。

（2）饮食原则及用法。饮食中应尽可能减少摄入食物纤维，禁用坚硬、带碎骨的食物；不要食用含纤维高的蔬菜，一般蔬菜也要经过滤后做成菜泥。此种饮食缺乏维生素 C，需要适量进行补充。另外注意控制脂肪含量多及油炸食物的摄入。

（3）食物选择。禁食含粗纤维的蔬菜，如绿叶菜、韭菜、芹菜、藕等；禁用粗粮、干果、干豆等。

三、试验饮食

试验饮食是指在特定的时间内，通过对饮食内容的调整来协助诊断疾病和确保实验检查结果正确性的一种饮食。

1.隐血试验饮食

（1）适用范围。用于配合大便潜血化验，协助诊断消化道出血、消化道溃疡、胃癌或原因不明的贫血等。

（2）饮食原则及用法。试验期为3天，试验期内禁止食用各种动物血、蛋黄及含铁丰富的绿叶蔬菜和药物。

2.肌酐试验饮食

（1）适用范围。用于协助检查、测定肾小球的滤过功能。

（2）饮食原则及用法。试验期为3天，试验期间禁食肉类、禽类、鱼类，忌饮茶和咖啡，全日主食为300 g以内，限制蛋白质的摄入（蛋白质的供给量小于40 g/d），以排除外源性肌酐的影响；蔬菜、水果、植物油不限，热量不足可添加藕粉或含糖的点心等，第3天测内生肌酐清除率及血肌酐含量。

3.尿浓缩功能试验饮食

（1）适用范围。用于检查肾小管的浓缩功能。

（2）饮食原则及用法。试验期为1天，控制全天饮食中的水分，总量为500～600 mL。可进食含水分少的食物，如馒头、面包、米饭、炒鸡蛋、土豆、豆腐干等，烹调时尽量不加水或少加水；避免食用过甜、过咸或含水量高的食物。

4.甲状腺^{131}I试验饮食

（1）适用范围。用于协助测定甲状腺功能。

（2）饮食原则及用法。试验期为2周，试验期间禁用含碘食物，如紫菜、海带、海蜇、海参、虾、鱼、加碘食盐等，禁用含碘消毒剂做局部消毒。2周后作^{131}I功能测定。

5.胆囊检查饮食

（1）适用范围。用于需要进行B超或造影检查有无胆囊、胆管、肝胆管疾病的患者。

（2）饮食原则及用法

1）检查前 3 日禁食牛奶、豆制品、糖类等易于发酵产气的食品，检查前 1 日晚进食无脂肪、低蛋白、高碳水化合物的清淡饮食，检查当日禁食早餐。

2）若胆囊显影良好，还需要了解胆囊收缩功能，应在第一次 B 超检查后进食高脂肪餐（如高脂肪方便餐或油煎荷包蛋 2 个，脂肪含量为 25 ~ 50 g）；若效果不明显，可等待 30 ~ 45 min 后再次检查。

培训课程 ④

人的基本需求 与自我照护

学习单元 1　需求层次理论

一、需求层次理论的主要内容

美国社会心理学家马斯洛提出人的需求分为生理需求、安全需求、爱与归属的需求、尊重的需求、自我实现的需求五个等级，构成马斯洛需求层次理论模型（见图 8-2）。需求层次理论包括两个特点：

首先，五种需求是与生俱来的，具有激励和指引个体行为的作用；其次，只有低级需求得到满足或部分满足后才会出现高级需求，需求层次越低，需求量和潜力越大。

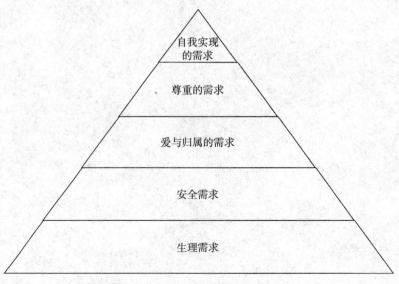

图 8-2　马斯洛需求层次理论模型

1. 生理需求

生理的需求是人类维持自身生存最基本的需要，属于人们最原始的需求，如饮食、饮水、排泄、睡眠、性欲，位于需求层次理论模型的最底层。若个体得不到满足可能会有生命危险。因此，生理需求是最强烈的且不可避免的需求，生理需求具有自我及种族保护的意义，以饥、渴为主，是人类个体为了生存而必不可少的需求，是推动人们行动的强大动力。

当一个人存在多种需求时，例如同时缺乏食物、安全感、归属感，其中因缺乏食物而产生的饥饿需求将占据首要地位，个体此时可能什么都不想，只想让自己吃饱进而活下去，其思考能力、道德观等均会明显变得脆弱。在照护过程中，若照护对象出现食欲差、消化不良、排泄异常、呼吸不畅、多梦、失眠、早醒等症状，会对照护对象产生较大影响，因此健康照护师要及时提出就医的建议。

此外，若发现照护对象有性活动的需求，应与其爱人进行沟通，建议通过抚摸、拥抱、亲吻或性交等形式满足其需求，而不应置之不理。

2. 安全需求

人们需求生活稳定、劳动安全、职业安全、受到保护且有秩序的社会环境，希望免于灾难和未来有保障等。具体体现在：

（1）物质上的安全，如操作安全设施、劳动保护、规章制度等。

（2）经济上的安全，如工资、退休福利、养老保险等。

（3）心理上的安全，如对法律的需求、界限的需求，工作中受到公正待遇，有应付能力和信心面对生活。

安全需求比生理需求高一级，只有当生理需求得到满足后，安全需求才会充分表现出来。每一个在现实中生活的人，都会产生安全感的欲望、信心的欲望、自由的欲望以及具有防御实力的欲望。

有些照护对象会因为处于陌生环境（如医院、养老院）及与陌生人员（如病友、健康照护师）相处而感到不安，此时健康照护师可以采用亲切和蔼的态度，通过安慰性、鼓励性、劝导性、积极暗示性的语言，布置清洁温馨的环境等，减轻或消除照护对象的不安全感。

3. 爱与归属的需求

爱与归属的需求又称社交的需求，是指个人渴望与其他人建立感情的联系，以及隶属于某一群体并在群体中享有地位的需求。

（1）爱的需求。渴望得到朋友、同事等的理解、关怀和爱护，是对友情、爱情等的需求。这里的爱是广义的，体现在双方互相信任、深深理解和相互给予上，包括给予爱和接受爱。

（2）归属的需求。希望有所归属，成为家庭、社会团体的一员，在个人有困难时能互相关心和帮助。

社交的需求比生理和安全需求更细微、更难以捉摸和察觉，且无法度量，它与个人的性格、经历、生活习惯、信仰等有密切关系。照护对象渴望得到爱，包括健康照护师的关怀和爱护，因此健康照护师要有爱心，理解他们的困境和痛苦，引导其倾诉自己的心声，耐心倾听，不否定、不批判。

4. 尊重的需求

尊重的需求属于较高层次的需求，可分为自尊、他尊两类。

（1）自尊又称内部尊重，如自尊心、自信心，渴望实力、成就、适应性和面向世界的自信心，以及渴望独立自主与自由。

（2）他尊又称外部尊重，即一个人希望得到别人的尊重、信赖及高度评价，希望受人赏识、注意或欣赏。

日常生活中若个体满足了尊重的需求，该个体将会表现出自信、价值感、适应性增强等积极的情绪，相反，将产生自卑感、挫折感、无能感。实际上，尊重的需求较少能得到完全的满足，但基本满足即可产生积极的推动力，并能令个体具有持久的干劲。照护对象渴望得到健康照护师的理解和尊重，因此健康照护师应对照护对象的言谈举止予以关注和重视，条件允许的情况下应尽量满足其要求，不能满足的也应给予充分解释。

5. 自我实现的需求

自我实现的需求是最高层次的需求，是指个体希望最大限度地发挥自身潜能，自我要求完成与自己能力相当的工作，并不断完善提升自己，实现自己的理想、抱负，或使自己逐渐变成自己所期望的人。

满足自我实现需求的途径因人而异，如偏瘫的个体通过长期坚持不懈的康复锻炼，可以自行洗脸；李女士经过辛苦努力的学习，考取了全国某等级证书。在个体自我实现的创造性过程中，会产生"高峰体验"的感受，此刻的个体处于最激荡人心、最欣喜若狂的状态，也处于最幸福、最美好、最和谐的时刻。作为个体追求的终极目标，其有赖于前面的生理需求、安全需求、爱与归属的需求及尊重需求的满足，是促使个体的潜在能力得到实现的基础。

照护期间促进照护对象的康复是一切行为的重要保证，也可创造一定条件，帮助照护对象在其感兴趣的领域进行一定的学习或工作，为其创造满足自我实现需求的条件。

二、需求层次理论对照护的意义

需求层次理论对照护思想与照护活动有着深刻的影响，它使人们更清晰地认识到照护的任务就是满足照护对象的需求。

1. 帮助健康照护师观察、识别照护对象未满足需求的性质及对照护对象所造成的影响，其中，未满足的需求就是健康照护师需要帮助、辅助照护对象解决的健康问题。

2. 帮助健康照护师根据需求层次等级确定应优先解决的健康问题。

3. 帮助健康照护师更好地理解照护对象的言谈举止，预测照护对象未感觉到或未意识到的需求，并给予帮助，以达到预防疾病的目的。

4. 帮助健康照护师对照护对象的需求进行科学的指导，合理调整需求之间的关系，解除照护对象的焦虑与压力。

学习单元 2　自理护理模式

一、自理护理的概念及护理模式

自理护理模式由美国著名护理理论家多萝西亚·E·奥瑞姆（Dorodthea E Orem）提出，简称自护模式。该模式由三个相关的理论（自我护理理论、自我护理缺陷理论和护理系统理论）构成，共涉及六个核心概念（自护、自护力量、自护需要、自护缺陷、护理力量、护理系统）和一个边缘概念（基本条件因素）。

1. 自理护理的概念

自理护理简称自护，是个人为维持健康而采取的一系列活动。自护是在日常生活中通过学习或他人指导帮助下形成的连续的、有意识的行为。自护内容包括维持健康、预防疾病、自我诊断、自我用药、自我治疗及康复锻炼。

2. 对护理学四个基本概念的阐述

（1）人。奥瑞姆认为，个体具有不同程度的自护能力，个体是有能力学习和发展的，人不是通过本能而是通过学习来满足自我照顾需要，只有个体无法自我照护时，才由他人提供帮助或照护。

（2）健康。奥瑞姆认为，健康是身体的、心理的、社会的完好整体的安适状态。

个体的健康和疾病状态是动态变化的，不同时间可有不同的状态，要想保持健康必须保持内外环境的稳定。她还提出，健康应以预防保健为基础，采用三级预防概念，即促进和维持健康（初级预防）、治疗疾病（二级预防）和预防并发症发生（三级预防）。

（3）环境。环境是指除人自身以外所有可能影响人的自理能力的相关因素，包括生理因素、心理因素和社会因素。

个体生活在社会中都希望维持一个健康状态，希望做到自我管理健康，而且社会中多数人对不能满足自护需要的个体是包容的，并且愿意为其提供帮助。因此，自我帮助和帮助他人被社会认为均是有价值、有意义的活动，健康照护是基于此观念的一种特殊形式的人类服务，也是合乎社会需要和十分必要的活动。

（4）护理。奥瑞姆认为，护理是一种不断提供帮助的服务，可以克服和预防自我护理缺陷的进一步加重，并为不能满足自护需要的个体提供帮助。

护理的重点是满足个体的自护需要，使个体能够保持生命或健康，克服疾病带来的不良影响。随着个体健康状况的恢复或已学会如何进行自我照顾时，个体对护理需要逐渐减少并直至消失。护理技术包括两方面：社会和人际交往技术，对机体进行调整的技术（如调整体位、简单心理疏导、生长发育促进）。

3. 自理护理模式的主要观点

（1）自护力量。自护力量是指人的自我护理能力，其受到年龄、生活经历、社会文化、健康状况等方面的影响。个体通过自护力量可以满足其正常功能和发展的需要。

（2）自护需要。自护需要是指为个体的功能、发展和精神完好必须被执行的活动需要。奥瑞姆将自护需要分为三部分：一般性自理需要、发展的自理需要、健康不佳时的自理需要。

1）一般性自理需要是生命周期中必不可少的、与维持健康息息相关的需要。具体包括：

①摄入足够空气、水和食物。

②维持良好排泄、分泌功能。

③保持活动与休息的平衡。

④保持社会交往和独处的平衡。

⑤避免有害因素的刺激。

⑥满足个体发展的需要。

2）发展的自理需要是生长、发育各阶段的特殊自理需要和某些特殊情况下发生的特殊需要。具体包括：

①促进生命过程发展的条件，如营养、家庭和睦、学校教育。

②对干扰发展事件的应对需求，如人际交流障碍、亲人离世、失业。

3）健康不佳时的自理需要是个体在人体结构、功能异常或缺陷情况下，或在就医过程中因诊断治疗产生的自护需要。具体包括：

①寻求医疗性帮助。

②预防和警惕疾病所产生的不良影响和后果。

③有效地执行诊断、治疗、康复措施。

④注意治疗措施所引起的不良反应，并进行调整。

⑤接受并适应自己的健康改变。

⑥改变生活方式，以促进自我发展。

（3）自护缺陷。自护缺陷是指自护力量不足以满足自护需要，分为两种情况：

1）对于独立生存者，当自护力量无法全部满足自护需要时即出现自护缺陷。

2）对于非独立生存者，如婴幼儿，若抚养人无法满足其自护需要时即出现依赖性照护缺陷。关系如下：

自护力量 < 自护需要 = 自护缺陷→寻求护理力量

依赖性照护力量 < 自护需要 = 依赖性照护缺陷→寻求护理力量

（4）护理力量。护理力量是指受过专业培训和教育的健康照护师必备的综合素质，包括理论知识和操作实践能力，即了解照护对象的自护力量、自护需要，并采取行动帮助照护对象。

（5）护理系统。护理系统是指由健康照护师为照护对象所提供的照护行为和照护对象自己的行为所构成的行为系统。奥瑞姆提出三个护理系统。

1）全补偿系统。照护对象没有能力进行自护活动，需要健康照护师给予支持、保护和全面帮助，即健康照护师替照护对象完成所有事情。适用情况如下：神志及体力上均没有自护能力者，如植物人；神志清楚但体力上不能完成者，如瘫痪者；体力正常但神志异常者，如痴呆者。

2）部分补偿系统。需要健康照护师提供照护，也需要照护对象采取自护措施，双方共同完成。照护对象无法完成自护的主要原因包括：病情或治疗限制了自身的活动能力、缺乏自护所需的知识和技术、心理上没有做好准备去学习或履行某些自护行为。

3）辅助教育系统。照护对象可以完成自我照护活动，但是需要进行学习才能具备相应能力，此时健康照护师需要为其提供教育指导、心理支持和适宜的环境，如指导产妇合理安排饮食，促进其母乳喂养。

（6）基本条件因素。基本条件因素是指反映个体生活状况及条件的相关因素。奥瑞姆认为影响照护对象自护需要和自护力量的 10 个因素包括：年龄、性别、生长发育状态、健康状况、社会文化背景、健康服务系统、家庭系统、生活方式与行为习惯、环境因素、可利用的资源及其充分性。

二、自理护理理论在照护中的应用

奥瑞姆将照护程序分为三个步骤：评估和判断、选择和计划、实施和评价。

1. 评估和判断

收集资料后分析、诊断照护对象为何需要照护以及需要怎样的照护。

（1）收集资料。内容包括照护对象当前和今后一段时间的自护需要是什么、自护力量如何、影响其自护需要和自护力量的因素有哪些。

（2）分析和判断。内容包括将自护需要、自护力量进行对比分析，确定是否有自护缺陷，若有，则进一步分析自护缺陷产生的原因是什么，影响其自护需要和自护力量的因素中有哪些局限性，以及可以进一步挖掘的潜力。

2. 选择和计划

根据照护对象的健康状况、自护缺陷，从三个护理系统（全补偿系统、部分补偿系统、辅助教育系统）中选择一个，列举具体措施，制订照护计划（包括照护目标、照护措施、照护评价）。

3. 实施和评价

按照照护计划实施，实施后的效果要与所制定的目标进行对比、评价。发现问题再进行评估和判断、选择和计划、实施和评价，循环往复，直至照护对象能做到完全自我护理。

培训课程 **5**

心理照护与人文关怀

学习单元 1　心理照护

一、心理与健康的关系

1.什么是心理

心理现象简称心理，它被誉为地球上最美的花。

人的心理现象是非常复杂又司空见惯的现象，早上起床看见落花，听见鸟鸣，这是人的感知觉；吃饭时，想起小时候妈妈做的饭菜，这是记忆（记忆是人脑对经历过的事物的反映）；上班路上，看见小轿车、自行车、电动车、摩托车等，知道这些事物的共同特征是有轮子、在地面上行驶，它们都是交通工具，这是思维（认识事物的本质特征与内在联系）。感知觉、记忆、想象、思维是认识过程，能让人们认识和区别客观事物。

例如，上班后，员工小王看见同事小丽会很高兴，因为他认为小丽单纯、开朗、心地善良，这是情绪与情感，是伴随着他对小丽的认识产生的态度体验，情绪有喜、怒、哀、乐、爱、恶、惧等。上班中，上司交给小王一项工作，当他着手去做时，发现这个工作做起来非常困难与枯燥，他一点都不想完成这项工作，但他知道，如果完成不好或拒绝这一工作，就可能会失去目前的岗位，于是他咬牙坚持、克服困难最终完成了任务，这就是意志过程。

认识过程、情感过程、意志过程三者构成了人们的心理过程，心理过程反映了人与客观事物的关系。认识、情感、意志是人人都有的心理过程，是共性；但这些心理过程在不同的人身上有不同的表现，这就是个性。

中午短暂休息时间，有人看体育类新闻、有人看时尚杂志，这反映了人们兴趣爱好的不同，这是人的个性倾向性（需要、动机、兴趣、理想、人生观、价值观等），为人的发展提供方向与动力。

人心不同，各如其面。有人风风火火、有人慢条斯理，有人很灵活、有人很固执，这是气质（禀性）；有人勤奋、有人懒惰，有人认真负责、有人敷衍了事，有人开拓进取、有人墨守成规等，这是性格；有人聪明、有人迟钝，有人有音乐天分、有人有绘画才能，有人动手能力强、有人学习能力强，这是能力。气质、性格、能力构成人们的个性心理特征。

人在睡觉时，无论是否记得都会做梦。梦也是心理现象，它是无意想象的极端形式。总之，只要人活着，就有心理现象，心理现象包含认识、情感、意识、信念、性格、理想等，是人们的精神世界。

2. 心理的实质

心理的实质是人脑对客观事物主观能动的反映。通俗地说，心理就是人的精神世界，是个体独有的精神风貌。反映物与物相互作用留下的痕迹，就像火与木材相互作用留下的痕迹是灰烬一样，人脑与外界事物作用留下的痕迹就是心理，例如，当一个人看到了故宫，他脑子里就留下故宫的形象（痕迹）。

客观世界是心理产生的源泉，包括自然环境与社会环境。例如，因为自然环境中有山有水，人们头脑中才会形成山水的形象；在什么样的社会行为规则下，就会形成什么样的行为规范。

主观性是在人与客观世界相互作用时，决定脑中留下什么样的痕迹的个人色彩。同是阅读红楼梦，可能有人喜欢林黛玉，有人喜欢薛宝钗，一千个人脑子里有一千个林黛玉。

这是一张双观图（见图8-3），人们选择的角度不同看到的内容就不同，既可能看到的是一位满脸皱纹的老太太，也可能看到的是一位青年女性。也就是说，人脑对客观现实的反映是主观的、能动的。

人脑是心理的器官，心理是人脑的机能。人类之所以成为万物之主，主要是人类有一颗得天独厚的大脑，其重量、占人体的比重、大脑神经细胞突触联结形成的神经网络及其精密复杂程度是任何事物（包括动物、5G网络等）都不能相比的。

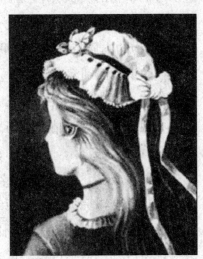

图8-3 双观图

神经系统尤其是大脑皮层的结构与功能是否正常，人脑内的生化物质（5-羟色胺、多巴胺、去甲肾上腺素、内啡肽等）代谢是否正常，是人们心理与身体是否健康的物质基础。

3. 心理与健康的关系

（1）什么是健康。1989 年世界卫生组织给出这样的定义："身体无疾病不虚弱，心理无障碍，良好的人际关系和适应社会生活的能力，只有当这三个方面的状态都达到良好时，才是完全意义上的健康。"

世界卫生组织为了与健康新定义相适应，提出了健康的 10 个标志：

1）有充沛的精力，能从容不迫地应付日常生活和工作而不感到精神压力。

2）应变能力强，能适应外界的变化。

3）处世乐观，态度积极，勇于承担责任。

4）善于休息，睡眠良好。

5）能抵抗普通的感冒和传染病。

6）眼睛明亮，反应敏锐。

7）头发具有光泽而少头屑。

8）牙齿清洁，牙龈无出血且颜色正常。

9）肌肤富有弹性。

10）体重合适，身材匀称而挺拔。

可见，心理健康是健康的重要组成部分。

（2）身体健康与心理健康的关系。身体健康与心理健康是构成健康这一概念的两个方面。身体健康就是"身体没有疾病"，《辞海》对健康的解释是："人体各器官系统发育良好、功能正常、体质健壮、精力充沛并具有良好劳动效能的状态。通常用人体测量、体格检查和各种生理指标来衡量。"心理健康表现在思想、性格、情感、意志方面没有异常，有良好社会适应能力，并且行为没有异常。

身心是一个人的两个方面，二者相互依存，没有了人的肉体，人的心理就自然消失，没有人的心理（灵魂），人就无异于动物了。对于健康而言，二者也相互影响、相互制约，"欢乐胜似良药，哀伤耗人血肉"即是这个道理。

1）心理健康是身体健康的必要条件。中国有句俗语："健身必须健心，防病先宁神，治病兼身心。"说明只有良好的心理状态才会有良好的身体状态。

首先，心理因素能致身体疾病。社会心理因素的致病作用引起越来越多的心理学家和医学家的重视。在世界范围内，心理因素对发病率与致死率最多的疾病都有很深刻的影响，如癌症和心脏病。

研究发现，人的生活压力和情绪问题等心理因素，对癌症的发病和病变均有直接的影响，有人甚至认为，引起人类癌症病变的原因有90%来源于心理因素。而A型性格理论所提示的"心脏病"的发病与人的心理与行为特征也是密切相关的。另外，还有许多比较常见的疾病，如关节炎、哮喘、支气管炎、肥胖症、溃疡病等，都已经被认为是属于心理因素引起的疾病，又叫"心身疾病"。

其次，良好的心理状态，能帮助人们战胜病魔，尽快恢复健康。

2）身体的健康影响心理健康。古希腊有这样一句谚语"健康的心灵存在于健康的体魄中"。首先，身体健康者患心理疾病的比率低，人们在患病状态中，往往会出现各种心理问题，如不能适当调适，对他们的疾病健康恢复极为不利。尤其是慢性病患者，面对疾病的折磨和死亡的威胁，其抑郁心境、焦虑情绪、恐惧情绪等出现的比率均高于正常人群。

其次，个体的生理学因素是心理现象产生的自然前提和物质基础，个体心理是否正常也受以下生理因素的影响。

遗传因素对于心理异常具有一定的影响。情绪障碍、智力发育迟缓、精神分裂等都与遗传密切相关。据有关资料表明：在变态人格家族中，犯罪、神经症、自杀、酗酒闹事、精神病、智能发育不全、人格缺陷或变态人格的发生率远远超过正常人格的家族。

个体的躯体机能状态虽然不是心理疾病发病的原因，但是不良的机能状态可能诱使心理疾病发生，例如在饥饿、长途跋涉、体力透支、睡眠缺乏、酗酒、药物依赖等状态下，削弱了机体的机能状态，均有可能诱发心理疾病。

大脑的外伤，如因摔伤、碰伤或战争时受创而造成的脑震荡、脑挫伤等也都可能导致心理障碍，如意识障碍、遗忘症、言语障碍和人格改变等。同时某些严重的躯体疾病或生理机能障碍也可以成为心理障碍与精神失常的原因。

内分泌失调也可能是诱发心理障碍的重要因素。例如，去甲肾上腺素分泌过量可能会导致焦虑症的发生；而分泌不足，则可能会引起一般性的抑郁症。

二、常见心理问题及表现

心理健康与否并没有一条明显的分界线，它是一个连续变化的过程。

1. 心理问题及分类

（1）什么是心理问题。心理问题是人们在社会活动中的各种欲望及精神需求遇到困难和挫折时，所产生的内心冲突、情绪反应和心理疲劳。

在临床上生理表现为：心慌气短、四肢乏力、莫名疲劳、经常性头痛等；心理表现为：精神不振、情绪低落、反应迟钝、失眠多梦、注意力不集中等。

（2）心理问题分类。按心理咨询的角度分类，心理问题是介于心理健康与心理疾病之间的一种持续消极的心理状态。按照程度的不同，分为一般心理问题和严重心理问题。按心理活动方向不同分为发展性心理问题与适应性心理问题。

1）一般心理问题和严重心理问题

①一般心理问题是由现实生活、工作压力等因素所产生的内心冲突，而引起的不良情绪反应，有现实意义。不良情绪体验持续时间长，但不超过3个月，而且受理智控制，基本上能维持正常的社会生活、交往，对社会功能没有造成很大影响，且情绪反应的内容没有泛化。

②严重心理问题是较强烈的、对个体威胁较大的现实刺激所引起的心理问题，体验着痛苦的情绪反应；持续时间超过3个月，未到半年，不能自行摆脱痛苦；遭受的刺激越大，反应越强烈；多数情况下，会短暂失去理智控制，对生活、工作和社会交往会产生一定程度的影响；情感反应对象已经泛化。

【案例分析举例】

［案例］一个男孩谈了一个学历、家庭背景都比自己好的女朋友，在带女孩去见自己的父母前，这男孩心烦意乱、坐立不安，怕女孩看不上自己的家庭，怕父母觉得门不当、户不对而反对。近半个月来，他上床迟迟不能入睡。但没有影响其工作和与朋友们的交往，工作效率也没有明显下降。

［分析］这个男孩的心理问题属于一般心理问题，是由"要带条件好的女朋友回家"这个现实刺激引起的。其焦虑情绪没有超过3个月，没有影响其社会功能，还能上班和从事社会交往活动，焦虑情绪仅限于带女朋友回家这件事上，没有泛化。

2）发展性心理问题与适应性心理问题

①发展性心理问题主要是指个体自身不能形成正确的自我认知，特别是对自我能力、自我素质方面的认知，以及心理素质及心理潜能没有得到有效、全面的发展，如自卑感、自负、不自信等。

②适应性心理问题主要是指个人生活与环境不能取得协调一致所带来的心理

困扰，如焦虑、愤怒、适应不良等。

2. 常见心理问题及表现

心理问题即心理"第三状态"，是一种介于心理健康与心理疾病之间的一种持续消极的心理状态，属于浅灰色区，有人戏称为"心理感冒"。

（1）焦虑心理。焦虑是人类甚至高等动物都具有的情绪反应。

1）焦虑的表现。焦虑主要表现为精神紧张、心神不定、烦躁不安、坐卧不宁，担心马上会大难临头，处理任何以前很容易解决的问题都没有把握。焦虑的表现程度有轻、中、重度和极重度四种情况。一般来说，轻度的焦虑可激发人的积极性，对促进个人和社会的进步都有好处。但中、重度和极重度焦虑会对人产生很大的精神和心理压力，有害心身健康，会引起人们的痛苦。

2）引起的焦虑的原因

①工作、生活方面的原因。过于追求完美，担心出问题；稍不如意，就十分遗憾；心烦意乱，惶惶不可终日。

②遇到困难或挫折。没有迎接苦难思想准备的人，一遇到困难，就会惊慌失措、坐立不安，甚至觉得活不下去。

③神经质人格。对任何刺激均敏感，常对刺激做出不相应的过强反应。自我防御本能过强，整日提心吊胆，疑神疑鬼，杞人忧天。

（2）抑郁心理。抑郁是一种消极的情绪反应，心情低落是其显著特征。主要表现为以情绪低沉、灰暗为基调，伴有记忆力下降、思考问题困难，兴趣减退甚至丧失，包括对各种以前喜爱的活动缺乏兴趣。典型者对任何事物无论好坏都缺乏兴趣，离群索居，不愿见人；对前途悲观失望，从而不能面对与接受现实；自我评价降低，认为自己的一些作为让别人感到失望，认为自己患病给家庭、社会带来巨大的负担等。需注意的是，一般抑郁情绪持续超过两周以上时间，就可以诊断为抑郁症。

（3）无聊感。这是一种注意力倾注的对象不符合自己价值观时的心理体验，从而导致自己感觉到空虚、孤独。内心空空、不知道该做什么，烦乱感，感觉失序、一团糟，不满足但又无用感。

（4）恐惧心理。表现为害怕的感觉，有回避、哭泣、颤抖、警惕、易激动等行为。生理方面可出现血压升高、呼吸加快、心悸、尿急、尿频、食欲下降等症状。恐惧是对当下出现的危险或威胁的一种反应，当危险或威胁不存在时，恐惧也就消失。

（5）疲惫感。疲惫感就是精神疲乏，做事情思想不集中，颓废不振，对任何事情都不感兴趣或感到厌倦，站着累、坐着也累，易瞌睡。持续的身心疲惫，是一种倦怠的状态。

（6）情绪易激动。情绪不稳定，对一些轻微的刺激也比较敏感，遇事不能控制自己，稍有不满则发怒、唠叨不休，而且容易悲伤和落泪。表现为行为、情感退化，不能忍受疾病带来的压力及痛苦，常常感到周围一切都不顺心。若听到和自己观点一致的言语便会认为对方同情自己而落泪；而听到相反的意见，则会认为别人对自己不重视而唠叨不止，甚至大发雷霆，变得固执己见。

（7）愤怒心理。愤怒俗称生气，是一种较强烈的负性情绪反应。愤怒时，身体会出现一系列的生理反应，如心跳加快、呼吸浅快、血压升高、血流加速、细支气管扩张、肾上腺分泌增强等。很多人听说过"怒伤肝"这句话，生活中"被活活气死的人"并不少见。

3. 注意事项

（1）不给自己贴心理标签。健康照护师不要给自己贴心理标签，例如，如果只有轻度的焦虑情绪，就认为自己有焦虑症，这种心理暗示可能会让人更加焦虑。

（2）不给照护对象贴标签。当照护对象给自己贴心理标签，或健康照护师给照护对象贴标签时，可能也会导致照护对象心理问题严重化。

三、心理照护的概念、意义、原则及方法

1. 心理照护的概念与意义

（1）心理照护的概念。心理照护是指照护过程中，由健康照护师通过应用心理学原理、理念与方法，积极影响照护对象的心理与行为，帮助照护对象在其自身条件下获得最适宜的身心状态。

照护对象所获得的最适宜的身心状态是具有相对性的，如长期卧床的照护对象最适宜的身心状态不能与正常人相比，其身心状态舒适度只能通过心理支持、安慰、共情、鼓励、关爱等得到提高。

（2）心理照护的意义

1）拉近照护双方的人际关系。应用心理学知识，有助于了解照护对象身心发展的规律与特点，找到有针对性的沟通方式，建立良好的人际互动关系。

2）有助于照护对象形成积极的心态。健康照护师学习心理学的理念，用积极的心理学理念（希望、快乐、幸福感）、积极的心态影响照护对象，让其产生相应

的心理状态。

3）有助于改变照护对象现有的心理与行为。用心理学的方法与技术，如音乐疗法、行为训练法、放松训练等培养或调节照护对象的人格、人际关系及情绪等。

2. 心理照护的原则

（1）爱护和尊重。照护对象一般多是弱势群体（孕产妇、婴幼儿、老年人等），他们大部分缺乏或丧失独立生活的能力。例如，患病人员在患病后把注意力从社会环境（工作或人际关系）转向自身与疾病，自我感受能力增强，很容易诱发诸如自卑、敏感（有"疑心"现象）、依赖性和情绪不稳等消极心理活动。因此，关心、体谅、爱护、尊重，密切的照护关系，可使其产生愉快情绪，增强战胜疾病的信心，这是做好心理照护的基本前提。

（2）满足心理需要。照护对象（婴幼儿除外）大多有不同程度的消极情绪，如悲伤、抑郁、愤怒等。除了因为他们的生理状态外，还与他们的心理需要得不到满足有关。他们的需要大多较直接，且比较迫切，加之容忍挫折的能力减弱，需要得不到满足，因而产生消极情绪，影响身体和心理健康。而如果婴幼儿（尤其是一岁以下的婴儿）的需要不能得到满足，就可能影响他们安全感的形成，甚至影响其一生的心理发展。照护对象基本心理需要大致可归纳为：①安全感；②舒适感；③适宜的刺激；④干净整洁；⑤关怀和爱护；⑥饮食和营养；⑦充足睡眠；⑧适度的社会信息。

（3）针对性原则。心理照护不能千篇一律，对不同的个体（年龄、文化层次、思想水平、性格气质、心理特征）、不同的人群（一般老年人、失能老人、患病人员、孕产妇、婴幼儿）和不同的心理需要，要采取不同的心理照护方法。

（4）交往的原则。心理照护是以良好的人际关系与人际交往为基础的，通过交往可以协调关系、满足需要、减少孤独、增进感情。交往有利于照护工作的顺利进行，有助于照护对象保持良好的心理健康。

（5）共同参与原则。心理照护不仅是健康照护师的工作，家庭所有成员及相关人员都要积极参与，从而取得良好的效果。

3. 心理照护方法及注意事项

心理照护必须个体化，即强调针对性。

（1）心理照护方法

1）建立良好的照护关系（尊重、共情、真诚、积极关注）。

2）帮助照护对象构建心理支持系统。

3）挖掘照护对象自身的积极因素（积极心理学的希望、快乐、幸福感）。

4）运用心理辅导的各种方法。帮助照护对象改变不良认知（认知法），改善不良情绪（宣泄法、转移法），矫正不良行为（阳性行为塑造法、代币法、沙盘游戏、放松训练）。

5）通过心理—生理的交互作用（如生物反馈技术），调节生理功能，改善健康水平（生物反馈技术）。

（2）注意事项

1）灵活选用心理照护的方法。根据照护对象的需要及实际状况，选择被照护对象接受的方法。

2）健康照护师不是心理咨询师和心理医生，其对照护对象的心理照护只能起辅助作用。

学习单元 2　人文关怀

一、人文关怀的概念、意义

1. 人文关怀的概念

人文关怀是指关注人的生存与发展，最大限度地关心人、爱护人和尊重人。

人文关怀从西方人文主义哲学发端，后来被马克思主义哲学所吸收。人文关怀的核心在于肯定人性和人的价值，在追求人的个性解放和自由平等的同时，尊重人的主体性和差异性，关心人的各种需求，激发人的主动性、积极性与创造性，促进人的全面发展。

在照护过程中，人文关怀有以下三个关键点：

（1）关爱生命。从培养关爱生命意识入手，建立健康照护师职业道德规范，树立人性化服务理念，关心、爱护照护对象。

（2）以人为本。加强素质建设，树立"以照护对象为本、以照护对象为中心"的服务理念，使人文照护贯穿于照护服务的全过程中，让照护对象感到自己很重要。

（3）人文精神。重视人的主体性与差异性，增进照护对象的信任感。在工作实践中，人文精神集中体现在对照护对象的需要与尊严、生命与健康、价值与权利的关心和关注。

2. 人文关怀在照护过程中的意义

（1）有助于提高照护质量和技术水平。通过人文关怀，理解照护对象为什么请健康照护师，他需要得到什么照护，从而提高照护师的照护能力和技术水平。

（2）有助于开展人性化照护服务。在生活照护的基础上进行人性化的照护服务，设身处地地了解照护对象各方面的需求。

（3）有助于实现照护对象利益最大化。在相对情境中，达到最理想的身心状态，使照护对象得到最好的照护。

二、人文关怀的方法应用及注意事项

照护关系是健康照护师这一职业的生命，建立良好的照护关系需要健康照护师在照护过程中学会对照护对象保持关爱、尊重、真诚、共情和积极关注，而学会关爱照护对象是健康照护师必须且首先要做到的。

1. 关爱

（1）什么是关爱。关爱就是照护师在照护过程中，对照护对象发自内心的关心和爱护。照护对象在一定的时间内，要与照护师朝夕相处。照护对象都是弱者，有孤独与不安全感，有依恋与被保护的需要，健康照护师就是他们重要的依赖对象，他们期望从照护师那里得到关心与爱护。

健康照护师的关爱不同于亲人的爱和友爱。这种起源于职业道德要求与人文关怀的爱，比亲人的爱更伟大和无私，比友爱更纯粹与高尚。它既可以在日常照护过程中渗透，也可以是单纯的情感交流。

健康照护师的爱是一种"疏离式的关爱"，即在关心照护对象的同时，应自觉且有意识地与照护对象保持适度的距离。大量以人为服务对象的职业实践证明，凡是与服务对象维持过度亲密关系的人，在长期的工作生涯里，容易陷入"情感衰竭"的困境，出现职业倦怠。

（2）关爱的表现形式

1）主动了解照护对象，依据照护对象的特点进行个性化的照护。深入了解照护对象是关爱的起点。通过观察、聊天等对照护对象进行了解，熟悉其身心健康水平、文化程度、气质与性格特征、兴趣爱好等，以便依据照护对象的独特性，制定出个性化与差异化的照护方案并选择具体的照护方法，从而最大可能地让照护对象感到身心的舒适感与安全感，感受到健康照护师的关爱。

如照护对象是一位行动不便的老年人，爱好棋类，那么对他个性化的照护就是经常用轮椅推他到社区的棋牌中心，让他去下棋或观看别人下棋，这样他就会觉得照护师很贴心。而千篇一律的照护方案，可能会让照护对象不适应或不愉快。

2）满足照护对象的合理需要。需要是人们少了或多了某种刺激而造成的身心不平衡状态，而促进和恢复身心平衡的手段就是满足需要。例如，如果人的身体缺少水（一上午没有喝水），身体里的细胞间和血液里的水分就会不足（不平衡），人们就会感觉到口渴，产生了喝水的需要。依据需要对象划分，可将需要分为物质需要与精神需要。物质需要就是人对物质资料的需要，反映了人对物质生活的愿望和要求。如人对衣服、住房、交通工具（各类车）的需要，以及对劳动工具的需要等。精神需要是人对精神财富的需要，反映了人对精神生活的愿望和要求。如对知识、美、音乐、娱乐的需要，对友情、爱情的需要等。依据是否符合社会要求划分，可将需要分为合理需要与不合理需要。合理需要是指自然的、必要的、有益的、真实的需要，不合理需要是指那些违反自然的、与社会利益相悖的、不必要的、有害的需要。

①满足照护对象的合理需要。在物质需要上，首先要做到让照护对象吃好。满足照护对象吃好的需要，饭菜就要适合照护对象的口感、口味、营养及对某种食物的偏好与忌口。例如，照护对象喜欢吃肉，在不影响健康的状况下，应尽可能满足其吃肉的需要；如果被照护对象是四川人，应尽可能满足其爱吃川菜的口味特点等。

②满足照护对象对睡眠的需要。让照护对象睡好就是睡得着、睡舒适、睡安稳。满足照护对象睡眠的需要，要为其提供干净、干燥、整洁的床品，提供保暖适度的被子与褥子，能根据季节的变化及时更换；提供软硬适合的睡床，可根据照护对象的生理特征与偏好提供其认为舒适的床及床垫；提供适合睡眠的生理环境，即使照护对象不饿、不撑、不渴、不憋尿等，有规律地让其洗澡、洗头、洗脚，身体不痒、不干燥等；提供适合睡眠的室内明暗程度，窗帘一定要有遮光效果，同时要开小夜灯，既能让照护对象安眠，又能让他们便于起夜。

③满足照护对象的精神需要。首先，健康照护师要学会倾听与陪伴。照护对象可能会孤独，需要交流与陪伴，健康照护师要有意识地与照护对象交流与沟通，倾听他们的心事与烦恼，适当地进行心理疏导与开解，满足照护对象交往、沟通的需要。

④满足照护对象参与社会活动的需要。人是社会性的动物，每个人都有参与社会活动和交友的需要，多带照护对象参与社会活动及与朋友聚会等。

⑤满足照护对象对知识和美的需要。例如，每天定期为有需要的照护对象读书、读报等，尤其是读那些优美的文章、小说、诗歌、散文等，给照护对象美的享受与增添新知识的愉悦；为有需要的照护对象，选择和提供优美的音乐与歌曲等。

3）理解照护对象。对照护对象的理解主要表现在对其内心世界的理解。健康照护师要从照护对象的身心状态出发理解照护对象，设身处地地为照护对象着想，正确理解其各种行为表现、言语和心态，并通过一系列现象去寻找合情合理的解释，然后唤醒照护对象内在的自信心与生命力，排解他们的烦恼和悲伤，让他们接受现实，从而更好地生活。

4）严格要求照护对象。对照护对象的关爱不是溺爱，也不是放纵。例如，对于不想遵医嘱进行康复训练的照护对象，不能帮他们打马虎眼，而要严格监督并帮助他们进行训练。再如，对有心理与行为问题而不想完成心理咨询师或医生布置的家庭作业的照护对象也要严格要求。对他们的严格要求恰恰是关爱的表现。对照护对象须注意"严"得要合理、"严"得要适度，这个理和度的掌握，是依据健康照护要求，以照护对象的可接受性为标准。

2. 尊重

尊重是健康照护师对照护对象人文关怀的重要方法与理念，每个人都有被尊重的需要，尊重的需求在马斯洛需求层次理论中处于第四层次。尊重就是对照护对象的思想行为、内心体验和独特的个性、隐私等的尊敬和重视，是健康照护师以平等相待的心态和言行对待照护对象。

尊重就是健康照护师需要接纳、包容照护对象的优点和缺点。照护对象可能有这样那样的问题，尊重就是从一件件具体事情上体现出来。例如，对于遗尿的照护对象，当发现他们尿床时，尊重就是用正常化的方式进行处理，好像什么事都没有发生一样，只需默默地换好床品，过后也不要再提起。不要表现出嫌弃和麻烦的态度，切忌用讽刺的语言、嘲笑的神态让照护对象感到无地自容。

尊重就是要对照护对象表现出信任和理解，照护对象可能因为种种原因需要被照护，这意味着其生活发生了巨大的变故，尤其是年富力强的人可能接受不了现实，情绪波动极大，发脾气、怼人、挑刺，甚至还有辱骂健康照护师的情况，此时的尊重就是设身处地地换位思考，冷静处理，用更周到的照护体现对他们的理解、共情。

尊重就是要保护照护对象的隐私权，不主动探问照护对象的秘密、隐私，对照护对象主动诉说的秘密及隐私自觉进行保护，不外传有损照护对象尊严的私密事件，如尿床等。在日常照护中，健康照护师做事、说话都要体现出诚恳、尊敬、礼貌、鼓励、赞美、宽容、合理等，通过给照护对象一个安全、温暖的环境，唤起他们的自尊心和自信心，让其最大程度地感到舒适与安全，从而有助于他们心理健康的发展。

3. 无条件积极关注

（1）什么是无条件积极关注。美国心理学家罗杰斯认为，无条件积极关注是心理治疗的前提，它主要表现为心理咨询师对来访者的态度。无条件积极关注也称为正向关注或者积极关怀，也可以用于健康照护。

在健康照护过程中，健康照护师以积极态度看待照护对象，利用其自身的积极因素促使照护对象身心发生积极变化。例如，照护那些因车祸致残的照护对象，就要善于发现其内心积极的力量，让他们战胜可悲的、无望的情绪，积极地配合医生进行治疗，帮助他们最大限度地康复与成长起来。

无条件积极关注意味着在照护过程中，健康照护师随时需要接受照护对象可能会出现的诸如恐惧、愤怒、蔑视、痛苦等情绪。这种关注是没有任何先决条件的，而且不管照护对象的言行是否合适、合理。这种态度向照护对象传达的信息是，健康照护师乐于接受他们此时此刻真实的自我。

（2）注意事项。有效的关注，能够使照护对象挖掘自身积极向上的心理与行为，但是运用这一方法时，应该避免脱离实际、盲目乐观。健康照护师传达的信息如果是完全脱离实际、无中生有的，照护对象就会感到健康照护师是在安慰自己，甚至认为是在哄骗自己，是不真诚的表现。

4. 真诚

（1）什么是真诚。真诚是指在照护过程中，健康照护师以"真正的我"出现，没有防御式伪装，不戴假面具，而是表里一致、真实可信地置身于与照护对象的关系之中。

（2）真诚的意义在于与照护对象一起构建一个安全自由的氛围，能让他们明白在健康照护师面前可以坦露自己的软弱、失败、隐私等，是可以无须顾忌的，这样相处起来没有压力与负担。健康照护师的真诚表达为照护对象提供了一个良好的榜样，照护对象就会以真实的自我和健康照护师进行交流，坦然地表露自己的喜怒哀乐，宣泄情感，使双方的沟通更加清晰和准确。

（3）表达真诚。在早期的照护关系中，真诚的表达只要求"不虚伪"，随着照护关系的发展与持续，健康照护师可以指出照护对象的不足及需要改进的地方。

例如，当有抑郁情绪的照护对象情绪不好时，可能是由于他对某件事的不良认知造成的，健康照护师要告诉他这种想法不对，并帮助照护对象改变对某事的看法或观点，以改变他的不良情绪，但前提是以不损害照护关系为原则。

（4）注意事项

1）真诚不等于实话实说，因为表达真诚是要帮助照护对象恢复与成长，有时非言语行为是表达真诚的最好方法，如身体姿势、目光、面部表情等。

2）真诚应实事求是，有疑问时应坦诚地告诉对方，若健康照护师的经验有所欠缺，也不能不懂装懂。

3）真诚应适度，而不能有所掩饰。

5. 共情

（1）什么是共情。在建立良好的照护关系中，最重要的是让照护对象感受到自己被关爱、被理解与接纳，共情就是实现这种理解与接纳的前提。共情是由人本主义创始人罗杰斯所阐述的概念，又译作同感、同理心等，是指可以深入理解对方的内心感受，并能把共情传达给对方。

（2）共情的意义。第一，共情让健康照护师设身处地地体验照护对象的内心世界，特别是那些暗含在语言之中的情绪化信息；第二，共情让照护对象体验到理解、接纳和关爱，有助于良好照护关系的建立；第三，共情让照护对象感受到信任和支持，有助于减轻其心理压力，使他们面对健康照护师时能感到轻松、自在。

（3）共情的方法。首先，要用一种方式将照护对象语言中暗含的情绪显现出来，让他体验到健康照护师对他所要表达意思的理解，例如对他说："你觉得不公平，你很委屈吧"；其次，必须用恰当的表达方式将自己的判断呈现出来，让照护对象知道健康照护师真正地理解了他的语言，例如，健康照护师根据照护对象所讲述的被欺骗经历，可以有三种回应的方式："这种做法是不公正的""这种情形肯定会使你有一种受骗的感受""我想你有一种被欺骗的感受"，而第三种方式更能体现出共情，因为这种表达显示双方对某一特定事件有着共同的情绪感受，照护对象感受到健康照护师的准确理解和关心，从而拉近双方的心理距离。

（4）注意事项

1）共情的基础不是有与照护对象相似的经历和感受，而是要换位思考，理解照护对象及其出现的问题。

2）表达共情还应善于使用非语言技术，例如姿势、目光、声音等。

3）表达共情应适度，过度的共情可能让照护对象陷入负性情绪中。

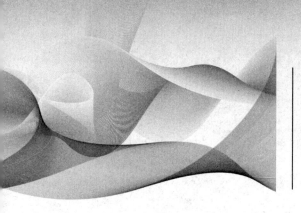

职业模块 ⑨

相关法律、法规知识

培训课程　相关法律、法规知识

学习单元　相关法律、法规知识

培训课程

相关法律、法规知识

学习单元　相关法律、法规知识

健康照护师涉及的法律主要包括《中华人民共和国劳动法》《中华人民共和国劳动合同法》《中华人民共和国老年人权益保障法》《中华人民共和国母婴保健法》《中华人民共和国未成年人保护法》《中华人民共和国食品安全法》《中华人民共和国传染病防治法》《中华人民共和国基本医疗卫生与健康促进法》。

一、《中华人民共和国劳动法》（2018 年修正，现行有效）

1. 立法目的

为了保护劳动者的合法权益，调整劳动关系，建立和维护适应社会主义市场经济的劳动制度，促进经济发展和社会进步，根据宪法，制定本法。

2. 适用范围

在中华人民共和国境内的企业、个体经济组织（以下统称用人单位）和与之形成劳动关系的劳动者适用本法。国家机关、事业组织、社会团体和与之建立劳动合同关系的劳动者，依照本法执行。

3. 相关内容

（1）总则

1）劳动者享有平等就业和选择职业的权利、取得劳动报酬的权利、休息休假的权利、获得劳动安全卫生保护的权利、接受职业技能培训的权利、享受社会保险和福利的权利、提请劳动争议处理的权利以及法律规定的其他劳动权利。

2）劳动者应当完成劳动任务，提高职业技能，执行劳动安全卫生规程，遵守劳动纪律和职业道德。

（2）促进就业

1）劳动者就业，不因民族、种族、性别、宗教信仰不同而受歧视。

2）妇女享有与男子平等的就业权利，在录用职工时，除国家规定的不适合妇女的工种或者岗位外，不得以性别为由拒绝录用妇女或者提高对妇女的录用标准。

3）残疾人、少数民族人员、退出现役的军人的就业，法律、法规有特别规定的，从其规定。

4）禁止用人单位招用未满十六周岁的未成年人。

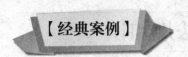

【经典案例】

［基本案情］王某和几个老乡看到某公司招聘护工，主要负责老年人的衣食起居，他们认为自己的条件符合应聘要求，于是参加了该公司的面试。后来，老乡中的3位男士都应聘成功，而包括王某在内的5位女士均应聘失败。王某同几位女士多次与公司人员沟通，想争取得到这份工作，但公司人员表示，他们只招收男士。王某和几个女士最后只能无奈地离开。请问该公司只招收男护工的行为合法吗？

［法律点睛］《中华人民共和国劳动法》明确规定，"妇女享有与男子平等的就业权利，在录用职工时，除国家规定的不适合妇女的工种或者岗位外，不得以性别为由拒绝录用妇女或者提高对妇女的录用标准"。

［案件处理］该公司适用《中华人民共和国劳动法》。同时，国家没有对护工这一工作岗位做出从业性别规定。因此，此公司只招收男士是不合法的，妇女和男子应拥有平等的就业权利。

（3）劳动合同

1）劳动合同是劳动者与用人单位确立劳动关系、明确双方权利和义务的协议。建立劳动关系应当订立劳动合同。

2）订立和变更劳动合同，应当遵循平等自愿、协商一致的原则，不得违反法律、行政法规的规定。劳动合同依法订立即具有法律约束力，当事人必须履行劳动合同规定的义务。

3）下列劳动合同无效：①违反法律、行政法规的劳动合同；②采取欺诈、威胁等手段订立的劳动合同。

4）劳动合同的无效，由劳动争议仲裁委员会或者人民法院确认。无效的劳动合同，从订立的时候起，就没有法律约束力。确认劳动合同部分无效的，如果不影响其余部分的效力，其余部分仍然有效。

5）劳动合同应当以书面形式订立，并具备以下条款：①劳动合同期限；②工作内容；③劳动保护和劳动条件；④劳动报酬；⑤劳动纪律；⑥劳动合同终止的条件；⑦违反劳动合同的责任。劳动合同除前款规定的必备条款外，当事人可以协商约定其他内容。

6）劳动合同的期限分为有固定期限、无固定期限和以完成一定的工作为期限。劳动者在同一用人单位连续工作满十年以上，当事人双方同意续延劳动合同的，如果劳动者提出订立无固定期限的劳动合同，应当订立无固定期限的劳动合同。

7）劳动合同当事人可以在劳动合同中约定保守用人单位商业秘密的有关事项。

8）劳动合同期满或者当事人约定的劳动合同终止条件出现，劳动合同即行终止。

9）经劳动合同当事人协商一致，劳动合同可以解除。

10）劳动者有下列情形之一的，用人单位可以解除劳动合同：①在试用期间被证明不符合录用条件的；②严重违反劳动纪律或者用人单位规章制度的；③严重失职，营私舞弊，对用人单位利益造成重大损害的；④被依法追究刑事责任的。

11）有下列情形之一的，用人单位可以解除劳动合同，但是应当提前三十日以书面形式通知劳动者本人：①劳动者患病或者非因工负伤，医疗期满后，不能从事原工作，也不能从事由用人单位另行安排的工作的；②劳动者不能胜任工作，经过培训或者调整工作岗位，仍不能胜任工作的；③劳动合同订立时所依据的客观情况发生重大变化，致使原劳动合同无法履行，经当事人协商不能就变更劳动合同达成协议的。

【经典案例】

[基本案情] 李某与某公司签订劳动合同，在合同期内，李某经常迟到，公司主管多次与李某强调劳动纪律，李某都没有改正。公司主管向李某提出将其解聘。李某说："我跟公司签订的是2年的合同期，你解聘不了我！"请问该公司是否可

以解聘李某呢？

[法律点睛]《中华人民共和国劳动法》明确规定，"劳动者有下列情形之一的，用人单位可以解除劳动合同：①在试用期间被证明不符合录用条件的；②严重违反劳动纪律或者用人单位规章制度的；③严重失职，营私舞弊，对用人单位利益造成重大损害的；④被依法追究刑事责任的"。

[案件处理]该公司适用《中华人民共和国劳动法》。李某多次迟到，且多次劝说无效，严重违反劳动纪律。因此，如果公司决定解雇李某是可以的。

12）用人单位濒临破产进行法定整顿期间或者生产经营状况发生严重困难，确需裁减人员的，应当提前三十日向工会或者全体职工说明情况，听取工会或者职工的意见，经向劳动行政部门报告后，可以裁减人员。用人单位依据本条规定裁减人员，在六个月内录用人员的，应当优先录用被裁减的人员。

13）劳动者有下列情形之一的，用人单位不得解除劳动合同：①患职业病或者因工负伤并被确认丧失或者部分丧失劳动能力的；②患病或者负伤，在规定的医疗期内的；③女职工在孕期、产期、哺乳期内的；④法律、行政法规规定的其他情形。

14）劳动者解除劳动合同，应当提前三十日以书面形式通知用人单位。

15）有下列情形之一的，劳动者可以随时通知用人单位解除劳动合同：①在试用期内的；②用人单位以暴力、威胁或者非法限制人身自由的手段强迫劳动的；③用人单位未按照劳动合同约定支付劳动报酬或者提供劳动条件的。

（4）工作时间和休息休假

1）国家实行劳动者每日工作时间不超过八小时、平均每周工作时间不超过四十四小时的工时制度。

2）对实行计件工作的劳动者，用人单位应当根据本法规定的工时制度合理确定其劳动定额和计件报酬标准。

3）用人单位应当保证劳动者每周至少休息一日。

4）企业因生产特点不能实行以上规定的，经劳动行政部门批准，可以实行其他工作和休息办法。

5）用人单位在下列节日期间应当依法安排劳动者休假：①元旦；②春节；③国际劳动节；④国庆节；⑤法律、法规规定的其他休假节日。

6）用人单位由于生产经营需要，经与工会和劳动者协商后可以延长工作时间，一般每日不得超过一小时；因特殊原因需要延长工作时间的，在保障劳动者身体健康的条件下，延长工作时间每日不得超过三小时，但是每月不得超过三十六小时。

7）有下列情形之一的，延长工作时间不受本法规定的限制：①发生自然灾害、事故或者因其他原因，威胁劳动者生命健康和财产安全，需要紧急处理的；②生产设备、交通运输线路、公共设施发生故障，影响生产和公众利益，必须及时抢修的；③法律、行政法规规定的其他情形。

8）用人单位不得违反本法规定延长劳动者的工作时间。

9）有下列情形之一的，用人单位应当按照下列标准支付高于劳动者正常工作时间工资的工资报酬：①安排劳动者延长工作时间的，支付不低于工资的150%的工资报酬；②休息日安排劳动者工作又不能安排补休的，支付不低于工资的200%的工资报酬；③法定休假日安排劳动者工作的，支付不低于工资的300%的工资报酬。

10）国家实行带薪年休假制度。劳动者连续工作一年以上的，享受带薪年休假。

【经典案例】

［基本案情］李某在某家政公司上班，他想着过节上班可以多挣钱，就在春节前夕主动要求加班。但等到下个月发工资时，李某发现自己没有春节加班的加班费，便去询问公司经理，经理说："春节上班是你自己要求的，况且每天你也没有多干活，没有必要给你加班费。"请问李某能拿到春节上班的工资报酬吗？

［法律点睛］《中华人民共和国劳动法》明确规定，有下列情形之一的，用人单位应当按照下列标准支付高于劳动者正常工作时间工资的工资报酬：①安排劳动者延长工作时间的，支付不低于工资的150%的工资报酬；②休息日安排劳动者工作又不能安排补休的，支付不低于工资的200%的工资报酬；③法定休假日安排劳动者工作的，支付不低于工资的300%的工资报酬。

［案件处理］该公司适用《中华人民共和国劳动法》。春节属于国家法定休假日，李某春节期间上班的事实存在。因此，公司应该给李某支付不低于工资的300%的工资报酬。

（5）工资

1）工资分配应当遵循按劳分配原则，实行同工同酬。

2）用人单位根据本单位的生产经营特点和经济效益，依法自主确定本单位的工资分配方式和工资水平。

3）用人单位支付劳动者的工资不得低于当地最低工资标准。

4）工资应当以货币形式按月支付给劳动者本人。不得克扣或者无故拖欠劳动者的工资。

5）劳动者在法定休假日和婚丧假期间以及依法参加社会活动期间，用人单位应当依法支付工资。

（6）劳动安全卫生

1）用人单位必须为劳动者提供符合国家规定的劳动安全卫生条件和必要的劳动防护用品，对从事有职业危害作业的劳动者，应当定期进行健康检查。

2）从事特种作业的劳动者，必须经过专门培训并取得特种作业资格。

3）劳动者在劳动过程中必须严格遵守安全操作规程。劳动者对用人单位管理人员违章指挥、强令冒险作业，有权拒绝执行；对危害生命安全和身体健康的行为，有权提出批评、检举和控告。

（7）女职工和未成年工特殊保护

1）国家对女职工和未成年工实行特殊劳动保护。未成年工是指年满十六周岁未满十八周岁的劳动者。

2）禁止安排女职工从事国家规定的第四级体力劳动强度的劳动和其他禁忌从事的劳动。

3）不得安排女职工在经期从事高处、低温、冷水作业和国家规定的第三级体力劳动强度的劳动。

4）不得安排女职工在怀孕期间从事国家规定的第三级体力劳动强度的劳动和孕期禁忌从事的劳动。对怀孕七个月以上的女职工，不得安排其延长工作时间和夜班劳动。

5）女职工生育享受不少于九十天的产假。

6）不得安排女职工在哺乳未满一周岁的婴儿期间，从事国家规定的第三级体力劳动强度的劳动和哺乳期禁忌从事的其他劳动，不得安排其延长工作时间和夜班劳动。

7）不得安排未成年工从事有毒有害以及国家规定的第四级体力劳动强度的劳

动和其他禁忌从事的劳动。

8）用人单位应当对未成年工定期进行健康检查。

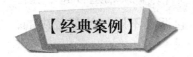

【经典案例】

［基本案情］王某在某照护机构上班，并签订了 3 年劳动合同。工作 2 年后，王某怀孕生子，孩子出满月后，机构主管通知王某机构缺人手，要求她回来上班。王某听老乡说产假可以休三个月，于是告诉主管申请休三个月产假，机构主管回应说："你现在不来，以后也别来了。"请问机构主管的回应合法吗？

［法律点睛］《中华人民共和国劳动法》明确规定，"女职工生育享受不少于九十天的产假"。

［案件处理］该照护机构适用《中华人民共和国劳动法》。王某应依法享受不少于九十天的产假。因此，该照护机构主管的回应不合法。

（8）职业培训

1）从事技术工种的劳动者，上岗前必须经过培训。

2）国家确定职业分类，对规定的职业制定职业技能标准，实行职业资格证书制度，由经备案的考核鉴定机构负责对劳动者实施职业技能考核鉴定。

（9）社会保险和福利

劳动者在下列情形下，依法享受社会保险待遇：①退休；②患病、负伤；③因工伤残或者患职业病；④失业；⑤生育。劳动者死亡后，其遗属依法享受遗属津贴。劳动者享受社会保险待遇的条件和标准由法律、法规规定。劳动者享受的社会保险金必须按时足额支付。

（10）劳动争议

1）用人单位与劳动者发生劳动争议，当事人可以依法申请调解、仲裁、提起诉讼，也可以协商解决。

2）劳动争议发生后，当事人可以向本单位劳动争议调解委员会申请调解；调解不成，当事人一方要求仲裁的，可以向劳动争议仲裁委员会申请仲裁。当事人一方也可以直接向劳动争议仲裁委员会申请仲裁。对仲裁裁决不服的，可以向人民法院提起诉讼。

3）提出仲裁要求的一方应当自劳动争议发生之日起六十日内向劳动争议仲裁

委员会提出书面申请。仲裁裁决一般应在收到仲裁申请的六十日内作出。对仲裁裁决无异议的，当事人必须履行。

4）劳动争议当事人对仲裁裁决不服的，可以自收到仲裁裁决书之日起十五日内向人民法院提起诉讼。一方当事人在法定期限内不起诉又不履行仲裁裁决的，另一方当事人可以申请人民法院强制执行。

（11）法律责任

1）用人单位制定的劳动规章制度违反法律、法规规定，对劳动者造成损害的，应当承担赔偿责任。

2）用人单位违反本法规定，延长劳动者工作时间的，由劳动行政部门给予警告，责令改正，并可处以罚款。

3）用人单位有下列侵害劳动者合法权益情形之一的，由劳动行政部门责令支付劳动者的工资报酬、经济补偿，并可以责令支付赔偿金：①克扣或者无故拖欠劳动者工资的；②拒不支付劳动者延长工作时间工资报酬的；③低于当地最低工资标准支付劳动者工资的；④解除劳动合同后，未依照本法规定给予劳动者经济补偿的。

4）用人单位有下列行为之一，由公安机关对责任人员处以十五日以下拘留、罚款或者警告；构成犯罪的，对责任人员依法追究刑事责任：①以暴力、威胁或者非法限制人身自由的手段强迫劳动的；②侮辱、体罚、殴打、非法搜查和拘禁劳动者的。

5）由于用人单位的原因订立的无效合同，对劳动者造成损害的，应当承担赔偿责任。

6）用人单位违反本法规定的条件解除劳动合同或者故意拖延不订立劳动合同，对劳动者造成损害的，应当承担赔偿责任。

7）用人单位招用尚未解除劳动合同的劳动者，对原用人单位造成经济损失的，该用人单位应当依法承担连带赔偿责任。

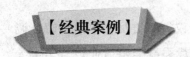

【经典案例】

[基本案情]某家政公司为降低工作人员辞职率做出规定，扣押工作人员三个月的工资，如果工作人员离职，则这三个月的工资不发放。请问该家政公司的规定合法吗？

[法律点睛]《中华人民共和国劳动法》明确规定，用人单位有下列侵害劳动者合法权益情形之一的，由劳动行政部门责令支付劳动者的工资报酬、经济补偿，并可以责令支付赔偿金：①克扣或者无故拖欠劳动者工资的；②拒不支付劳动者延长工作时间工资报酬的；③低于当地最低工资标准支付劳动者工资的；④解除劳动合同后，未依照本法规定给予劳动者经济补偿的。

[案件处理]该家政公司适用《中华人民共和国劳动法》。对于辞职人员，该家政公司扣押三个月工资不给的行为属于侵害工作人员的情形。因此，该家政公司的规定不合法，应支付离职人员扣押的三个月工资。

二、《中华人民共和国劳动合同法》（2012 年修正，现行有效）

1. 立法目的

为了完善劳动合同制度，明确劳动合同双方当事人的权利和义务，保护劳动者的合法权益，构建和发展和谐稳定的劳动关系制定本法。

2. 适用范围

中华人民共和国境内的企业、个体经济组织、民办非企业单位等组织（以下称用人单位）与劳动者建立劳动关系，订立、履行、变更、解除或者终止劳动合同，适用本法。国家机关、事业单位、社会团体和与其建立劳动关系的劳动者，订立、履行、变更、解除或者终止劳动合同，依照本法执行。

3. 相关内容

（1）基本原则。订立劳动合同，应当遵循合法、公平、平等自愿、协商一致、诚实信用的原则。

（2）劳动合同的订立

1）用人单位自用工之日起即与劳动者建立劳动关系。

2）用人单位招用劳动者时，应当如实告知劳动者工作内容、工作条件、工作地点、职业危害、安全生产状况、劳动报酬以及劳动者要求了解的其他情况；用人单位有权了解劳动者与劳动合同直接相关的基本情况，劳动者应当如实说明。

3）用人单位招用劳动者，不得扣押劳动者的居民身份证和其他证件，不得要求劳动者提供担保或者以其他名义向劳动者收取财物。

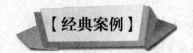

【经典案例】

［基本案情］某月嫂公司为便于管理职工，规定职工入职后必须上交身份证，由公司代为保管。请问该公司的这项规定合法吗？

［法律点睛］《中华人民共和国劳动合同法》明确规定，"用人单位招用劳动者，不得扣押劳动者的居民身份证和其他证件"。

［案件处理］该月嫂公司适用《中华人民共和国劳动合同法》，其要求职工上交身份证的规定违反了劳动合同法。因此，该月嫂公司此项规定不合法。

4）建立劳动关系，应当订立书面劳动合同。已建立劳动关系，未同时订立书面劳动合同的，应当自用工之日起一个月内订立书面劳动合同。用人单位与劳动者在用工前订立劳动合同的，劳动关系自用工之日起建立。

5）用人单位未在用工的同时订立书面劳动合同，与劳动者约定的劳动报酬不明确的，新招用的劳动者的劳动报酬按照集体合同规定的标准执行；没有集体合同或者集体合同未规定的，实行同工同酬。

6）劳动合同由用人单位与劳动者协商一致，并经用人单位与劳动者在劳动合同文本上签字或者盖章生效。劳动合同文本由用人单位和劳动者各执一份。

7）劳动合同应当具备以下条款：①用人单位的名称、住所和法定代表人或者主要负责人；②劳动者的姓名、住址和居民身份证或者其他有效身份证件号码；③劳动合同期限；④工作内容和工作地点；⑤工作时间和休息休假；⑥劳动报酬；⑦社会保险；⑧劳动保护、劳动条件和职业危害防护；⑨法律、法规规定应当纳入劳动合同的其他事项。劳动合同除前款规定的必备条款外，用人单位与劳动者可以约定试用期、培训、保守秘密、补充保险和福利待遇等其他事项。

8）劳动合同期限三个月以上不满一年的，试用期不得超过一个月；劳动合同期限一年以上不满三年的，试用期不得超过两个月；三年以上固定期限和无固定期限的劳动合同，试用期不得超过六个月。同一用人单位与同一劳动者只能约定一次试用期。以完成一定工作任务为期限的劳动合同或者劳动合同期限不满三个月的，不得约定试用期。试用期包含在劳动合同期限内。劳动合同仅约定试用期的，试用期不成立，该期限为劳动合同期限。

9）劳动者在试用期的工资不得低于本单位相同岗位最低档工资或者劳动合同

约定工资的 80%，并不得低于用人单位所在地的最低工资标准。

10）在试用期中，除劳动者有本法规定的"①用人单位可以单方解除劳动合同的；②劳动者患病或者非因工负伤，在规定的医疗期满后不能从事原工作，也不能从事由用人单位另行安排的工作的；③劳动者不能胜任工作，经过培训或者调整工作岗位，仍不能胜任工作的"三种情形外，用人单位不得解除劳动合同。用人单位在试用期解除劳动合同的，应当向劳动者说明理由。

【经典案例】

［基本案情］王某应聘某照护公司，试用期两个月。在试用一个月后，王某因接受不了劳动强度，提出辞职，并要求领取一个月的试用期工资。照护公司经理说："你在这里试用的一个月里，公司管吃管住管辅导，公司不跟你要钱就罢了，哪有给你支付工资的道理？"于是公司经理拒绝了王某领取工资的请求。请问王某能依法领取工资吗？

［法律点睛］《中华人民共和国劳动合同法》明确规定，劳动者在试用期的工资不得低于本单位相同岗位最低档工资或者劳动合同约定工资的 80%，并不得低于用人单位所在地的最低工资标准。

［案件处理］该照护公司适用《中华人民共和国劳动合同法》。因此，王某可以依法领取一个月的试用期工资，而且不得低于本单位相同岗位最低档工资或者劳动合同约定工资的 80%，并不得低于用人单位所在地的最低工资标准。

11）用人单位为劳动者提供专项培训费用，对其进行专业技术培训的，可以与该劳动者订立协议，约定服务期。劳动者违反服务期约定的，应当按照约定向用人单位支付违约金。违约金的数额不得超过用人单位提供的培训费用。用人单位要求劳动者支付的违约金不得超过服务期尚未履行部分所应分摊的培训费用。用人单位与劳动者约定服务期的，不影响按照正常的工资调整机制提高劳动者在服务期期间的劳动报酬。

12）下列劳动合同无效或者部分无效：①以欺诈、胁迫的手段或者乘人之危，使对方在违背真实意思的情况下订立或者变更劳动合同的；②用人单位免除自己的法定责任、排除劳动者权利的；③违反法律、行政法规强制性规定的。

13）对劳动合同的无效或者部分无效有争议的，由劳动争议仲裁机构或者人民法院确认。

14）劳动合同部分无效，不影响其他部分效力的，其他部分仍然有效。

15）劳动合同被确认无效，劳动者已付出劳动的，用人单位应当向劳动者支付劳动报酬。劳动报酬的数额，参照本单位相同或者相近岗位劳动者的劳动报酬确定。

（3）劳动合同的履行和变更

1）用人单位应当按照劳动合同的约定和国家规定，向劳动者及时足额支付劳动报酬。用人单位拖欠或者未足额支付劳动报酬的，劳动者可以依法向当地人民法院申请支付令，人民法院应当依法发出支付令。

2）用人单位应当严格执行劳动定额标准，不得强迫或者变相强迫劳动者加班。用人单位安排加班的，应当按照国家有关规定向劳动者支付加班费。

3）劳动者拒绝用人单位管理人员违章指挥、强令冒险作业的，不视为违反劳动合同。劳动者对危害生命安全和身体健康的劳动条件，有权对用人单位提出批评、检举和控告。

4）用人单位变更名称、法定代表人、主要负责人或者投资人等事项，不影响劳动合同的履行。

5）用人单位发生合并或者分立等情况，原劳动合同继续有效，劳动合同由承继其权利和义务的用人单位继续履行。

6）用人单位与劳动者协商一致，可以变更劳动合同约定的内容。

【经典案例】

［基本案情］罗某与某家政公司签订了期限为两年的劳动合同。罗某工作1年后，该家政公司进行管理改革，想改进劳动合同约定的内容。经过协商，罗某同意改进自己与该家政公司签订的劳动合同的内容。于是罗某同该家政公司经理一起变更了劳动合同约定的内容。请问，这种变更受法律保护吗？

［法律点睛］《中华人民共和国劳动合同法》明确规定，"用人单位与劳动者协商一致，可以变更劳动合同约定的内容"。

［案件处理］该家政公司适用《中华人民共和国劳动合同法》。该家政公司同罗某协商后更改的劳动合同约定的内容是合法的。因此，此次劳动合同内容的变更是受法律保护的。

（4）劳动合同的解除和终止

1）用人单位与劳动者协商一致，可以解除劳动合同。

2）劳动者提前三十日以书面形式通知用人单位，可以解除劳动合同。劳动者在试用期内提前三日通知用人单位，可以解除劳动合同。

3）用人单位有下列情形之一的，劳动者可以单方解除劳动合同：①未按照劳动合同约定提供劳动保护或者劳动条件的；②未及时足额支付劳动报酬的；③未依法为劳动者缴纳社会保险费的；④用人单位的规章制度违反法律、法规的规定，损害劳动者权益的；⑤以欺诈、胁迫的手段或者乘人之危，使对方在违背真实意思的情况下订立或者变更劳动合同，致使劳动合同无效的；⑥法律、行政法规规定劳动者可以解除劳动合同的其他情形；⑦用人单位以暴力、威胁或者非法限制人身自由的手段强迫劳动者劳动的，或者用人单位违章指挥、强令冒险作业危及劳动者人身安全的，劳动者可以立即解除劳动合同，不需事先告知用人单位。

4）劳动者有下列情形之一的，用人单位可以单方解除劳动合同：①在试用期间被证明不符合录用条件的；②严重违反用人单位的规章制度的；③严重失职，营私舞弊，给用人单位造成重大损害的；④劳动者同时与其他用人单位建立劳动关系，对完成本单位的工作任务造成严重影响，或者经用人单位提出，拒不改正的；⑤以欺诈、胁迫的手段或者乘人之危，使对方在违背真实意思的情况下订立或者变更劳动合同，致使劳动合同无效的；⑥被依法追究刑事责任的。

5）有下列情形之一的，用人单位提前三十日以书面形式通知劳动者本人或者额外支付劳动者一个月工资后，可以解除劳动合同：①劳动者患病或者非因工负伤，在规定的医疗期满后不能从事原工作，也不能从事由用人单位另行安排的工作的；②劳动者不能胜任工作，经过培训或者调整工作岗位，仍不能胜任工作的；③劳动合同订立时所依据的客观情况发生重大变化，致使劳动合同无法履行，经用人单位与劳动者协商，未能就变更劳动合同内容达成协议的。

劳动者有下列情形之一的，用人单位不得根据以上规定解除劳动合同：①从事接触职业病危害作业的劳动者未进行离岗前职业健康检查，或者疑似职业病病人在诊断或者医学观察期间的；②在本单位患职业病或者因工负伤并被确认丧失或者部分丧失劳动能力的；③患病或者非因工负伤，在规定的医疗期内的；④女职工在孕期、产期、哺乳期的；⑤在本单位连续工作满十五年，且距法定退休年龄不足五年的；⑥法律、行政法规规定的其他情形。

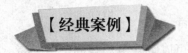

【经典案例】

［基本案情］王某与某家政公司签订了期限为两年的劳动合同。王某工作1年后怀孕。公司主管告诉王某："等怀孕月份大了，不能上班了，按照公司规定你得辞职。"王某想着自己怀孕不好找工作，就向主管提出保留工作岗位，等生完孩子接着上班。主管说："生完孩子再应聘吧，你是老员工，优先录用你。"请问，公司的这个规定合法吗？

［法律点睛］女职工怀孕不是《中华人民共和国劳动合同法》规定的用人单位可以解除劳动合同的情形。即使出现用人单位可以提前一个月通知解除劳动合同的情形，《中华人民共和国劳动合同法》也明确规定，女职工在孕期、产期、哺乳期的，用人单位不得解除劳动合同。

［案件处理］该家政公司适用《中华人民共和国劳动合同法》，其规定女职工怀孕不能上班后需离职，即解除与王某的劳动合同，此项规定不合法。

6）有下列情形之一的，劳动合同终止：①劳动合同期满的；②劳动者开始依法享受基本养老保险待遇的；③劳动者死亡，或者被人民法院宣告死亡或者宣告失踪的；④用人单位被依法宣告破产的；⑤用人单位被吊销营业执照、责令关闭、撤销或者用人单位决定提前解散的；⑥法律、行政法规规定的其他情形。

7）用人单位应当在解除或者终止劳动合同时出具解除或者终止劳动合同的证明，并在十五日内为劳动者办理档案和社会保险关系转移手续。

（5）特别规定

1）非全日制用工，是指以小时计酬为主，劳动者在同一用人单位一般平均每日工作时间不超过四小时，每周工作时间累计不超过二十四小时的用工形式。

2）非全日制用工双方当事人可以订立口头协议。从事非全日制用工的劳动者可以与一个或者一个以上用人单位订立劳动合同；但是，后订立的劳动合同不得影响先订立的劳动合同的履行。

3）非全日制用工双方当事人不得约定试用期。

4）非全日制用工双方当事人任何一方都可以随时通知对方终止用工，用人单位不向劳动者支付经济补偿。

5）非全日制用工小时计酬标准不得低于用人单位所在地人民政府规定的最低

小时工资标准。非全日制用工劳动报酬结算支付周期最长不得超过十五日。

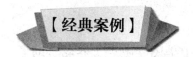

【经典案例】

［基本案情］王某到某公司应聘兼职小时工，公司规定兼职小时工应聘者需要有 2 个月的试用期。公司的这项规定合法吗？

［法律点睛］《中华人民共和国劳动合同法》明确规定，"非全日制用工双方当事人不得约定试用期"。

［案件处理］该公司适用《中华人民共和国劳动合同法》。兼职小时工属于非全日制工作。因此，该公司规定兼职小时工应聘者需要有 2 个月的试用期是不合法的。

（6）法律责任

1）用人单位自用工之日起超过一个月不满一年未与劳动者订立书面劳动合同的，应当向劳动者每月支付两倍的工资。

2）用人单位违反本法规定，扣押劳动者居民身份证等证件的，由劳动行政部门责令限期退还劳动者本人，并依照有关法律规定给予处罚。用人单位违反本法规定，以担保或者其他名义向劳动者收取财物的，由劳动行政部门责令限期退还劳动者本人，并以每人五百元以上二千元以下的标准处以罚款；给劳动者造成损害的，应当承担赔偿责任。劳动者依法解除或者终止劳动合同，用人单位扣押劳动者档案或者其他物品的，依照前款规定处罚。

3）用人单位有下列情形之一的，由劳动行政部门责令限期支付劳动报酬、加班费或者经济补偿；劳动报酬低于当地最低工资标准的，应当支付其差额部分；逾期不支付的，责令用人单位按应付金额 50% 以上 100% 以下的标准向劳动者加付赔偿金。该情形包括：①未按照劳动合同的约定或者国家规定及时足额支付劳动者劳动报酬的；②低于当地最低工资标准支付劳动者工资的；③安排加班不支付加班费的；④解除或者终止劳动合同，未依照本法规定向劳动者支付经济补偿的。

4）劳动者违反本法规定解除劳动合同，或者违反劳动合同中约定的保密义务或者竞业限制，给用人单位造成损失的，应当承担赔偿责任。

三、中华人民共和国老年人权益保障法（2018年修正，现行有效）

1. 立法目的

为了保障老年人合法权益，发展老龄事业，弘扬中华民族敬老、养老、助老的美德，根据宪法，制定本法。

2. 适用范围

本法所称老年人是指六十周岁以上的公民。

3. 相关内容

（1）禁止歧视、侮辱、虐待或者遗弃老年人。

（2）每年农历九月初九为老年节。

（3）经老年人同意，赡养人之间可以就履行赡养义务签订协议。赡养协议的内容不得违反法律的规定和老年人的意愿。

（4）禁止对老年人实施家庭暴力。

（5）国家建立健全养老服务人才培养、使用、评价和激励制度，依法规范用工，促进从业人员劳动报酬合理增长，发展专职、兼职和志愿者相结合的养老服务队伍。

（6）任何单位和个人不得安排老年人从事危害其身心健康的劳动或者危险作业。

（7）侮辱、诽谤老年人，构成违反治安管理行为的，依法给予治安管理处罚；构成犯罪的，依法追究刑事责任。

（8）养老机构及其工作人员侵害老年人人身和财产权益，或者未按照约定提供服务的，依法承担民事责任；有关主管部门依法给予行政处罚；构成犯罪的，依法追究刑事责任。

【经典案例】

［基本案情］王某将其80岁的老父亲送去某养老机构生活，因为王某的父亲患有老年痴呆症，经常将王某给他的钱扔到地上玩。工作人员想，这个老人也不会花钱了，就把他扔在地上的钱据为己有。请问工作人员的这种行为需要承担法律责任吗？

［法律点睛］《中华人民共和国老年人权益保障法》明确规定，"养老机构及其

工作人员侵害老年人人身和财产权益，或者未按照约定提供服务的，依法承担民事责任"。

［案件处理］王某的父亲 80 岁，受《中华人民共和国老年人权益保障法》保护。工作人员将老人扔在地上的钱据为己有的行为属于侵害老年人财产权益。因此，工作人员应依法承担民事责任。

四、中华人民共和国母婴保健法（2017 年修正，现行有效）

1. 立法目的
为了保障母亲和婴儿健康，提高出生人口素质，根据宪法，制定本法。

2. 适用范围
在中华人民共和国境内从事母婴保健服务的机构及其工作人员，以及母婴保健服务的对象和当事人等。

3. 相关内容
（1）医疗保健机构应当为育龄妇女和孕产妇提供孕产期保健服务。孕产期保健服务包括下列内容：

1）母婴保健指导：对孕育健康后代以及严重遗传性疾病和碘缺乏病等地方病的发病原因、治疗和预防方法提供医学意见。

2）孕妇、产妇保健：为孕妇、产妇提供卫生、营养、心理等方面的咨询和指导以及产前定期检查等医疗保健服务。

3）胎儿保健：为胎儿生长发育进行监护，提供咨询和医学指导。

4）新生儿保健：为新生儿生长发育、哺乳和护理提供医疗保健服务。

（2）从事母婴保健工作的人员应当严格遵守职业道德，为当事人保守秘密。

（3）未取得国家颁发的有关合格证书，施行终止妊娠手术或者采取其他方法终止妊娠，致人死亡、残疾、丧失或者基本丧失劳动能力的，依照刑法有关规定追究刑事责任。

【经典案例】

［基本案情］刘某是一名从事母婴保健的工作人员，在工作中她发现王某家的宝宝是六指手，王某希望刘某为其保守秘密。但刘某却将此事作为茶余饭后的谈资跟同事们分享。请问刘某这样做合法吗？

[法律点睛]《中华人民共和国母婴保健法》明确规定，"从事母婴保健工作的人员应当严格遵守职业道德，为当事人保守秘密"。

[案件处理]刘某是从事母婴保健的工作人员，适用《中华人民共和国母婴保健法》。刘某将王某家宝宝是六指手这件事，作为茶余饭后的谈资跟同事们分享，属于没有为当事人保守秘密的行为。因此，刘某此行为不合法。

五、中华人民共和国未成年人保护法（2020年10月17日第二次修正，现行有效）

1. 立法目的

为了保护未成年人的身心健康，保障未成年人的合法权益，促进未成年人在品德、智力、体质等方面全面发展，培养有理想、有道德、有文化、有纪律的社会主义建设者和接班人，根据宪法，制定本法。

2. 适用范围

本法所称未成年人是指未满十八周岁的公民。

3. 相关内容

（1）总则

1）未成年人享有生存权、发展权、受保护权、参与权等权利，国家根据未成年人身心发展特点给予特殊、优先保护，保障未成年人的合法权益不受侵犯。未成年人享有受教育权，国家、社会、学校和家庭尊重和保障未成年人的受教育权。未成年人不分性别、民族、种族、家庭财产状况、宗教信仰等，依法平等地享有权利。

2）保护未成年人的工作，应当遵循下列原则：①尊重未成年人的人格尊严；②适应未成年人身心发展的规律和特点；③教育与保护相结合。

3）对侵犯未成年人合法权益的行为，任何组织和个人都有权予以劝阻、制止或者向有关部门提出检举或控告。

（2）家庭保护

1）禁止对未成年人实施家庭暴力，禁止虐待、遗弃未成年人，禁止溺婴和其他残害婴儿的行为，不得歧视女性未成年人或者有残疾的未成年人。

2）禁止任何组织、个人制作或者向未成年人出售、出租或者以其他方式传播淫秽、暴力、凶杀、恐怖、赌博等毒害未成年人的图书、报刊、音像制品、电子出版物以及网络信息等。

3）生产、销售用于未成年人的食品、药品、玩具、用具和游乐设施等，应当符合国家标准或者行业标准，不得有害于未成年人的安全和健康；需要标明注意事项的，应当在显著位置标明。

4）除下列情形外，任何组织或个人不得开拆、查阅未成年人的信件、日记、电子邮件或者其他网络通信内容：①无民事行为能力未成年人的父母或者其他监护人代未成年人开拆、查阅；②因国家安全或者追查刑事犯罪依法进行检查；③紧急情况下为了保护未成年人本人的人身安全。

【经典案例】

［基本案情］王某是小李家的家庭保姆，小李 15 岁，小李的母亲经常出差，为更多地了解女儿的生活，小李的母亲要求王某定期查看小李的日记本，然后向她汇报。王某认为是小李母亲让自己这么做的，因此觉得没有什么不妥的，于是就定期查看小李的日记本并向其母亲汇报。请问王某的这种行为合法吗？

［法律点睛］《中华人民共和国未成年人保护法》明确规定，除该法第六十三条规定的情形外，任何组织和个人不得开拆、查阅未成年人的信件、日记、电子邮件或者其他网络通信内容。

［案件处理］小李 15 岁，受《中华人民共和国未成年人保护法》保护。王某查看小李日记本的行为不属于法律允许的情形。因此，王某此行为不合法。

5）禁止拐卖、绑架、虐待未成年人，禁止对未成年人实施性侵害。禁止胁迫、诱骗、利用未成年人乞讨或者组织未成年人进行有害其身心健康的表演等活动。

6）未成年人合法权益受到侵害的，被侵害人及其监护人或者其他组织和个人有权向有关部门投诉，有关部门应当依法及时处理。

（3）法律责任

1）违反本法规定，侵害未成年人的合法权益，其他法律、法规已规定行政处罚的，从其规定；造成人身财产损失或者其他损害的，依法承担民事责任；构成犯罪的，依法追究刑事责任。

2）制作或者向未成年人出售、出租或者以其他方式传播淫秽、暴力、凶杀、恐怖、赌博等图书、报刊、音像制品、电子出版物以及网络信息等的，由主管部门责令改正，依法给予行政处罚。

3）向未成年人出售烟酒，或者没有在显著位置设置不向未成年人出售烟酒标志的，由主管部门责令改正，依法给予行政处罚。

4）侵犯未成年人隐私，构成违反治安管理行为的，由公安机关依法给予行政处罚。

六、中华人民共和国食品安全法（2018 年修正，现行有效）

1. 立法目的

为了保证食品安全，保障公众身体健康和生命安全，制定本法。

2. 适用范围

本法适用于所有公民。

3. 相关内容

（1）任何组织或者个人有权举报食品安全违法行为。

（2）食品安全标准应当包括下列内容：

1）食品、食品添加剂、食品相关产品中的致病性微生物、农药残留、兽药残留、生物毒素、重金属等污染物质以及其他危害人体健康物质的限量规定。

2）食品添加剂的品种、使用范围、用量。

3）专供婴幼儿和其他特定人群的主辅食品的营养成分要求。

4）对与卫生、营养等食品安全要求有关的标签、标志、说明书的要求。

5）食品生产经营过程的卫生要求。

6）与食品安全有关的质量要求。

7）与食品安全有关的食品检验方法与规程。

8）其他需要制定为食品安全标准的内容。

（3）任何单位和个人不得对食品安全事故进行隐瞒、谎报、缓报，不得隐匿、伪造、毁灭有关证据。

（4）食品安全事故调查部门有权向有关单位和个人了解与事故有关的情况，并要求提供相关资料和样品。有关单位和个人应当予以配合，按照要求提供相关资料和样品，不得拒绝。任何单位和个人不得阻挠、干涉食品安全事故的调查处理。

（5）任何单位和个人不得编造、散布虚假食品安全信息。

（6）违反本法规定，造成人身、财产或者其他损害的，依法承担赔偿责任。

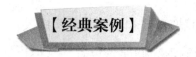

[基本案情] 王某是一名家庭保姆，负责雇主日常的买菜、做饭工作。一天，王某看到超市出售的桃子表面很光滑，就说："这桃子一定喷洒了很多农药！你们看看，这表面这么光滑，证明虫子不敢靠近！"围在旁边挑选桃子的人听了这话都纷纷离去。王某的这样做法合法吗？

[法律点睛]《中华人民共和国食品安全法》明确规定，"任何单位和个人不得编造、散布虚假食品安全信息"。

[案件处理] 王某的行为适用《中华人民共和国食品安全法》的有关规定。王某在没有事实根据的情况下散步超市桃子农药多的行为，属于编造食品安全信息的行为。因此，王某此行为不合法。

七、中华人民共和国传染病防治法（2013 年修正，现行有效）

1. 立法目的

为了预防、控制和消除传染病的发生与流行，保障人体健康和公共卫生，制定本法。

2. 适用范围

本法适用于所有公民。

3. 相关内容

（1）本法规定的传染病分为甲类、乙类和丙类。甲类传染病是指鼠疫、霍乱。乙类传染病是指传染性非典型肺炎、艾滋病、病毒性肝炎、脊髓灰质炎、人感染高致病性禽流感、麻疹、流行性出血热、狂犬病、流行性乙型脑炎、登革热、炭疽、细菌性和阿米巴性痢疾、肺结核、伤寒和副伤寒、流行性脑脊髓膜炎、百日咳、白喉、新生儿破伤风、猩红热、布鲁氏菌病、淋病、梅毒、钩端螺旋体病、血吸虫病、疟疾。丙类传染病是指流行性感冒、流行性腮腺炎、风疹、急性出血性结膜炎、麻风病、流行性和地方性斑疹伤寒、黑热病、包虫病、丝虫病，除霍乱、细菌性和阿米巴性痢疾、伤寒和副伤寒以外的感染性腹泻病。国务院卫生行政部门根据传染病暴发、流行情况和危害程度，可以决定增加、减少或者调整乙类、丙类传染病病种并予以公布。

（2）对乙类传染病中传染性非典型肺炎、炭疽中的肺炭疽和人感染高致病性禽流感，采取本法所称甲类传染病的预防、控制措施。

（3）国家和社会应当关心、帮助传染病病人、病原携带者和疑似传染病病人，使其得到及时救治。任何单位和个人不得歧视传染病病人、病原携带者和疑似传染病病人。传染病病人、病原携带者和疑似传染病病人，在治愈前或者在排除传染病嫌疑前，不得从事法律、行政法规和国务院卫生行政部门规定禁止从事的易使该传染病扩散的工作。

（4）禁止非法采集血液或者组织他人出卖血液。

（5）单位和个人违反本法规定，导致传染病传播、流行，给他人人身、财产造成损害的，应当依法承担民事责任。

【经典案例】

[基本案情] 王某听说给别人献血可以赚钱，于是便去献血。老乡李某告诉他这是违法行为，可王某却说："我卖自己的血，一没偷二没抢，犯了什么法？"请问，王某的行为是违法行为吗？

[法律点睛]《中华人民共和国传染病防治法》明确规定，"禁止非法采集血液或者组织他人出卖血液"。

[案件处理] 王某的行为适用《中华人民共和国传染病防治法》的有关规定。王某通过卖血赚钱属于非法采集血液的行为。因此，王某此行为是违法的。

八、中华人民共和国基本医疗卫生与健康促进法（2020年通过，现行有效）

1. 立法目的

为了发展医疗卫生与健康事业，保障公民享有基本医疗卫生服务，提高公民健康水平，推进健康中国建设，根据宪法，制定本法。

2. 适用范围

从事医疗卫生、健康促进及其监督管理活动，适用本法。

3. 相关内容

（1）急救中心（站）不得以未付费为由拒绝或者拖延为急危重症患者提供急救服务。

（2）公民是自己健康的第一责任人，树立和践行对自己健康负责的健康管理理念，主动学习健康知识，提高健康素养，加强健康管理。公民应当尊重他人的健康权利和利益，不得损害他人健康和社会公共利益。

（3）国家保护公民个人健康信息，确保公民个人健康信息安全。任何组织或者个人不得非法收集、使用、加工、传输公民个人健康信息，不得非法买卖、提供或者公开公民个人健康信息。

（4）任何组织和个人对违反本法规定的行为，有权向县级以上人民政府卫生健康主管部门和其他有关部门投诉、举报。

（5）违反本法规定，构成犯罪的，依法追究刑事责任；造成人身、财产损害的，依法承担民事责任。

【经典案例】

［基本案情］王某曾多次因胸痛难忍去急救中心就诊，急救中心的医护人员都知道王某多次欠费，可当王某再次因病到急救中心就诊时，急救中心的医护人员还是会第一时间为他进行救治。请问，急救中心工作人员的做法合法吗？

［法律点睛］《中华人民共和国基本医疗卫生与健康促进法》明确规定，"急救中心（站）不得以未付费为由拒绝或者拖延为急危重症患者提供急救服务"。

［案件处理］急救中心的做法适用《中华人民共和国基本医疗卫生与健康促进法》的有关规定。在王某因胸痛难忍进入急救中心就诊时，急救中心第一时间为他救治，没有因为王某欠费而不给予紧急救治。因此，急救中心工作人员的做法是合法的。